面向人民健康
提升健康素养

十万个健康为什么丛书

面向人民健康
提升健康素养

十万个健康为什么丛书

健康一生系列

健康每一天

主编 武留信 常春

人民卫生出版社
·北京·

丛书专家指导委员会

主任委员　陈　竺

副主任委员　李　斌　王培安　王陇德　白书忠

委　　员　（院士名单按姓氏笔画排序）

王　辰　王松灵　田金洲　付小兵　乔　杰

邱贵兴　沈洪兵　张伯礼　陆　林　陈可冀

陈孝平　陈君石　陈赛娟　尚　红　郎景和

贺福初　贾伟平　夏照帆　顾东风　徐建国

黄荷凤　葛均波　董家鸿　韩雅玲　詹启敏

丛书工作委员会

主任委员　李新华

副主任委员　徐卸古　何　翔　冯子健　孙　伟

孙　巍　裴亚军　武留信　王　挺

委　　员　（按姓氏笔画排序）

王凤丽　王丽娟　皮雪花　朱　玲　刘　彬

刘召芬　杜振雷　李　祯　吴　非　张春月

庞　静　强东昌　鲍鸿志　谭　嘉

本书编委会

主　　编　武留信　常　春

副 主 编　陈志恒　朱　玲　王雅琴

编　　者　（按姓氏笔画排序）

王　军　西安交通大学第一附属医院
王建刚　中南大学湘雅三医院
王雅琴　中南大学湘雅三医院
田利源　中关村新智源健康管理研究院
史宇晖　北京大学公共卫生学院
朱　玲　中关村新智源健康管理研究院
刘宝花　北京大学公共卫生学院
刘奕婷　中国医科大学附属第一医院
刘寒英　中南大学湘雅三医院
孙　荣　重庆医科大学附属第一医院
苏海燕　天津医科大学总医院
肖渊茗　中南大学湘雅三医院
张华明　北京大学公共卫生学院
陈志恒　中南大学湘雅三医院
武留信　中关村新智源健康管理研究院
林艳辉　中南大学湘雅三医院
赵琳琳　中南大学湘雅三医院
郭　谊　浙江大学医学院附属第二医院
曹　霞　中南大学湘雅三医院
常　春　北京大学公共卫生学院

学术秘书　田利源　肖渊茗

陈竺院士
说健康

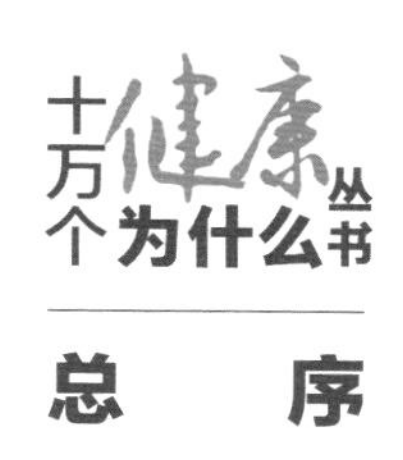

总　　序

人民健康是现代化最重要的指标之一，也是人民幸福生活的基础。党的二十大报告明确 2035 年建成健康中国。社会各界，尤其是全国医疗卫生工作者，要坚持以人民为中心的发展思想，把保障人民健康放在优先发展的战略位置，加快推进健康中国建设，全方位全周期保障人民健康，为实现“两个一百年”奋斗目标、实现中华民族伟大复兴的中国梦打下坚实健康基础，为共建人类卫生健康共同体作出应有的贡献。

为助力健康中国建设，提升人民健康素养，人民卫生出版社（以下简称“人卫社”）联合相关学（协）会、平台、媒体共同策划，整合各方优势、创新传播途径，打造高质量的纸数融合立体化传播健康知识普及出版物《十万个健康为什么丛书》（以下简称“丛书”）。丛书通过图书、新媒体、互联网平台等全媒体，努力为人民群众提供全生命周期的健康知识服务。在深入了解丛书的策划方案、组织管理和工作安排后，我欣然接受了邀请，担任丛书专家指导委员会主任委员，主要基于以下考虑：

建设健康中国，人人享有健康。党的十八大以来，以习近平同志为核心的党中央一直高度重视、持续推动健康中国建设。2016 年党中央、国务院印发的《“健康中国 2030”规划纲要》指出，推进健康中国建设，是全面建成小康社会、基本实现社会主义现代化的重要基础，是全面提升中华民族健康素质、实现人民健康与经济社会协调发展的国家战略。健康中国的主题是“共建共享、全民健康”，共建共享是基本路径，

全民健康是根本目的。人人参与、人人尽力、人人享有，实现全民健康，这需要全社会共同努力。党的二十大对新时代新征程上推进健康中国建设作出新的战略部署，赋予了新的任务使命，提出“把保障人民健康放在优先发展的战略位置，完善人民健康促进政策”。丛书建设抓住了健康中国建设的核心要义。

提升健康素养，需要终身学习。健康素养是人的一种能力：它能够帮助个人获取和理解基本的健康信息和服务，并能运用其作出正确的判断和决定，以维持并促进自己的健康。2008 年 1 月，卫生部发布《中国公民健康素养——基本知识与技能（试行）》，首次以政府文件的形式界定了居民健康素养，我很高兴签发了这份文件。此后，我持续关注该工作的进展和成效。经过多年的不懈努力，我国健康素养促进工作蓬勃发展，居民健康素养水平从 2009 年的 6.48% 上升至 2021 年的 25.4%，人民健康状况和基本医疗卫生服务的公平性、可及性持续改善，主要健康指标居于中高收入国家前列，为以中国式现代化全面推进中华民族伟大复兴奠定了坚实的健康基础。健康素养需要持续地学习和养成，丛书正是致力于此。

健康第一责任人，是我们自己。2019 年 12 月，十三届全国人大常委会第十五次会议通过了《中华人民共和国基本医疗卫生与健康促进法》，该法第六十九条提出：公民是自己健康的第一责任人，树立和践行对自己健康负责的健康管理理念，主动学习健康知识，提高健康素养，加强健康管理。倡导家庭成员相互关爱，形成符合自身和家庭特点的健康生活方式。从国家法律到健康中国战略，都强调每个人是自己健康的第一责任人。只有人人都具备了良好的健康素养，成为自己健康的第一责任人，健康中国才有了最坚实的基础。丛书始终秉持了这一理念，能够切实帮助读者承担起自己的健康责任。

接受丛书编著邀请后，我多次听取了丛书工作委员会和人卫社的汇报，提出了一些建议，并录制了“院士说健康”视频。我很高兴能以此项工作为依托，为人民健康多做些有意义的工作。工作委员会和人卫社的同仁们一致认为，这件事做好了，对提高国民特别是青少年健康素养意义重大！

2022年11月，在丛书启动会议上，我提出丛书建设要做到心系于民、科学严谨、质量第一、无私奉献等四点希望。2023年9月，丛书第一个系列“健康一生系列”将正式出版！近一年来，丛书建设者们高度负责、团结协作，严谨、创新、务实地推进丛书建设，让我对丛书即将发挥的作用充满了信心，也对健康科普工作有了更多的思考。

一是健康科普工作需把社会责任放在首位。丛书为做好顶层设计，邀请一批院士担任专家指导委员会的成员。院士们的本职工作非常繁忙，但他们仍以极高的热情投入丛书建设中，指导把关、录制视频，担任健康代言人，身体力行地参与健康科普工作。全国广大医务工作者也要积极行动起来，把社会责任放在首位，践行习近平总书记提出的“科技创新、科学普及是实现创新发展的两翼”之工作要求，把健康科学普及放在与医药科技创新同等重要的位置，防治并重，守护人民健康。

二是健康科普工作应始终心系于民。健康科普需要找准人民群众普遍关心的健康问题，有针对性地开展工作，方能事半功倍。丛书第一个系列开展的健康问题征集活动，收集了两万余个来自大众的健康问题，说明人民群众的健康需求是旺盛的，对专家解答是企盼的。丛书组织专家对这些问题进行了认真的整理、分析和解答，并在正式出版前后组织群众试读活动，以不断改进工作，提升质量，满足人民健康需求，这些都是服务于民的重要体现。丛书更是积极尝试应用新技术新方法，为科

普传播模式创新赋能，强化场景化应用，努力探索克服健康科普“知易行难”这个最大的难题。

三是健康科普工作须坚持高质量原则。高质量发展是中国式现代化的本质要求之一。健康科普工作事关人民健康，须遵从“人民至上、生命至上”的理念，把质量放在最重要的位置，以人民群众喜闻乐见的方式，传递科学的、权威的、通俗易懂的健康知识，要在健康科普工作中塑造尊重科学、学习科学、践行科学之风，让“伪科学”“健康谣言”“假专家”无处遁形。丛书工作委员会、各编委会坚持了这一原则，将质量要求落实到每一个环节。

四是健康科普工作要注重创新。不同的时代，健康需求发生着变化，健康科普方式也应与时俱进，才能做到精准、有效。丛书建设模式创新也是耳目一新，比如立足不同的应用场景，面向未来健康需求的无限可能，设计了“1+N”的丛书系列开放体系，成熟一个系列就开发一个；充分发挥专业学（协）会和权威专家作用，对每个系列的分册构建进行充分研讨，提出要从健康科普“读者视角”着眼，构建具有中国特色的国民健康知识体系；精心设计各分册内容结构和具有中华民族特色的系列 IP 形象；针对人民接受健康知识的主要渠道从纸媒向互联网转移的特点，设计纸数融合图书、在线健康知识问答库结合，文字、图片、视频、动画等联动的全媒体传播模式，全方位、全媒体、全生命周期服务人民健康等。

五是健康科普工作需要高水平人才队伍。人才是所有事业的第一资源。丛书除自身的出版传播外，着眼于健康中国建设大局，建立编写团队组建、遴选与培养的系列流程，开展了编写过程和团队建设研究，组建来自全国，老、中、青结合的高水平编者团队，且每个分册都通过编写过程的管理努力提升作者的健康科普能力。这项工作非常有意义。希望未来，越来越多的卫生健康工作者能以高度的社会责任感、职业使命感，以无私奉献的精神参与到健康科普工作中，以更多更好的健康科普精品，服务人民健康。

衷心希望，通过驰而不息的建设，丛书能让健康中国、健康素养、健康第一责任人的理念深入人心，并转化为建设健康中国的重要动力，成为国民追求和促进健康的重要支撑。

衷心希望，能以大型健康科普精品丛书为依托，培养一支高水平的健康科普作者队伍，增强文化自信的建设力量，从而更好地为中华民族现代文明贡献健康力量。

衷心希望，读者朋友们积极行动起来，认真汲取《十万个健康为什么丛书》中的健康知识，把它们运用到自己的生活里，让自己更健康，也为健康中国建设作出每个公民的贡献！

中国红十字会会长
中国科学院院士
丛书专家指导委员会主任委员

2023 年 7 月

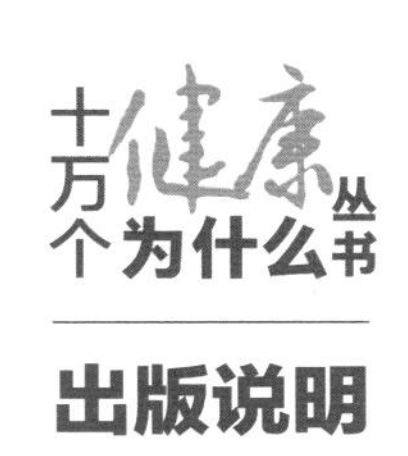

出版说明

健康是幸福生活最重要的指标，健康是 1，其他是后面的 0，没有 1，再多的 0 也没有意义。提升健康素养，是提高全民健康水平最根本、最经济、最有效的措施之一。党的二十大报告要求，加强国家科普能力建设，深化全民阅读活动。习近平总书记指出，科技创新、科学普及是实现创新发展的两翼，要把科学普及放在与科技创新同等重要的位置。在这一重要指示精神的指引下，人民卫生出版社（以下简称“人卫社”）努力探索让科学普及这“一翼”变得与科技创新同样强大，进而助力创新型国家建设。经过深入调研，团结广大医学科学家、健康传播专家、学（协）会、媒体、平台，共同策划出版《十万个健康为什么丛书》（以下简称“丛书”）。

为了帮助读者更好地了解和使用丛书，特将出版相关情况说明如下。

一、丛书建设目标

丛书努力实现五个建设目标，即：高质量出版健康科普精品，培养优秀的健康科普团队，创新数字赋能传播模式，打造知识共建共享平台，最终提升国民健康素养，服务健康中国行动落实和中华民族现代文明建设。

二、丛书体系构建

1. 丛书各系列分册设计遵从人民至上的理念，突出读者健康需求和

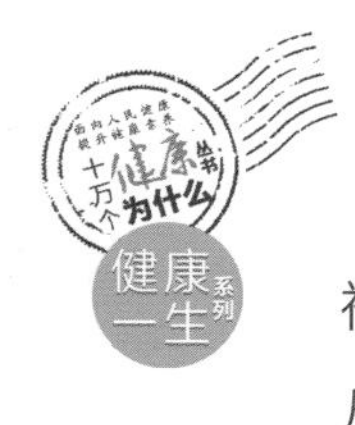

视角。各系列的分册设计经过多轮专家论证、读者健康需求调研，形成从读者需求入手进行分册设计的共识，更好地与读者形成共鸣，让读者愿意读、喜欢读，并能转化为自身健康生活方式和行为。

比如，丛书第一个系列“健康一生系列”，既不按医学学科分类，也不按人体系统分类，更不按病种分类，而是围绕每个人在日常生活中会遇到的健康相关问题和挑战分类。这个系列分别针对健康理念养成；到人生面临的生、老、病问题；再到每天一睁眼要面对的食、动、睡问题；最后到更高层次的养、乐、美问题设立 10 个分册，分别是《健康每一天》《健康始于孕育》《守护老年健康》《对疾病说不》《饮食的健康密码》《运动的健康密码》《睡眠的健康密码》《中医养生智慧》《快乐的健康密码》和《美丽的健康密码》。

2. 丛书努力构建从健康知识普及到健康行为指导的全生命周期全媒体的健康知识服务体系。依靠权威学（协）会和专家的反复多次研究论证，从读者的健康需求出发，丛书构建了“1+N”系列开放体系，即以“健康一生系列”为“1”；以不同人群、不同场景的不同健康需求或面临的挑战为“N”，成熟一个系列就开发一个系列。目前已初步策划了“主动健康系列”“应急急救系列”“就医问药系列”和“康养康复系列”等多个系列，将在“十四五”期间陆续启动和出版。

3. 丛书建设有力贯彻落实“两翼论”精神，推动健康科普高质量创新发展。丛书除自身的出版传播外，还建立编写团队组建、遴选与培养的系列流程，开展了编写过程和团队建设研究，组建来自全国，老、中、青结合的高水平编者团队，并通过编写过程的管理努力提升作者的健康科普能力。丛书建设部分相关内容还努力申报了国家“十四五”主动健康和人口老龄化科技应对重点专项；以“《十万个健康为什么丛书》策划出版为基础探索全方位、立体化大众科普类图书出版新模式”为题，成功获得人卫研究院创新发展研究项目支持。

三、 丛书创新特色

1. 体现科学性、权威性、严谨性。为做好丛书的顶层设计、项目实施和编写出版工作，保障科学性，丛书成立专家指导委员会、工作委员会和各分册编委会。

第十二届、十三届全国人大常委会副委员长，中国红十字会会长陈竺院士担任丛书专家指导委员会主任委员，国家卫生健康委员会副主任李斌、中国计划生育协会常务副会长王培安、中华预防医学会名誉会长王陇德院士、中国健康促进基金会荣誉理事长白书忠等领导担任副主任委员，二十余位院士应邀担任委员。专家们积极做好丛书顶层设计、指导把关工作，录制“院士说健康”视频，审阅书稿，甚至承担具体编写工作……他们率先垂范，以极高的社会责任感投入健康科普工作中，为全国医务工作者参与健康科普工作树立了榜样。

人民卫生出版社、中国健康促进基金会、中国计划生育协会、中华预防医学会、中国科普研究所、全国科学技术名词审定委员会、健康报、新华网客户端《新华大健康》等机构负责健康科普工作的领导和专家组成了丛书工作委员会，并成立了丛书工作组，形成每周例会、专题会、组建专班等工作机制，确保丛书建设的严谨性和高质量推进。

来自相关学（协）会、医学院校、研究机构等 90 余家单位的 200 余位在相关领域具有卓越影响力的专家组成了“健康一生系列”10 个分册的编委会。专家们面对公众健康需求迫切，但优秀科普作品供给不足、科普内容良莠不齐的局面，均以极大的热忱投入丛书建设与编写工作中，召开编写会、审稿会、定稿会等各类会议数十次，对架构反复研究，对

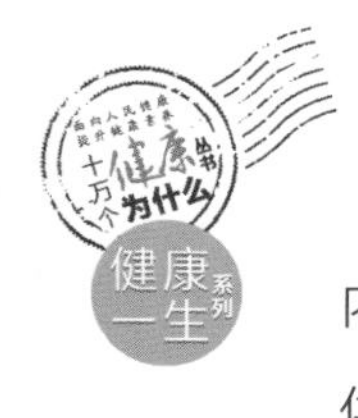

内容精益求精，对表达字斟句酌，为丛书的科学性、权威性和严谨性提供了可靠保证。

2. 彰显时代性、人民性、创新性。习近平总书记在文化传承发展座谈会上发表重要讲话，强调“在新的起点上继续推动文化繁荣、建设文化强国、建设中华民族现代文明，是我们在新时代新的文化使命”。丛书以“同中国具体实际相结合、同中华优秀传统文化相结合”理念为指导，彰显时代性、人民性、创新性。

丛书高度重视调查研究工作，各个系列都会开展面向全社会的问题征集活动，并将征集到的问题融入各个分册。此外，在“健康一生系列”即将出版之际专门开展试读工作，以了解读者的真实感受，不断调整、优化工作思路和方法，实现内容“来自人民，根植人民，服务人民”。

在丛书整体设计和 IP 形象设计中，力求用中国元素讲好中国健康科普故事。丛书在全程管理方面始终坚持创新，在书稿撰写阶段，即采用人卫投审稿平台数字化编写方式，从源头实现“纸数融合”。在图书编写过程中，同步建设在线知识问答库。在图书出版后，实现纸媒、电子书、音频、视频同步传播，为不同人群的不同健康需求提供全媒体健康知识服务。

3. 突显全媒性、场景性、互动性。丛书采取纸电同步方式出版，读者可通过数字终端设备，如电脑、手机等进行阅读或“听书”；同时推出配套数字平台服务，读者可通过图书配套数字平台搜索健康知识，平台将通过文字、语音、直播等形式与读者互动。此外，丛书通过对内容的数字化、结构化、标引化，建立与健康场景化语词的映射关系，构建场景化知识图谱，利用人们接触的各类健康数字产品，精准地将健康知识推送至需求者的即时应用现场，努力探索克服健康科普“知易行难”这个最大的难题。

四、 丛书的读者对象、内容设计和使用方法

参照《中国公民健康素养66条》锁定的目标人群，丛书读者对象定为接受九年义务教育及具备以上文化水平的人群，采用问答形式编写，重点选择大众日常生活中“应知道”“想知道”“不知道”和“怎么办”的问题。丛书重在解决“怎么办”，突出可操作性，架起大众对“预防为主”和“一般健康问题”从“为什么”到“怎么办”的桥梁，助力从“以治病为中心”向“以健康为中心”转变。

丛书是一套适合普通家庭阅读、查阅和收藏的健康科普书，覆盖日常生活中会遇到的常见健康问题。日常阅读，可以有效提升健康素养；遇到健康问题时，查阅对应内容可以达到答疑解惑、排忧解难的目的。此外，“健康一生系列”还配有丰富的富媒体资源，扫码观看视频即可接收来自专家针对具体健康问题的进一步讲解。

《庄子·内篇·养生主》提醒我们：“吾生也有涯，而知也无涯，以有涯随无涯，殆已！”如何有效地让无穷的医学知识转化为有限的健康素养，远远不止“授人以渔”这么简单，这需要以大型健康科普精品出版物为依托，培养一支高水平的健康科普作者队伍；需要积极推进相关领域教育、科技、人才三位一体发展，大力弘扬科学精神和科学家精神；还需要社会各界积极融健康入万策，并在此基础上努力建设健康科学文化，增强文化自信的建设力量，从而更好地为中华民族现代文明建设贡献健康力量。

衷心感谢丛书建设者们和读者们的大力支持，让我们共同努力，为健康中国建设和中华民族现代文明建设作出力所能及的贡献。

丛书工作委员会

2023年7月

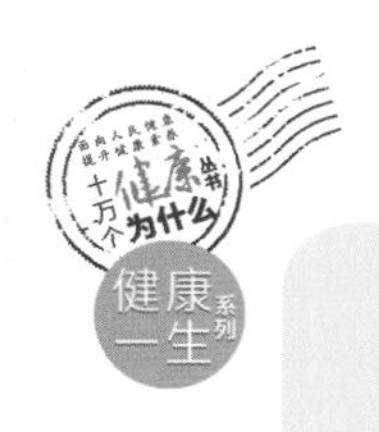

前　言

为深入贯彻落实党的二十大精神和习近平总书记关于“面向人民生命健康”“重视科学普及工作”“提升全民健康素养”等方面的一系列论述，人民卫生出版社联合学（协）会、媒体、平台，经过深入调研，反复论证，精心策划，团结组织包括20余名院士在内的全国200余名医学科学家、健康传播专家共同编写出版了新时代大型健康科普丛书——《十万个健康为什么丛书》（以下简称“丛书”）。“健康一生系列”是丛书之首部。

作为“健康一生系列”的首册图书，《十万个健康为什么丛书——健康每一天》针对当前大众对于优质健康科普知识需求旺盛，而供给明显不足的突出矛盾，从个人健康素养的提升、健康生活方式与行为的养成、人体健康奥秘的破解、健康体检筛查报告解读、主动健康管理和家庭保健知识宣传六个方面进行设计与编写。

本书由武留信教授和常春教授共同担任主编，编委会汇集了中关村新智源健康管理研究院、北京大学公共卫生学院、中南大学湘雅三医院、浙江大学医学院附属第二医院、天津医科大学总医院、中国医科大学附属第一医院、西安交通大学第一附属医院、重庆医科大学附属第一医院20位专门从事健康管理（体检）与健康教育的中青年专家。本书于2022年12月正式启动，全体编委共同努力，力求使本书成为一本满足百姓健康需求，提升个人健康素养和主动健康管理能力的优质科普作品。

本书在策划与编写过程中始终遵循以下原则与要求：**一是始终坚持“预防为主和主动健康管理”的理念。**为百姓提供“科学、可信、

易懂、易会”的健康知识与技能；以提高全民健康素养和主动健康管理能力，使人人都能成为自己或家庭健康的第一责任人。**二是始终坚持“科技创新与科学普及”同等重要的指导思想。**健康科普创作要吸纳医学健康科技发展的最新成果，并通过内容的科普化与大众化创作，为百姓提供“普遍接受和便于执行”的健康知识与方法。**三是始终坚持“内容创作与传播方法”相统一的方针。**健康科普创作的核心是内容选取的科学性和内容加工与再创作性。优质健康科普内容与优秀健康科普作品的唯一衡量标准就是百姓的认同并从中收获健康。

《十万个健康为什么丛书——健康每一天》的正式出版，首先要感谢由陈竺院士担任主任委员的丛书专家指导委员会的精心指导和丛书工作委员会的信任与支持；其次要感谢本书编写团队的辛勤耕耘与创造性工作；最后还要感谢相关机构、单位的鼎力支持与学术秘书、编辑的辛苦付出。希望本书能够成为百姓每一天的“健康食粮”和一生的“健康秘籍”。

我们真诚欢迎大家关注《十万个健康为什么丛书》；我们热切希望广大读者知行“健康一生”；我们积极倡导每一个关心自己及家人健康的朋友从“健康每一天”开始吧！

健康天天！健康年年！健康一生！

武留信　常　春

2023 年 7 月

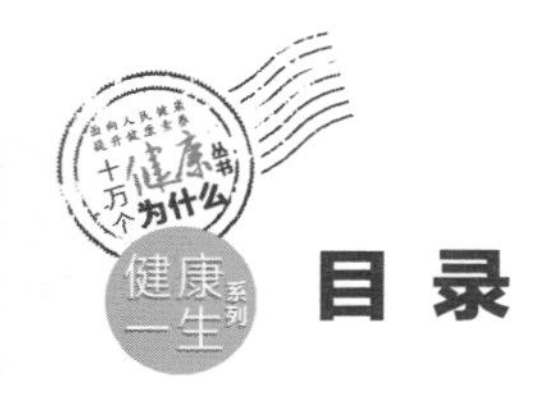

目录

第一章 个人健康素养

二 健康行为 36

三 健康技能 59

第二章 健康生活方式

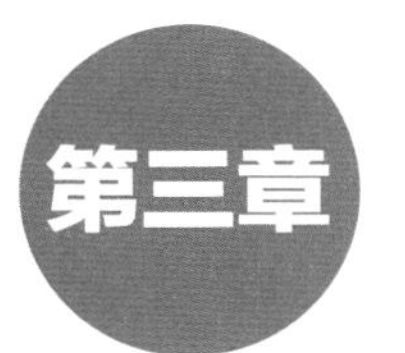

第三章 人体健康奥秘

健康
一生
系列
十万个为什么
健康

三　体检筛查完结时——结果解读要“科学精准”　267

第五章 主动健康管理

第六章 家庭健康咨询

三　家庭健康问题　424

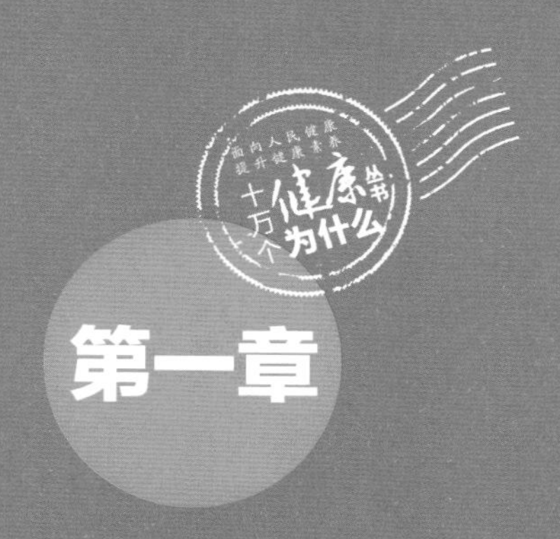

第一章

个人健康素养

一

健康知识与理念

1. 为什么每个人是自己健康的第一责任人

关键词
健康影响因素 健康行为

从古至今，人们一直在探寻健康的影响因素，并努力通过改变这些因素来预防疾病、维护健康。在神灵主义年代，人们把维护健康和治疗病痛的重任托付于神灵，所以祈求神灵庇佑。随着医学科学技术的不断进步和发展，人们把维护健康和治疗疾病的希望寄托于医学，想依靠先进技术手段与药物解决健康问题。殊不知，健康的主动权掌握在自己手中，每个人是自己健康的第一责任人。

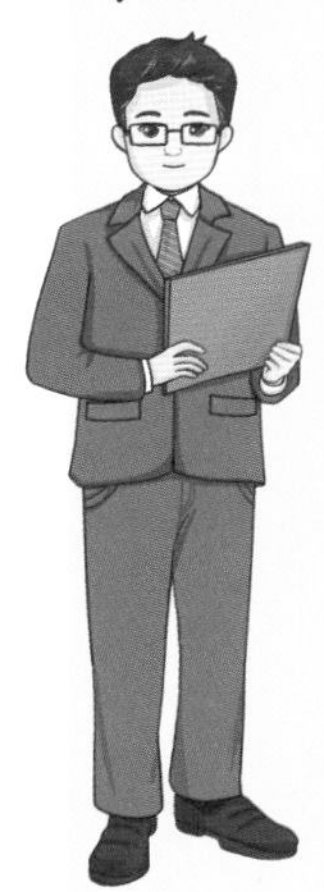

世界卫生组织研究发现，在影响健康的因素中，生物学因素占 15%、环境影响占 17%、行为和生活方式占 60%、医疗服务仅占 8%，并提出合理膳食、适量运动、戒烟限酒、心理平衡是健康的四大基石。可见，每个人在日常生活中主动采纳健康生活方式，是预防慢性非传染性疾病，管理好高血压、血脂异常、糖尿病等慢性疾病的重要举措。

传染病防控的三个核心原则是保护易感者、切断传播途径和消灭 / 控制传染源。每个人可以通过疫苗接种、远离传染源、戴口罩、勤洗手等自我防护措施，达到保护自己和切断传播途径的目的，预防传染病的发生。

当环境中存在 $PM_{2.5}$ 等污染物的时候，也需要每

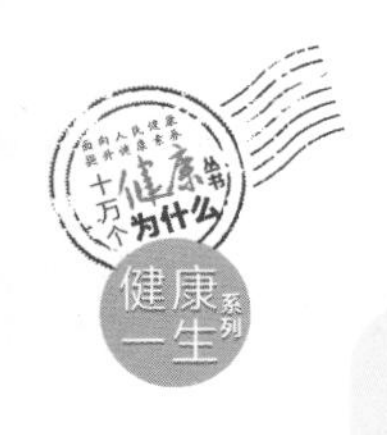

个人进行自我防护，同时也要积极主动保护和改善环境。

每个人还应定期体检，及时发现健康隐患，一旦出现疾病能科学就医、合理用药，促使疾病康复和有效管理，也能充分发挥当前卫生服务的最大效益。

面临工作、生活压力时，自己也需要积极应对，做好自我调适。

所以，医院、医生的主要职责是救死扶伤，而预防疾病、维护健康进行疾病康复与管理，主要靠的是我们自己。每个人只有关注自己的身心健康状况，从自身做起维护健康，才能真正成为自己健康的主人。

健康加油站

健康中国，应由每一个健康的中国人组成。推进健康中国建设，不仅是政府的责任，也需要全民的行动。只有每个人都积极主动关注健康、重视健康、追求健康，才能提升全社会的健康水准，也才能实现每一个人的健康福祉。

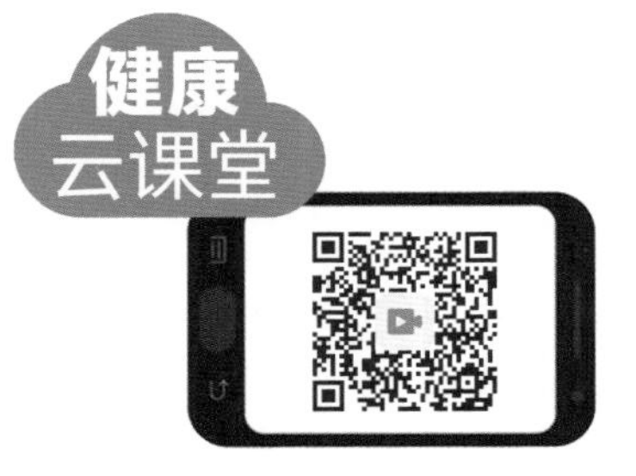

如何做到健康每一天

（常　春）

2. 为什么每个人需要担负 健康的社会责任

关键词

健康 社会责任 环境

我们已经了解了每个人是自己健康的第一责任人，如果大家都能采纳有益于健康的行为，那么公众的健康就会得到维护和改善。有人认为，全社会健康的责任不是应该由政府承担吗？为什么我们每个人还要承担健康的社会责任呢？我们应该如何承担健康的社会责任呢？

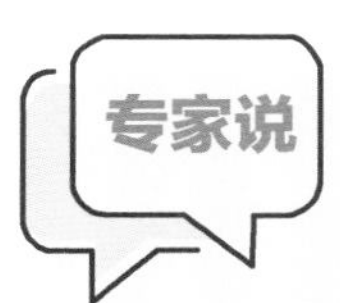

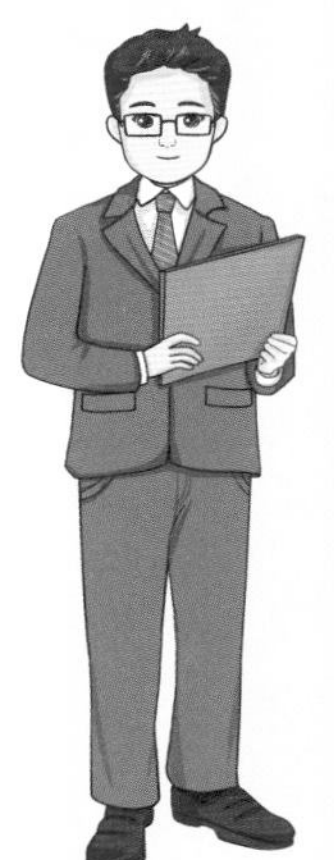

随着社会的发展，人与人、人与社会的联系日益紧密，且相互依赖程度不断提高。一个人的健康不仅受到个人行为生活方式的影响，还会受到物质环境、经济发展、社会文化和周围人的影响。

我们都知道大气、土壤、水组成了我们赖以生存的自然环境。自然环境中某些元素过多或缺乏，以及环境被污染，都会对健康带来不利影响。但是环境污染都是人们在生产、生活中排放或丢弃的废弃物造成的，需要每一个人通过自己的努力去改变。

比如进行垃圾分类，对个体或家庭并没有直接的好处，但这既有利于对废弃物的回收再利用，又能避免环境污染。再比如减少塑料袋、一次性餐具的使用，可能会对个人造成一些不便，却能减少对环境的污染，而这些努力最终是对包括我们自己在内的，全社会健康负责的行为。又如，大家都遵守交通规则，不酒驾、不超速、不闯红灯，既保护了个人安全

也是对他人生命健康权的尊重。如果自己出现发热、咳嗽等症状，应居家休息，不去上学或上班，在就诊或者其他必须外出的情况下戴口罩，可以防止自己将疾病传播给他人。

人类和环境友好、社会友好的行为非常多，不胜枚举。所以，我们每个人除要做好自己健康的第一责任人外，还需要担负应尽的社会健康责任，而维护和促进环境健康最终也是人人受益。

关键词

健康 个人发展 社会发展

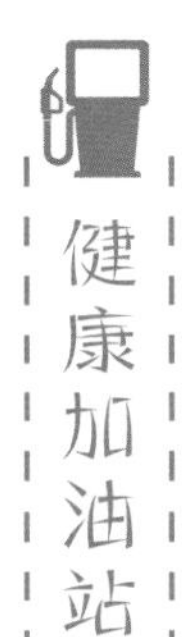

健康加油站

从2003年SARS后，人们就开始反思并重新审视人与社会的关系、人与自然界的关系，认识到人类的健康不是独立存在的，与他人、社会乃至生态系统中的动物、植物都有着密切的关系。所以，需要同时关注人类、动物和环境三方面的健康，促进人类、动物和环境的和谐发展，最终以实现人、动物和环境的最佳健康。

（常　春）

3. 为什么没有**健康**就没有个人、社会的发展

大家都知道身体好、没有病痛是幸福和快乐的，我们国家也非常重视国民健康，实施了健康中国战略。但很多人，特别是中青年人

会觉得，年轻人正是拼事业的时候，有了成功的事业再关注健康也不迟。可如果这样想就错了，健康是个人事业发展和社会经济发展的基础和保障。

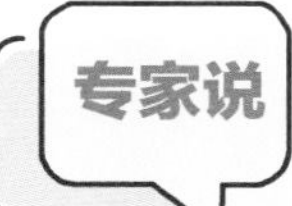

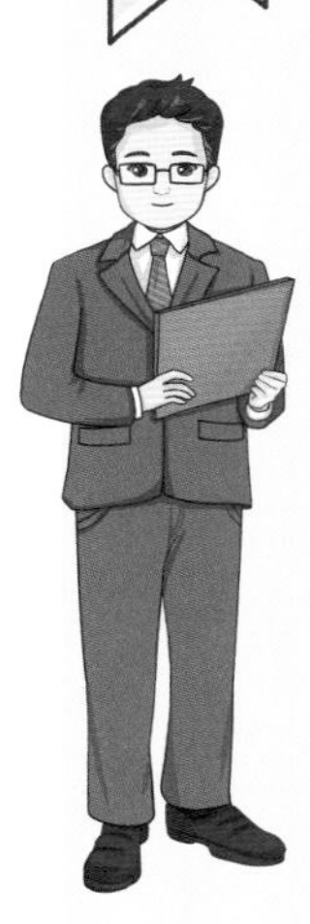

就个人而言，如果健康出了问题，除了自己痛苦，无法正常工作，影响收入和事业发展外，也给家庭幸福带来不同程度的破坏，小到奖金减少、无法陪伴孩子，大到影响晋升、影响家人的健康和正常的家庭生活。所以我们常说，健康是“1”，其他的一切都是“0”。只有拥有健康这个“1”，才能拥有和增值后面的各种“0”。如喜欢的工作、进步的事业、温暖的家庭、惬意的生活等，使自己的“财富”变成 100、1 000、10 000……如果健康这个“1”倒下了，其他最终都是“0”。

就国家而言，国民健康也是经济社会发展的坚实基础。国民健康状况良好、寿命延长，就有充分的劳动生产力为社会创造财富，推动经济社会发展；反之，则劳动生产效率受损，而且还会带来巨大的医疗费用，影响国家在教育、福利和其他领域的投入，阻碍社会经济发展，最终也会影响每一个人的生活质量和获得感。

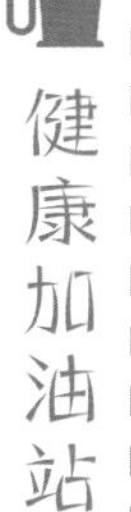

健康加油站

健康是一个人、一个国家的宝贵财富，国家正在通过制定政策、提供更为完善的健康服务、改善环境来维护和促进全民健康。而我们每一个人，要根据自身的情况，充分利用现有的政策和资源，担负起自己的健康责任，维护和改善自己的健康。当我们拥有健康的时候，要认真选择、采纳健康的生活方式，按时“检修”（体检）、储蓄健康、增值健康；当出现健康问题时，应科学、理性地对待，积极治疗，促进康复；对于慢性疾病和伤残，要乐观应对，提高生活质量。

（常　春）

关键词

心理健康　社会适应　躯体健康

4. 为什么**心理健康**和**社会适应**也是健康的重要组成部分

在日常生活中，每当人们谈到健康，往往会认为机体处于正常运作状态，没有疾病就是健康。而且所谓的没有疾病，说的也是没有躯体疾病，如没有患感冒、结核病、高血压、糖尿病、肿瘤、关节炎等。但是世界卫生组织早在1948年《世界卫生组织组织法》中就指出，健康不仅仅是没有疾病和虚弱，而是躯体、心理和社会的完满状态。那么，为什么健康不仅仅是身体功能正常、没有疾病，还要包括心理健康和良好的社会适应呢？

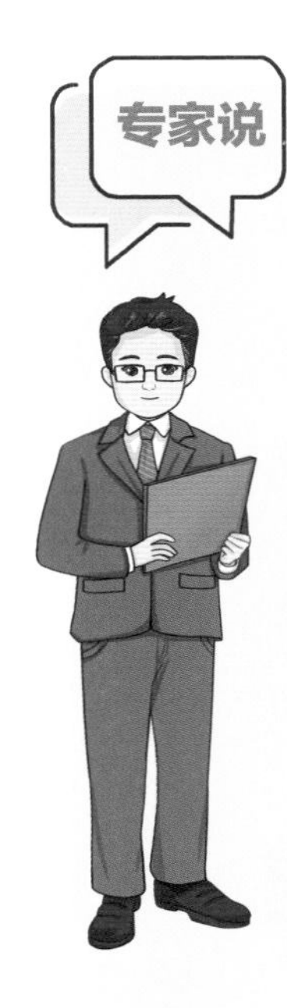

首先，当人们出现躯体疾病的时候，心情会受到影响，且由于疾病影响体能，也难以正常融入社会、承担正常的社会责任。如果是患有比较严重的疾病，如恶性肿瘤，患者和家属大多有沉重的心理负担，对疾病有强烈的恐惧感；一些躯体残疾或影响外在美观的疾病患者，自卑心理明显，发生抑郁、焦虑等心理问题的风险明显增加，难以融入社会，社会活动也随之减少。

其次，当人们由于种种压力或者遭遇负性生活事件导致心理问题的时候，也会引发躯体疾病，如心理应激可以导致或加重高血压、冠心病、消化性溃疡、皮肤病等疾病的发生，这些疾病也被称为“心身疾病”。

再次，由于心理问题和躯体疾病的双重影响，人们也容易在保持良好人际关系、适应社会方面出现问题。

最后，良好的社会适应表现在人们能进行正常的社交，有能力处理工作和生活事务，有归属感。如果一个人无法胜任工作、处理不好人际关系，往往会承受巨大的压力，久而久之也会带来心理问题和躯体问题。

可见，躯体健康、心理健康、社会适应都很重要。

健康加油站

健康包括躯体、心理、社会三个维度，三者缺一不可；且躯体健康、心理健康、社会适应三个维度相互作用、相互影响。所以，每个人不仅要关注自己的躯体健康，也要关注自身心理健康和社会适应，实现更高的生活质量和福祉。

（常　春）

5. 为什么每个人都需要提高自己的**健康素养**

什么是健康素养呢？

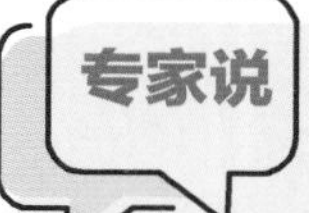

健康素养指的是个人获取、理解、评估和使用健康信息和服务并作出正确决策，以维护和促进自身和他人健康的能力。衡量一个人是否具备健康素养，或者说健康素养水平高低，主要是看以下几方面：①自己是不是具有最基本的健康常识，如血压多少就是高血压了，什么是健康，运动有什么好处等。②一个人在想要了解某个健康问题的时候，是否有能力查询。

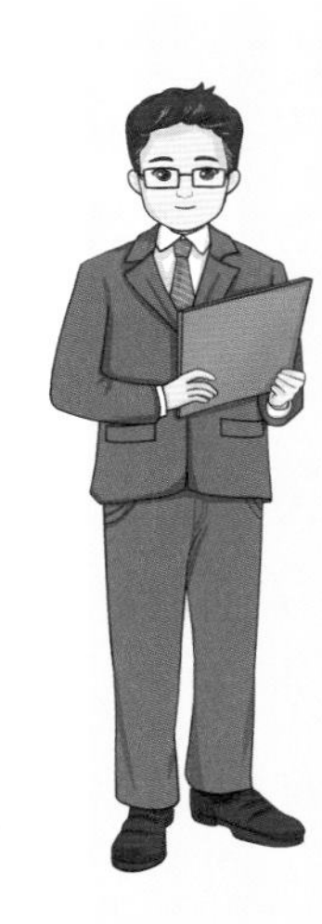

③拿到一些健康主题的宣传材料、药物说明书、食物成分表等文字材料能不能看懂。④会不会看体温计、会不会算自己的体重指数。⑤去看病时，能不能比较容易地找到相关科室，能不能把自己的不适、病情清楚地告诉医生。⑥面对大量的健康相关信息，自己是不是能判断信息的科学性，是否要按照信息上的指导去做。

我国和国际上都开展了很多健康素养对健康有哪些影响的研究，这些研究都证实，与不具备健康素养的人群相比，具备健康素养的人群整体健康状况更好，更少患病和住院，花费的医疗费用也更低；能管理好自己的血压、血糖和体重；采纳不吸烟 / 戒烟、规律运动、合理膳食等健康生活方式的比例更高。

综上所述，提高每个人的健康素养，对于预防疾病、维护自身健康，以及出现健康问题能高效利用卫生服务都很重要！

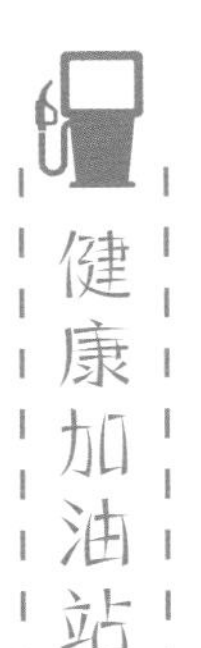

如何提高个人健康素养水平

最重要的就是每个人应主动去学习，去疾病预防控制机构、正规医疗机构的官方网站查询，积极参加社区举办的健康活动，主动利用由社区、乡镇卫生服务机构提供的免费基本公共卫生服务，总结自己的就医经验，进一步提高就医能力……所以，健康素养的提升来自日常生活中的学习和经验积累。

（常　春）

6. 为什么需要倡导 积极的生命观

关键词

生命 死亡 生死观

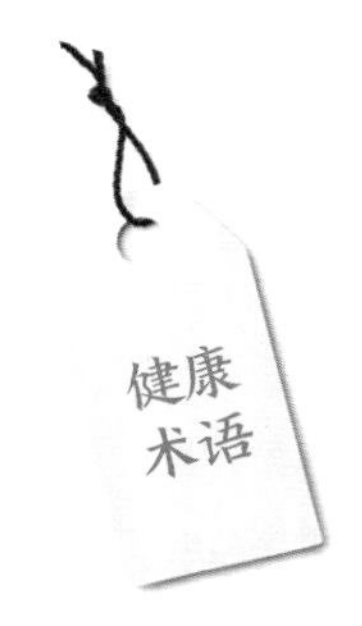

积极的生命观

积极的生命观，是每个人以什么方式对待健康、对待生命的基本准则，也是人们面临躯体、心理、社会问题时选择应对行为的指导思想。积极的生命观，就是要珍爱健康和生命，采纳健康的生活方式乐观生活，最终无惧死亡，有尊严地离世。

在现实生活中，有的人在遇到学习、就业压力，遭遇感情挫折，或者承受疾病带来的痛苦时，会以吸烟、酗酒、吸毒等自我放纵的行为逃避现实；有的人以自伤的方式缓解压力和焦虑；有的人甚至选择轻生自杀；也有不少老年人极度害怕衰老、担忧疾病、恐惧死亡，或者觉得自己无用而生活消沉，或盲目使用大量所谓的“保健品”，不能正确理解衰老，对随着年龄增加而出现的退行性变化进行过度治疗，这些可能都与积极的生命观背道而驰。

生命观是一个人与生命相关各项行为的基准，对于不同年龄段的人而言，积极的生命观的表现形式存在差异。

年轻人认为，生命还很长久，积极的生命观就是

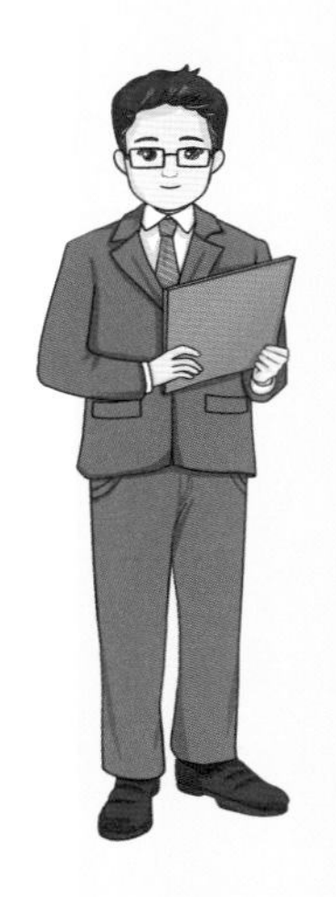

要认识到生命的脆弱性，主动规避交通、溺水等各类伤害给健康乃至生命带来的风险。在遇到压力和挫折时，采取积极的态度来解决问题，必要时寻求亲人、朋友、专业人员的帮助。

中年人是职场的中坚力量，工作压力大，且面对“上有老、下有小”的家庭压力，需要理性设定人生目标，调整心态，积极向上而不过度透支身体，主动采纳健康生活方式，作息规律、定期体检，保护好自己的身心健康。

老年人要承认衰老这一必然的生命过程，从容接纳机体衰老带来的体能下降，甚至疾病，以乐观的态度与衰老和疾病共存。要遵从医嘱用药，不盲目听信广告宣传；培养个人的兴趣爱好，能平和独处；主动参与社区活动，保持社交能力；在生命的最终阶段，有有效的治疗方案则积极配合治疗，没有有效的治疗方案能坦然面对死亡，有尊严地离世。

秉持积极的生命观，对个人而言，能让我们更好地爱惜自己的身体，预防疾病和伤害，保持良好的心理健康和社会适应能力；对家庭而言，能维护和谐友爱的家庭氛围，减少由于伤害以及盲目治疗带来的家庭开支；对社会而言，能够保护劳动生产力，推动全社会的和谐与健康，减少疾病和伤害造成的经济负担，促进社会文明进步。

（常　春）

7. 为什么要关注家庭成员的身心健康

关键词

身心健康　家庭支持

中国人十分强调“家”的概念，从出生起，每个人的一生都离不开家庭的支持，这种情感联结无法被其他情感所替代。研究表明，一个人获得家庭成员的支持越多，他们的健康状况可能就会越好。当身心状态出现变化时，相比医生和药物，朝夕相处、相互熟悉的家人往往是第一个发现者，他们能给予帮助并解决问题，良好的家庭支持正是身心健康的“侦察者”和“治愈者”。

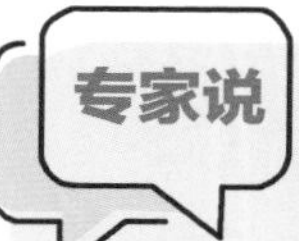

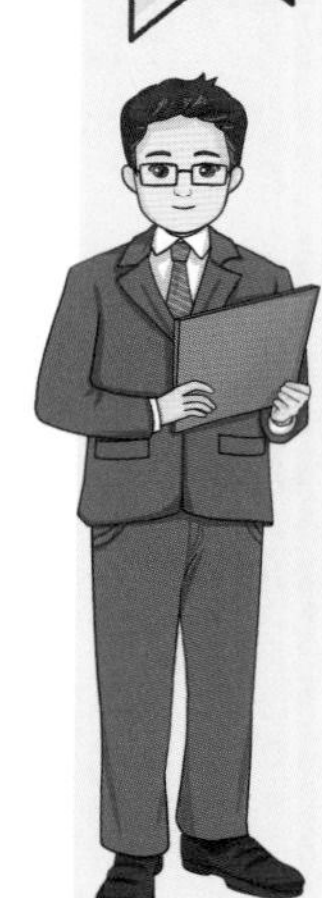

什么样的家庭才是健康的

托尔斯泰说：“幸福的家庭都是相似的，不幸的家庭各有各的不幸。”那么幸福的家庭关系究竟有哪些相似之处呢？每个人都在家庭中扮演着不同的角色，良好的状态应当是家庭成员各司其职，相互独立、平等，但又存在着稳定、持久的情感联系，关键时刻可以共同面对和解决问题。

遇到挫折时，背后是否有家人支持和肯定？是否不再感到孤单？是否坚信家人永远都会爱自己？对这些问题的肯定回答，是拥有家庭充分支持的体现。

如何给家庭成员提供支持

家庭支持的前提在于陪伴，但现代社会个人时间被挤压，家庭成员分隔天南地北也成为常态。当时间和空间条件受限时，也可通过网络等方式进行交流，话题不应仅停留在生活琐事上，不时进行一番“谈天说地”，进行深切的情感交流才能真正了解家人、明白心中所想、及时发现对方的困惑。对于患病或遭遇其他问题的家人，家庭支持不仅在于督促其培养健康生活方式，更是给予足够的关注和情感支撑，当他们体验到与人分享问题的松弛感，并接收到积极的反馈和评价时，会更快地重建信心。在进行心理疏导时，对于家人提出的问题要给予重视和尊重，如果出现嘲讽或敷衍的言行，很可能会影响或降低其求助的积极性。

如何获取家庭成员的支持

家人虽然是坚强的后盾，但也并非每次都能及时发现问题，获取支持的关键在于“主动呼救”，这样才能让他们接收到信号。比如面临困难选择时，向家人寻求建议，共同抉择，主动分享自己的问题并提出需求。但同时也要注意方式和程度，不要让家人过度担心。在日常生活中，可以利用聚会来增加沟通，自己主动创造机会来构建良好的家庭支持系统。

（刘宝花　谭银亮）

8. 为什么要关注老年健康

关键词

人口老龄化 健康老年人

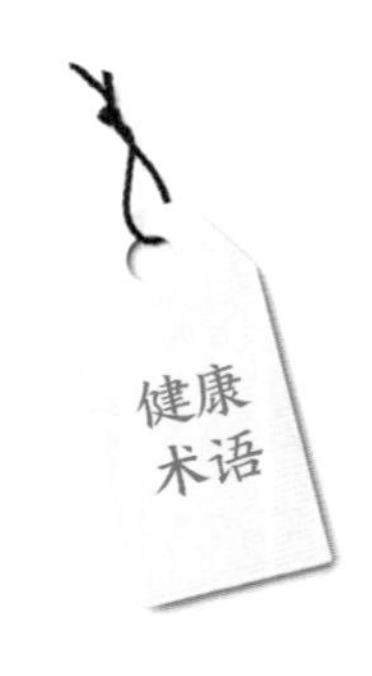

老龄化社会

当一个国家或地区60岁以上老年人口数占人口总数的10%，或65岁以上老年人口数占人口总数的7%，即意味着这个国家或地区的人口处于老龄化社会。

2020年第七次全国人口普查数据显示，我国60周岁及以上人口数达2.64亿，占人口总数的18.7%，其中65周岁及以上人口数达1.906亿，占人口总数的13.5%，提示我国已经全面进入老龄化社会。

由于人口老龄化，慢性疾病增加正成为一种全球趋势。2015年第四次中国城乡老年人生活状况抽样调查结果显示，我国老年人健康状况不容乐观，失能、半失能老年人约4 063万，占老年人口的18.3%。随着社会老龄化程度的进一步加大，老年人口的照护和健康问题越来越突出，庞大的老年群体也给社会经济、养老、医疗、社会服务等带来了巨大的压力。

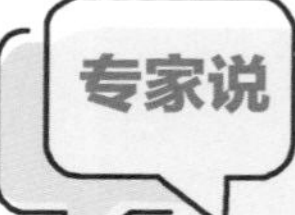

老年人为什么容易患各种疾病

由于肌肉、骨骼、水分、组织等含量减少，肌张力下降，血管弹性降低，老年人的身体各部分生理功能减退、免疫力降低，记忆力、视力、听力、嗅味觉等感知能力下降，容易导致骨折、感染、各种慢性非传染性疾

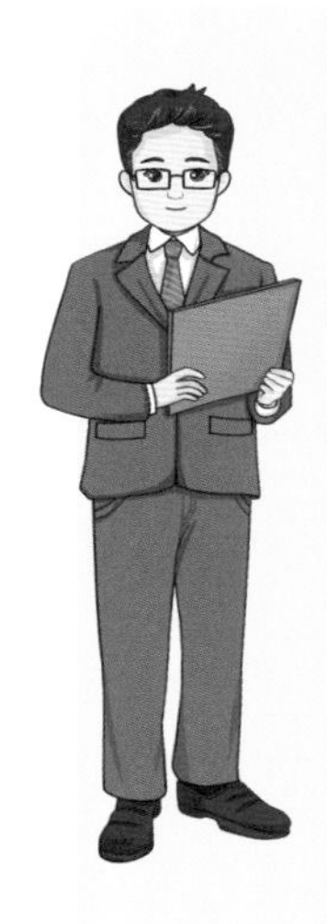

病和老年痴呆等疾病的发生。调查结果显示，我国 60 岁及以上的老年人高血压患病率为 53.2%，2 型糖尿病患病率为 20.0%，血脂异常患病率为 47.0%。

老年人通常多种疾病同时存在

有研究表明，老年人容易患高血压、糖尿病或血糖升高、血脂异常、心脏病、脑卒中、恶性肿瘤、慢性呼吸道和肺部疾病、肝脏疾病、肾脏疾病、胃部疾病、关节炎或风湿病、情感及精神方面疾病、与记忆相关疾病等 10 多种慢性疾病，其中两种及以上慢性疾病共存的情况超过 40%。

健康老年人的特征

2022 年 11 月 8 日，国家卫生健康委员会发布了《中国健康老年人标准》，提出健康老年人应满足以下几点要求。

1. 生活自理或基本自理。
2. 重要脏器的增龄性改变未导致明显的功能异常。
3. 影响健康的危险因素控制在与其年龄相适应的范围内。
4. 营养状况良好。
5. 认知功能基本正常。
6. 乐观积极，自我满意。
7. 具有一定的健康素养，保持良好的生活方式。
8. 积极参与家庭和社会活动。
9. 社会适应能力良好。

（张华明）

9. 为什么要关注我国的
人口问题

关键词

人口负增长 低生育率

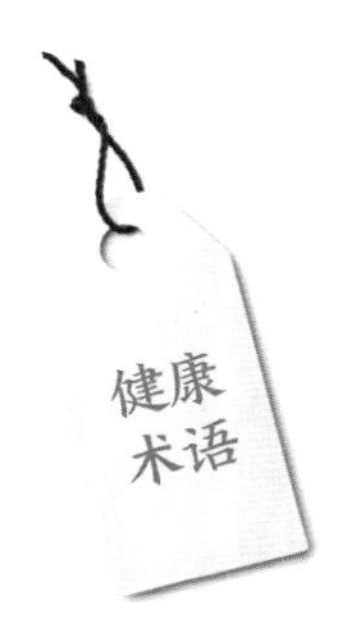

总和生育率

总和生育率，通常简称“生育率”，反映妇女一生中生育子女的总数。由于婴儿夭折及疾病等原因，一般来说，一个国家的总和生育率至少要达到2.1，才能达到世代更替水平，不会使人口总数随着世代更替而下降。

目前，我国有14亿多人口，是世界上人口最多的国家，约占全球人口总数的17.6%。随着人口增速的放缓和死亡人口的增加，未来几十年中国人口将出现下降趋势。调查结果显示，2018年我国总和生育率为1.52，2020年总和生育率为1.3，远低于全球平均水平（2.45）和世代更替所需水平（2.1），也低于发达国家水平（1.67）。

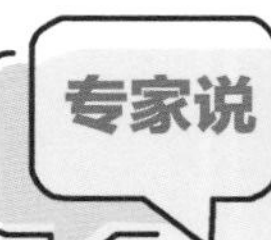

中国人口负增长已经到来

国家统计局最新统计结果显示，2022年年末中国人口为14.11亿人，比2021年年末减少85万人，人口自然增长率为-0.60‰，这是我国自1960年后人口自然增长率首次呈现负数。另据联合国经济和社会事务部发布的《世界人口展望2022》推断，2022年

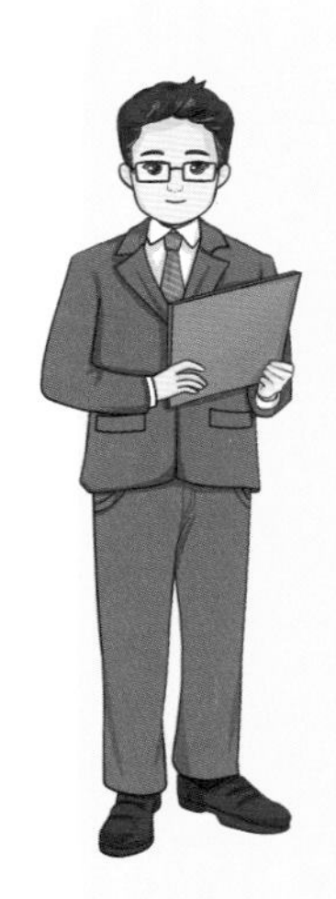

上半年中国总人口减少 38 万人，预计到 2050 年，中国总人口将会下降到 13.17 亿人左右。

人口低增长的主要原因

不想生，因为工作压力、经济压力过大，如房价太高买不起房、养育成本太高、医疗和养老负担过重等。生不了，因为初婚年龄太大、生育能力下降等。结婚率下降和离婚率上升等是我国目前低生育率少子化的主要原因。据国家统计局《中国统计年鉴 2022》报告显示，2021 年我国初婚人数为 1 157.8 万人，比 2020 年减少 70.8 万人，创下自 1985 年以后的新低。2010 年我国平均初婚年龄为 24.89 岁，2020 年上升到 28.67 岁，平均晚婚了将近四岁。2000 年之后，我国结婚率在 2013 年达到了 9.9‰的高峰，至 2020 年结婚率已下降到 5.8‰，而离婚率则从 2000 年的 0.96‰上升到 2020 年的 3.1‰。

老龄化程度进一步加深

据预测，到 2025 年前后，我国 60 岁及以上老年人口占总人口的比例将超过 20%，65 岁及以上老年人口比例将达到 14% 左右，2050 年中国老年人口将达到 4.87 亿，届时老龄化程度将达到 34%，我国将进入到深度老龄化社会。

少子化、老龄化加剧带来的影响

出生人口的不断下降，引发我国劳动力供给总量持续萎缩，劳动力成本日益上升，从而导致我国经济增速放缓，而人口的快速老龄化，还将导致我国的疾病经济负担和医疗服务需求急剧增

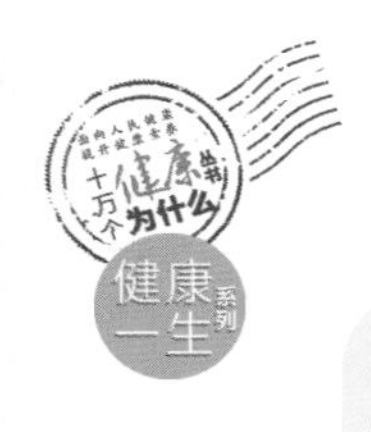

加，带来巨大的医疗费用压力。根据全国老龄工作委员会的相关研究报告，预计到 2050 年，我国劳动年龄人口将减少 24.2%，老年人口将增加 160.7%，届时养老负担将增加 2.4 倍。

（张华明）

关键词

心理平衡　心理健康

10. 为什么要保持**心理平衡**

中医养生有一个重要的理念——心身是一体，养生先养心。为何流传千年的中医瑰宝，如此强调心理平衡呢？

世界卫生组织指出，健康不仅仅指没有疾病和身体不虚弱，还需要精神的健康和对社会的良好适应。要想不生病，除了合理膳食、适量运动、戒烟限酒外，保持心理平衡也是一种强有力的免疫方法，它就像健康的“保护盾”，一旦失守，心结打不开、意志消沉，疾病就会很容易攻破防守而找上门。如癌症、糖尿病、支气管哮喘等疾病，都与心理失衡有关。

什么是心理健康

没有抑郁症，没有焦虑症，我的心理肯定就很健康！真的是这样吗？

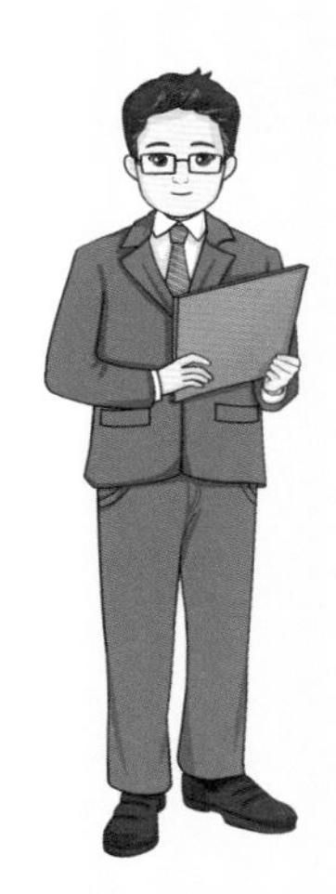

其实不然，人的心理就像一个天平，生活中的各种事件都在向天平加减砝码，但它始终都维持着动态平衡，可一旦遭受事件刺激而震荡倾斜时，就可能出现心理问题。心理健康并不仅仅指没有心理疾病，而是指一种动态平衡、稳定的心理状态。

可以通过以下6条标准来评价一下自己的心理健康：①情绪稳定，有安全感；②认识自我，接纳自我；③自我学习，独立生活；④人际关系和谐；⑤角色功能协调统一；⑥适应环境，应对挫折。

如何保持心理健康

俗话说，“心病还需心药医”，解忧处方是改变自己的态度和行为。

工作压力太大，恋爱危机，屡屡受挫，就要质疑自己的能力吗？

首先要做到自我接纳，这不是指无视自己的缺点而选择“躺平”，而是正视和接受自己的一切特点，包括缺点。每个人都不完美，但每个人都可以告诉自己“我确实有这样或那样的缺点，但我依然很棒”。只有先接纳了自己，才能爱自己。稳定的情绪、开朗的性格能帮助你更好地适应环境，在工作和生活中如鱼得水。

但在压力陡增的现代社会，即使掌握了正确的应对技巧，也会有心力交瘁的时候。不要一个人硬撑着，与家人或朋友聊聊天，问问他们的建议，都是明智的选择。如果这样宣泄的效果还不够好，及早去专业机构寻求帮助，心理医生或咨询师都是心理“保护盾”的专业修复者，寻求他们的帮助，效果远胜于“单打独斗”。

（刘宝花　谭银亮）

健康一生系列

11. 为什么有心理问题要积极面对

关键词

自我调试　求助咨询

人的一生都不可避免地会遇上心理问题，为什么当这些问题出现时，要积极面对、及时解决？

在心理问题上，防微杜渐可起到重要作用，关键看能否做到“早”发现。如果及时发现心理问题，尽早采用科学的处理方式，也有可能做到“无痛”自愈。心理问题能够通过调节自身情绪和行为、寻求情感交流和心理援助等方法解决。

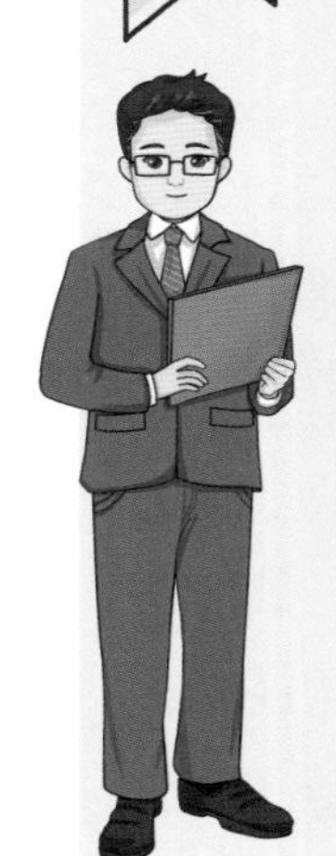

什么程度的心理问题需要进行求助

2022 年，我国国民抑郁风险检出率为 10.6%，焦虑风险检出率达到了 15.8%，尤其是青年和低收入群体的检出率较高，心理问题的增加危害了全社会的福祉。同时，人们对于心理健康知识的需求也日益凸显，尤其是在青年群体中，精神健康或社会心理支持服务的需求也在不断上升。

这是因为，有时我们可以通过已掌握的心理知识和自我调试来解决心理问题，如采取乐观、开朗、豁达的生活态度，把目标定在自己能力所及的范围内，调适对社会和他人的期望值，建立良好的人际关系，培养健康的生活习惯和兴趣爱好，积极参加社会活动等，均有助于保持和促进心理健康。

但有些人需要更专业的心理支持才能走出阴影，如心理咨询。常有人问，“困扰到了什么程度才需要去进行心理咨询呢？”其实没有标准，只要你想，任何时候都可以。比起医院，心理咨询更像一个“心理健身房”，并非有严重的问题才能进行心理咨询，有空闲时间、愿意谈心的时候都可以去给自己的心灵“健健身”。当然，出现下面一些情况时，需要进行心理咨询，如被困扰的时间过长（超过两个月）、影响到了正常工作和生活或没有倾诉对象等。但心理咨询的唯一标准就是你有意愿。

如何看待“心理咨询羞耻”

尽管现代社会对心理健康越来越关注，但对心理问题和心理咨询的歧视现象依然存在。这种歧视会让人们羞于寻求专业帮助，导致耽误治疗，使病情持续恶化。要知道，每个人都具备自我修复的能力，只是缺少了恰当的引导和适宜的环境，而心理咨询凭借严谨的理论和诊疗模式，恰恰可以成为求助者的助力，帮助他们在困顿时站起来，这样才能走得更长更远。

对于心理问题，科学的处理方法是调整心态、积极地进行自我调试、主动寻求帮助。

（刘宝花　谭银亮）

12. 为什么个人生活也会影响环境健康

关键词

个人生活　环境健康

人类作为生态系统中的一员，依靠生物构成稳定的食物链，从中获取生存所必需的营养素，每天与环境进行物质、能量和信息的交换，因此个人的生活必定会与环境相互依存、互相影响。人类社会的衣、食、住、行等活动，通常会通过影响自然环境来影响环境健康。

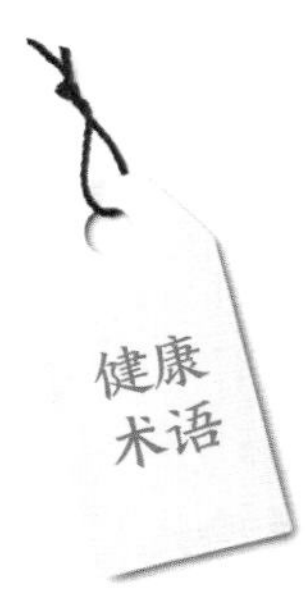

光化学烟雾

光化学烟雾是汽车、工厂等污染源排入大气的碳氢化合物和氮氧化物等一次污染物在阳光（紫外光）作用下发生光化学反应生成二次污染物，后与一次污染物混合所形成的有害浅蓝色烟雾。光化学烟雾不仅污染环境，影响人和动植物的健康，还会加速建筑材料的降解，使其老化变质，甚至影响人们的出行。

专家说

烹调、取暖和吸烟等易造成室内空气污染

我们在日常生活中的一些活动会加重室内空气污染，如烹调和取暖，食用油和燃料高温燃烧产生的油烟会造成室内空气污染；吸烟者在吸烟过程中，香烟

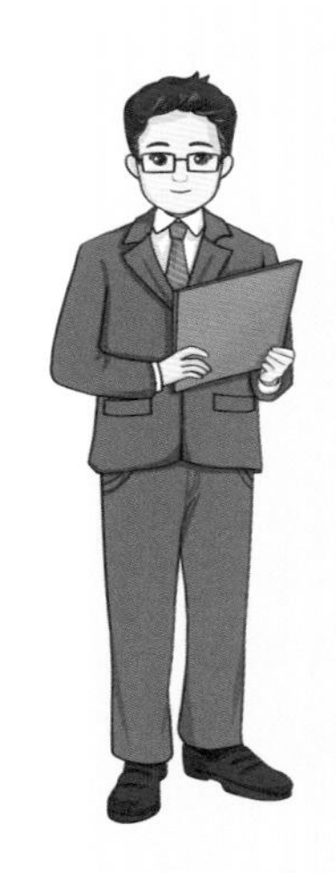

燃烧可产生大量有害气体，以及烟碱、焦油、镉、铅等。研究发现，油烟和香烟中的烟雾成分含有 3 800 多种物质，90% 以上以气态、气溶胶的形式存在，其中许多物质具有致癌性。

汽车尾气污染环境，影响身体健康

随着人们生活水平的提高，汽车逐渐成为许多人的代步工具。在带给个人带来便捷和舒适的同时，燃油汽车尾气的排放也给生态环境造成了诸多影响，如产生光化学烟雾、臭氧层破坏、酸雨和温室效应等。汽车尾气中的一氧化碳、二氧化碳、氮氧化合物、碳氢化合物、光化学烟雾和微粒物等污染物的排放，不仅影响空气质量，还直接危害居民身体健康。有研究表明，一辆汽车平均燃烧 1 吨汽油，生成有害物质达 40~70 千克。

生活垃圾影响环境健康

生活垃圾主要通过土壤污染、大气污染、地表和地下水污染影响人体健康。如生活垃圾简易填埋，其有害成分会改变土壤成分和结构及理化性质，导致土壤保水、保肥能力大大下降，导致农作物减产。包装食品的塑料袋、饭盒，在土壤中很难降解，若被随意填埋在土壤中，则会对土壤造成污染。有研究表明，生活垃圾中含有 100 多种挥发性气体，会造成大气污染，其中还有多种气体具有致癌、致畸作用。尤其是含氯生活垃圾的焚烧，会产生致癌物二噁英，干扰机体的内分泌系统，导致生殖和发育等问题。

（张华明）

13. 为什么要营造
健康的工作环境

关键词

工作环境　不良影响

对于大部分成年人来说，工作是其人生的基本需要。工作环境的好坏，直接影响其身体健康和工作效率。若工作环境中存在某些有害因素，长期身处其中，会对其健康产生影响，甚至导致某些疾病。

工作环境通常是人为改造而成的，如环境中的照明、气温、微生物，房屋的构造、空间的大小，机器的运转，劳动组织和作息制度等都会对其中的工作人员身心健康产生影响。

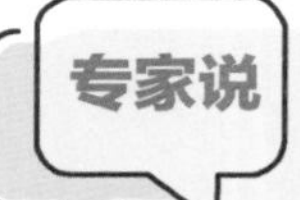

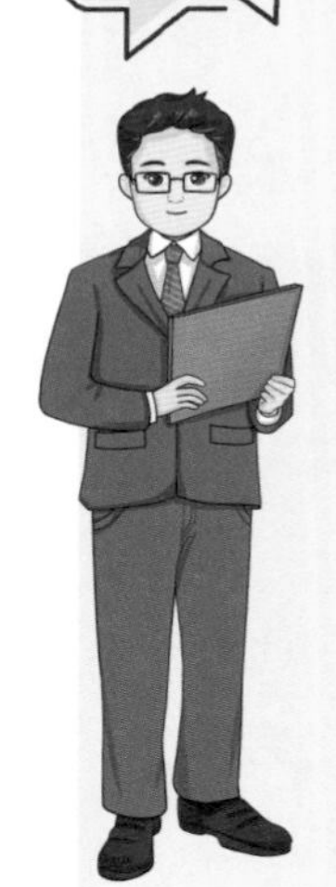

不良的工作环境对身体的影响

研究表明，环境温度过高或过低、湿度过大等都会对身体产生不良影响。当工作环境温度超过 30℃时，人体容易犯困，注意力不集中；在 35℃以上的环境中，人体开始大量出汗，耐受力下降，变得烦躁不安，易导致中暑；长时间处在低于 0℃的环境中，易导致冻伤；当空气中湿度超过 70% 时，人体会感到胸闷或有窒息感，易分散注意力，且人体的电阻率会减少，增大了触电的可能性。

在噪声环境下工作，会分散人们的注意力，影响人的思维，从而增加事故隐患。人耳长期受到噪声的刺激会发生听觉病变，造成听力损伤甚至噪声性耳聋。我国《劳动保护条例》规定，作业场所噪声不允许超过 85 分贝。

振动会使人烦躁，影响视力，甚至引起头晕、呕吐，产生疲劳等，使操作者不能得心应手，从而出现差错，酿成事故。研究发现，40 赫兹以上的振动易被组织吸收，振动频率在 2 赫兹，人最容易产生共振，应停止工作。

此外，在工作环境中，照明光线过强，会使人头晕目眩，精神烦乱；而光线太弱，会降低视觉，使人视觉神经疲劳，导致大脑反应迟钝。工作环境中存在空气污染，如职业性粉尘等，会造成呼吸道疾病和尘肺，严重影响职工身体健康。此外，作业现场环境杂乱，会使人的思维和视觉受到干扰，易分散注意力，导致操作出现意外，引发工伤事故。

不良的工作环境对经济社会的影响

世界卫生组织与国际劳工组织于 2021 年联合发布的研究报告显示，目前全世界每年有近 4.5 亿人发生工伤事故或遭受职业病的折磨，最终导致约 200 万人丧生。与此同时，由职业事故和职业危害引发的财产损失、赔偿、工作日损失、生产中断、培训和再培训、医疗费用等总经济损失约占全世界生产总值的 4%。

（张华明）

健康一生系列

14. 为什么要关注
职业病危险因素

关键词

职业有害因素　职业病

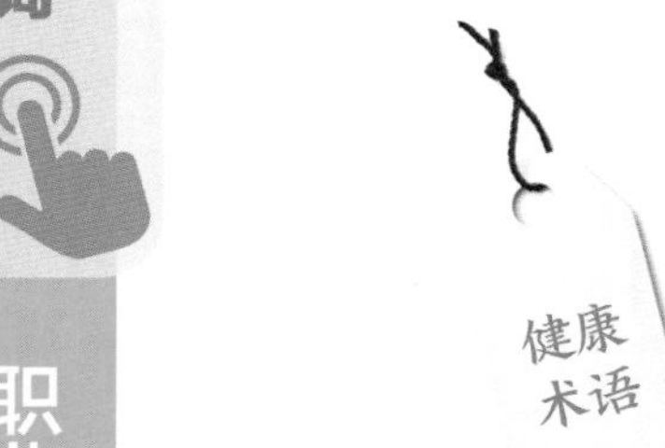

职业病的发生通常与职业有害因素的存在密切相关。职业有害因素是指在职业活动中产生和/或存在的在一定条件下可能危害劳动者健康，进而导致职业性病损的因素，如在生产工艺过程中接触到一些有毒的化学物质或者粉尘，工作环境温度高、气压高，有噪声、振动、电离辐射和职业紧张等。职业病危险因素除职业有害因素之外，还包括社会经济因素、个人行为与生活习惯、个人防护、卫生服务质量等。职业病病症涉及呼吸系统、皮肤、眼睛、耳、鼻、喉、口腔等，对劳动者的生命健康有极大危害。

职业病

职业病是指工作有关疾病，顾名思义，是既与工作有联系，也见于非职业人群中，当这类疾病发生于劳动者时，由于职业接触，会使原有的疾病加剧、加速或复发，或者导致劳动能力明显减退。

接触了职业有害因素就一定会得职业病吗

通常情况下，健康人体对职业有害因素的作用有一定抵抗力和代偿能力，当职业有害因素作用于人体的强度和时间超出人体的代偿能力时，可导致机体出

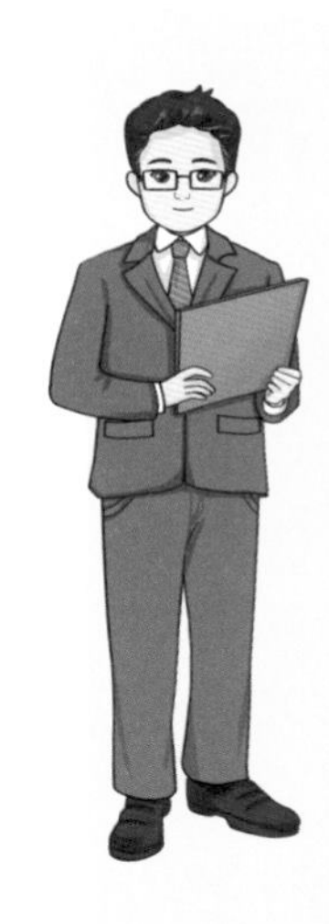

现功能性或器质性改变，出现相应的临床症状，影响劳动能力，这类疾病统称为职业病。

显然，当职业有害因素作用于人体的强度和时间没有超出人体的代偿能力时，并不一定会产生职业病，但可能会产生工作有关疾病或工伤。

生活行为方式如何影响职业人群的健康

职业人群除了存在特定的职业有害因素外，日常的生活行为方式也会影响职业性病损的发生和发展进程。如吸烟会提高石棉接触者诱发肺癌的危险性，酗酒易导致意外伤害和工伤；高脂饮食会增加身体对二硫化碳诱发心血管疾病易感性；吸毒、不洁性行为等易增加患性传播疾病的风险。

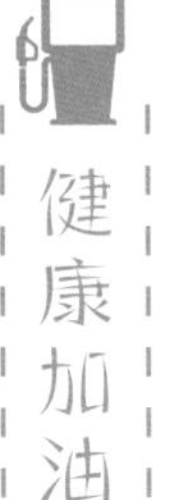

职业病是可以预防的

加强职业卫生管理，建立和健全职业病相关法律法规及规章制度，如设置公告栏，完善操作流程，设置警示标志和说明。消除或降低职业危害因素的浓度或强度，如改进生产工艺流程，以低毒或无毒物质替代高毒物质，革新生产技术和工艺，减少工人接触职业危害因素的机会和时间，加强设备的检修和管理。加强个体防护，如穿戴防护头盔、防护服、防护眼镜和防护面罩。建立和完善职业卫生档案和职业健康监

护档案，加强职业健康检查，加强对作业场所职业危害因素的定期监测等，均能有效预防职业病的发生和发展。

（张华明）

关键词

传染病 疫苗接种 气溶胶

15. 为什么**个人行为**会影响一个地区的**传染病防控**

生活中个人不经意间的行为可能会影响到一个地区的传染病防控形势，如随地吐痰可以造成呼吸道传染病的传播，不使用安全套发生性行为可能会发生性传播疾病，而按照国家要求接种疫苗则能够有效降低传染病在人群中的传播风险，在人群接种率足够高的水平下，能够实现对未免疫群体的间接保护，即达到了“群体免疫”效果。因此，每一个人的个人健康行为都与当地的传染病防控密切相关。

为什么咳嗽、吐痰或者打喷嚏可以造成多人感染

直径约为 0.1 微米的病毒，可以附着在尘埃、飞沫上，或者是失去水分的飞沫核上，以气溶胶的形式进行“空气传播”，这就是气溶胶传播。人在咳嗽、吐痰或者打喷嚏的过程中，从体内喷出来的飞沫有大有

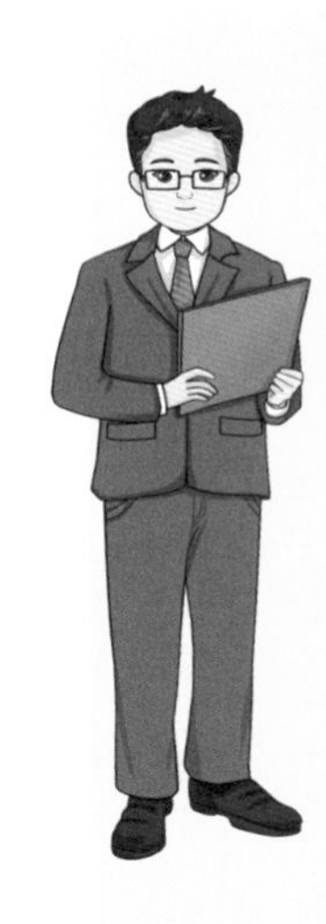

小。质量小的飞沫核在空气中，几乎不下沉，而且飞沫核中的冠状病毒有蛋白质膜壳的保护，它可以在相当长的时间内保持活性，因此气溶胶可以漂浮至更远处，造成远距离的传播。如果其他人吸入了某病例咳嗽、咳痰或打喷嚏等产生的气溶胶，则可能被感染。

什么是安全的性行为

从科学角度出发，安全性行为包括情感安全（信任伴侣）、心理安全（感觉安全）、生物医学安全（防止意外怀孕等）。从预防性传播疾病的角度出发，是指在性行为过程中避免接触别人的阴道分泌物、精液、血液等，防止发生体液交换的行为。安全的性行为最重要的是在性交过程中坚持正确使用安全套，避免发生多性伴以及其他无法判断风险等危险的性行为。

什么样的生活习惯有助于预防呼吸道传染病

保持生活规律，保证睡眠，适量运动，平衡膳食，提高身体免疫力和抵抗力。经常通风，每天开窗通风 2~3 次，每次 30 分钟以上。勤晒被褥，清除卫生死角。勤洗手，饭前便后，接触眼、鼻及口腔前，打喷嚏、咳嗽以及外出回家后，使用肥皂或洗手液并用流动水洗手；打喷嚏或咳嗽时用手帕、纸巾等掩住口鼻；不随地吐痰，将痰液用纸巾包好，弃置垃圾桶。在呼吸道传染病的高发季节，少去人多拥挤、空气状况欠佳的场所，如若必须去，应佩戴口罩，回到家中及时洗手。

（史宇晖　崔婧晨）

16. 为什么**不能歧视**传染病患者

关键词

理解 支持 关爱

传染病患者是疾病的受害者，应得到人们的理解、关爱和帮助。他们享有与正常人一样的工作、学习、生活和就医等权利，不能把他们排斥在正常的社会生活之外，要鼓励他们战胜疾病。关爱传染病患者对个人健康、家庭幸福以及社会稳定都至关重要。

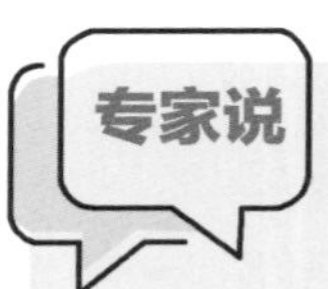

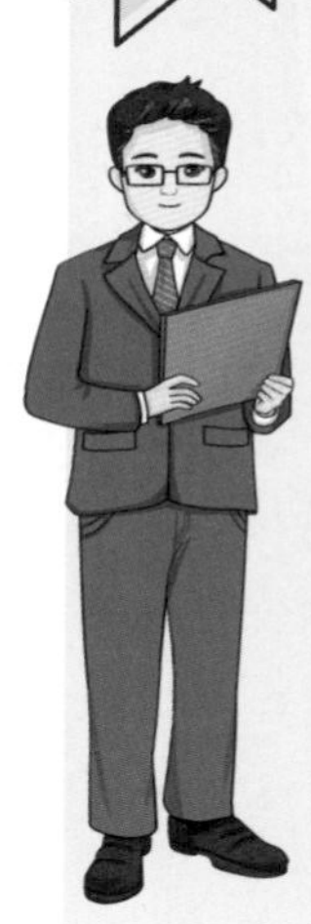

歧视传染病患者会造成什么不良影响

由于人们对艾滋病、病毒性肝炎等传染病的传播途径以及对该类疾病的认识不够，往往容易对感染者或患者进行道德评判，把这类疾病与不良行为联系起来，从而对感染者或患者个人甚至其家庭人员产生歧视。而感染者或患者出于恐惧，往往不敢暴露自己的检测结果，或延迟寻求治疗，从而影响疾病的最佳治疗时机，并可能加重家庭和社会的负担。此外，由于目前还没有治愈艾滋病的方法，病毒感染者或患者心理上会有很大的压力。面对歧视时，有可能产生自卑、绝望、愤怒甚至报复的想法。因此，歧视传染病患者不仅不能使疾病康复，还可能引发社会不安定因素的出现。

应该如何帮助传染病患者

传染病患者的家庭成员对患者负有照料和监护责任，不仅不应该歧视、嫌弃，还要给予其就医、情感、心理上的支持，积极帮助患者接受治疗，增强他们战胜疾病的信心和能力。

单位和学校应该理解、关心和接纳康复后的传染病患者，为他们提供适当的工作和学习条件。社区要做好传染病防治知识的宣传与普及，创造条件帮助患者康复，为他们创造宽松的、和谐的、友爱的社会环境。

（史宇晖　崔婧晨）

17. 为什么要进行**无偿献血**

输血是现代医疗的重要手段，它在临床救治患者的生命中，发挥着其他药物不可替代的作用。患者在大量失血或接受大手术时，以及出现严重烧伤、创伤，或者患了某些血液病时，往往需要进行输血治疗。目前，临床上用血只能靠公民献血来解决。输血用的血液是从健康人身上采集来的。国家提倡 18~55 周岁的健康公民自愿献血。无偿献血是每个公民应尽的义务和责任，是无私奉献、救死扶伤的崇高行为，是人道博爱的具体体现，更是一种荣耀。

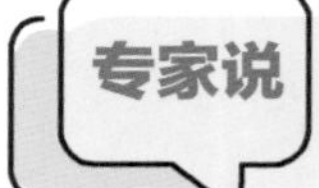

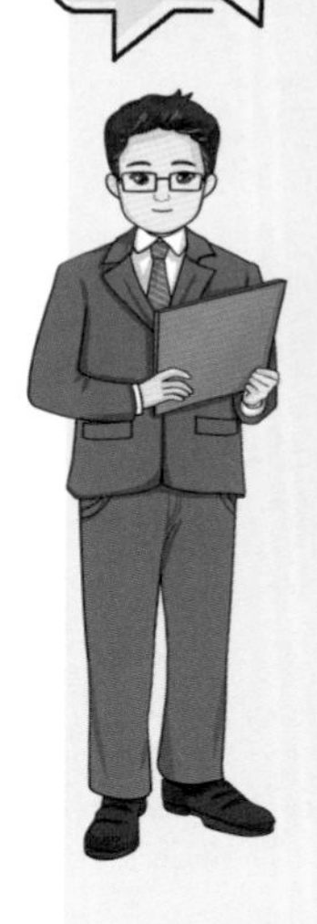

献血对身体健康有影响吗

首先，成人全部血量为 4 000~5 000 毫升，献血一次为 200 毫升，不足全部血量的 5%，健康人一次失血 10% 以下极少引起症状。其次，人体约有 20% 的血液存于肝、脾等器官里，失血时这些存储的血液会迅速补充血容量，在短时间里恢复正常，不会影响正常的血液循环和血压。此外，人的血液是在不断进行新陈代谢的，一般每 4 个月红细胞要更新一次，献血会刺激造血功能，促进新陈代谢，增加新生红细胞，有利于健康。

献血会感染疾病吗

不会。因为血液中心所用的针头及血袋是经过国家严格检测合格的一次性采血器材，每位献血者使用一个新血袋。采血后，使用过的针头会按照医疗废弃物要求集中消毒处理。采集到的每一份血液及相关的血液制品都有一个单独号码（用于追踪和溯源），并会做传染病病原体检测。检测阳性的血液及血制品会被消毒处理。因此，献血者自己不会被传染疾病，也不会传染给其他人。使用正规途径来源血液的输血者也不会被感染疾病。

献血后血液能很快得到补充吗

血容量的补充是很快的。实际上当献血者离开血站时，机体已经开始补充了，只需几个小时，血容量就会达到正常水平，不仅没有任何不适感，还可以从事正常的工作。

无偿献血有哪些好处

适量献血不仅能有效降低血液黏稠度，促进人体的新陈代谢，增强免疫力和抗病能力，刺激人体骨髓的造血功能。此外，无偿献血者或其家人需要输血时，可优先用血。

（史宇晖　崔婧晨）

二

健康行为

18. 为什么要采纳
健康生活方式

关键词

合理膳食　规律运动　戒烟限酒

从 20 世纪开始，大量证据表明，影响健康的最主要因素是人们的行为生活方式。世界卫生组织早在 1992 年就提出**合理膳食、适量运动、戒烟限酒、心理平衡**是健康的四大基石，每个人主动采纳健康生活方式，是预防慢性非传染性疾病，管理好高血压、血脂异常、糖尿病等慢性疾病的重要举措，对于整体改善国民健康，降低心血管病、脑血管病、癌症等疾病风险具有重要意义。

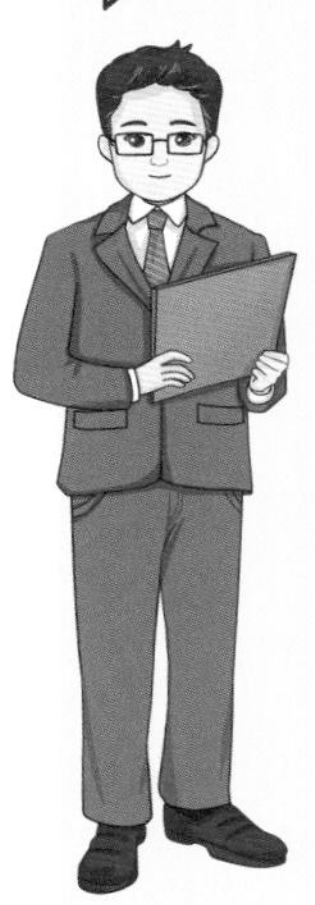

当前位列我国居民死因前三位的疾病是心脏病、恶性肿瘤和脑血管病，这三类疾病导致的死亡占全部死亡的 70% 以上。在中国 50 万人中开展的研究显示，采纳以下全部五项健康生活方式，包括不吸烟或戒烟、不饮酒或饮酒不过量、规律运动、平衡膳食、体质指数在 $28kg/m^2$ 以下且腰围不超标（男性小于 90 厘米、女性小于 85 厘米），可以使全死因死亡风险下降近 66%，冠心病死亡风险下降近 60%，脑卒中死亡风险下降近 80%，癌症死亡风险下降近 66%。

另有研究表明，在 30 岁或 40 岁戒烟的人群中，他们的期望寿命分别比持续吸烟的人增加了 9~10 岁。英国剑桥大学研究发现，每周饮酒量折合成纯酒精达

到 2 两以上，全死因死亡风险迅速上升。

所以，人们是否能采纳健康的生活方式，直接关系到一个人的生死。此外，采纳健康行为生活方式，不仅能预防心脑血管疾病、糖尿病等，还可以调整心情、维护心理健康，改善人们的认知功能、预防阿尔茨海默病等。

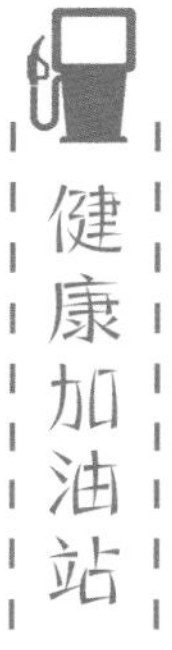

采纳健康生活方式，还需要有关爱自身健康的意识，需要不断提高自己的健康素养，将健康生活方式融入日常生活的方方面面。如在一日三餐中进行荤素搭配，维持营养均衡，少盐、低油；某一天蔬菜吃少了，接下来的几天有意识地多摄入一些蔬菜。再比如，在距离允许的情况下步行或骑自行车，既锻炼了身体，又体现了绿色环保出行；在工作过程中，每 1~1.5 小时，能起身活动，或者在工位上进行颈、肩、腰背的简单拉伸。已有研究表明，即使能做到每周中等强度运动，久坐仍然会增加肥胖、抑郁和焦虑的风险。要做到不吸烟、不饮酒。如果已经开始吸烟了，要尽早戒烟。如果有饮酒的习惯，一定不要过量，成年男性和女性每天摄入酒精不得超过 15 克。

采纳健康的生活方式是获得健康最简单也是最有效的方法，快行动起来吧！

（常　春）

19. 为什么要养成良好的**个人卫生习惯**

关键词

卫生习惯 传染病 文明

我们每个人从小就被教育，要养成良好的个人卫生习惯，要做到勤洗手、勤剪指甲，每天早晚刷牙，不随地吐痰……这些日常生活中的卫生习惯，看似小事一桩，殊不知却会对个人健康和公众健康造成影响。那么，为什么每个人都要养成良好的卫生习惯呢？

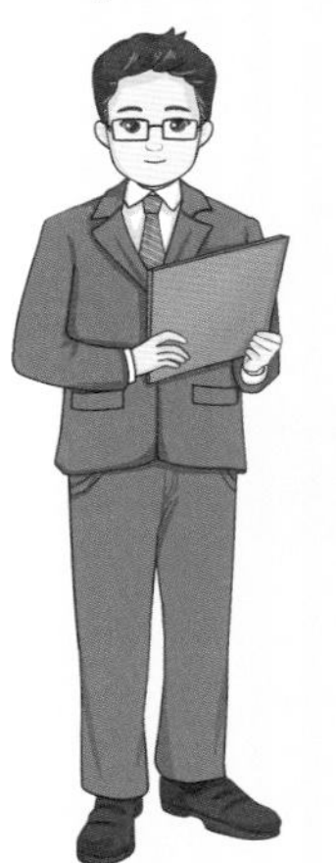

我们知道有很多传染性疾病是因为病原体通过各种途径进入人体导致的，常见的传播途径包括呼吸道传播、消化道传播、虫媒传播和包括血液、体液在内的接触性传播。

预防和控制传染病的关键举措是控制传染源、切断传播途径和保护易感者。例如洗手这样一个最常见的个人卫生习惯，不仅能预防肠道传染病，减少“病从口入”，还能预防呼吸道疾病，因为手可能接触到被病菌污染的物品，而勤洗手可以切断传播途径，防止自己被感染，也能避免再把细菌、病毒传播给他人。再如，呼吸道传染病主要是由于患者咳嗽、打喷嚏时将携带病原体的飞沫播散在空气中或者物品上，他人吸入被污染的空气也会感染，常见的有流行性感冒、麻疹、水痘、风疹、流行性脑脊髓膜炎、流行性腮腺炎、肺结核等。有研究显示，人们

打喷嚏时喷出的飞沫一般能喷出70厘米，最远可达2米。所以，当我们在咳嗽、打喷嚏时，要用纸巾或手肘遮掩口鼻，注意不要用手遮掩，因为手被污染后，可能接触自己的口鼻或者公共用品，这既是一种个人卫生习惯，也是文明的表现。

随着人们生活和消费观念的变化以及对禽流感等人畜共患病的认识，还有一些其他的个人卫生习惯值得倡导。比如避免与他人共用水杯、餐具等物品；当手部有破损处理肉类时，建议戴手套；加工烹调鸡蛋、鸭蛋等禽蛋类及禽肉时，必须熟透；尽量在室外拆快递，拆快递后要尽快洗手；实行分餐制或聚餐时使用公筷、公勺等。良好的个人卫生习惯，不仅有利于保护自己，预防各类传染病的发生，而且关乎他人和社会的健康。

（常　春）

关键词

营养素　能量　平衡膳食

20. 为什么要知道**营养素**和**能量**的作用

营养素可分为碳水化合物、蛋白质、脂类、维生素、矿物质、膳食纤维和水七大类，它们不仅是身体生长、发育和修复所必需的，还可以帮助我们抵抗疾病和缓解疲劳。能量主要来源于食物中的宏量营养素，包括碳水化合物、蛋白质和脂类，它们通过代谢转化为化学能量，为我们的身体提供活力。过多的营养素和能量可能导致超重和肥胖，并增加患心血管病和糖尿病的风险，相反，缺乏营养素和能量可能导致营养不良，影响生长发育和免疫力，甚至可能导致疾病。

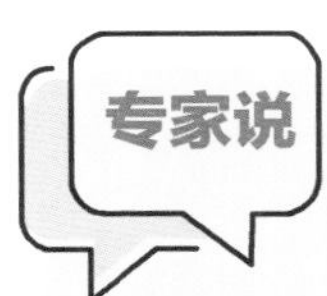

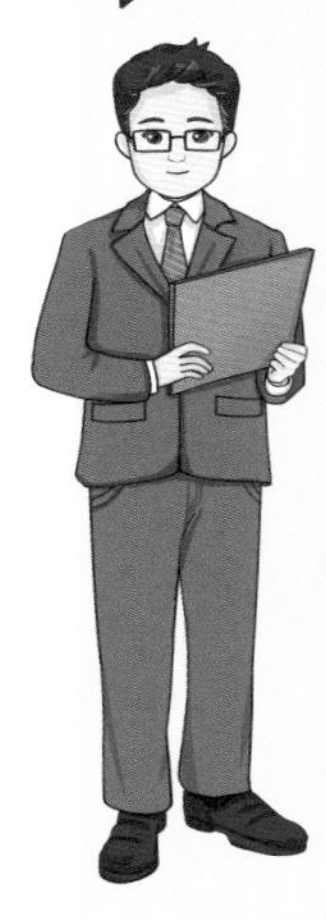

营养素摄入不足或过多对身体的影响

不同营养素对人体的生理作用不同，摄入不足或过多都会对人体造成不良影响。如碳水化合物摄入不足会出现疲劳、恶心、头晕等，碳水化合物过多可能引起肥胖、胰岛素抵抗、糖尿病等。蛋白质摄入不足会出现易疲劳、抵抗力降低、肌肉萎缩、贫血等，蛋白质过多可能与痛风有关。脂类摄入不足与代谢能力降低和脂溶性维生素缺乏有关，脂类摄入过多会引起肥胖、脂肪肝、高血压、血脂异常等。维生素 A 摄入不足可导致夜盲症和干眼病，维生素 A 摄入过多可引起中毒。铁摄入不足可导致缺铁性贫血、贫血性心脏病、儿童体格和智力发育受损等。铁摄入过多会引起铁中毒、糖尿病、骨质疏松等。

如何合理搭配食物

保持摄入与需要量的平衡是非常重要的。人体必需营养素有 40 余种，均需要从食物中获得，不同的食物中所含营养素各不相同，因此需要合理搭配多种食物，才能满足人体需要，建议平均每天摄入 12 种以上食物，每周摄入 25 种以上食物。一般推荐一日三餐应由五大类食物构成，即谷薯类、蔬菜水果、畜禽鱼蛋奶、大豆和坚果、烹调油和盐，成年人每天摄入谷类 200~300 克，薯类 50~100 克为好。

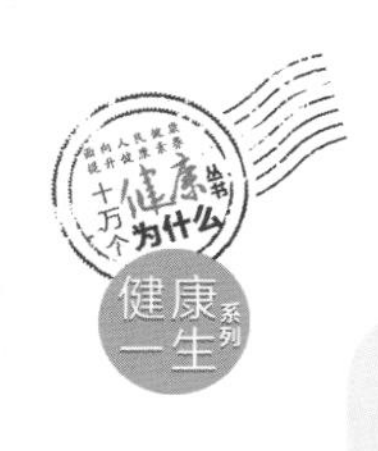

如何摄入适量的能量

在不同年龄、性别和身体活动水平的人群中能量需要量各不相同，应根据自身需要摄入相应的能量。

不同年龄轻体力劳动者的能量需要量　　单位：kcal/d

人群分类		能量需要量	人群分类		能量需要量
幼儿	2~3 岁	1 000~1 250	成人	18~49 岁	1 800~2 250
	4~6 岁	1 200~1 400		50~64 岁	1 750~2 100
儿童	7~10 岁	1 350~1 800	老年人	≥65 岁	1 500~2 050
	11~13 岁	1 800~2 050			

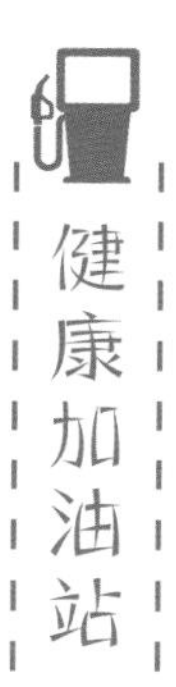

人体能量来源

人体所需的能量主要来自食物中的碳水化合物、蛋白质和脂类，1 克的碳水化合物、蛋白质、脂类分别能够在人体内产生 4 千卡、4 千卡、9 千卡的能量。碳水化合物是最主要的供能营养素。对于健康成年人，推荐碳水化合物摄入占每日总能量的 50%~65%，蛋白质占 10%~15%，脂类占 20%~30%。

（刘宝花　周美红）

21. 为什么要正确对待食品安全问题

俗话说，“民以食为天，食以安为先”。可见食品安全对我们每个人的生活都是至关重要的。“祸从口出，病从口入”的人生箴言更是时常提醒我们，要时刻管住我自己的“嘴”，否则意想不到的疾病将会由此产生。

发生在现实生活中的一些重大食品安全事故，会让人经常产生这样的疑问：中国的食品到底安不安全？2008 年的三聚氰胺奶粉事件，直接导致我国在 2009 年出台了《中华人民共和国食品安全法》，此后，国家先后多次修订，为我们每个人的食品安全保驾护航。

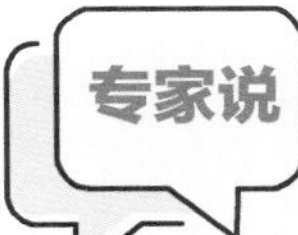

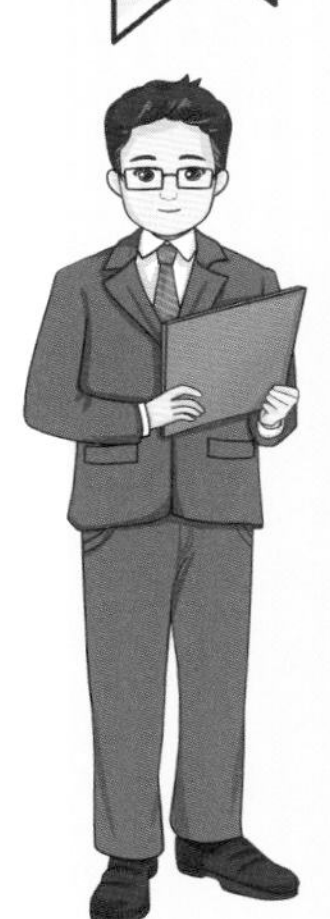

中国的食品安全现状

2022 年《全球食品安全指数报告》显示，在 113 个国家中，中国的食品安全指数排名第 25 位。据农业农村部监测数据，2020 年我国农产品质量安全例行监测 3.5 万批次，合格率为 97.8%。市场监管总局抽检结果显示，2020 年国家、省、市、县四级监督抽检 638 万余批次，总体不合格率为 2.31%。此外，我国蛋制品中苏丹红、乳制品中黄曲霉毒素 M1 连续 7 年零检出，婴幼儿配方食品中“三聚氰胺”连续 12 年零检出。

食品不安全的主要原因

研究显示，我国食品不安全的主要原因为微生物污染、超范围 / 超限量使用食品添加剂、质量指标不符合标准、农兽药残留不符合标准和重金属污染等，其中肉与肉制品、蔬菜与蔬菜制品、酒类、水果与水果制品和饮料是我国发生食品安全事件最多的五大类食品，发生事件量之和约占总量的 40%，60% 的事件发生在食品生产与加工环节，75% 的事件是由人为因素所导致。

不必对食品添加剂谈虎色变

中国的食品添加剂都有其安全使用条件和使用要求，在正常不超过每日允许摄入量的前提下，都是安全可靠的。老百姓没有必要对食品添加剂谈虎色变，尤其是对防腐剂，某些商家也没有必要在其产品包装上贴上“本品绝对不含防腐剂”等字样来误导消费者。

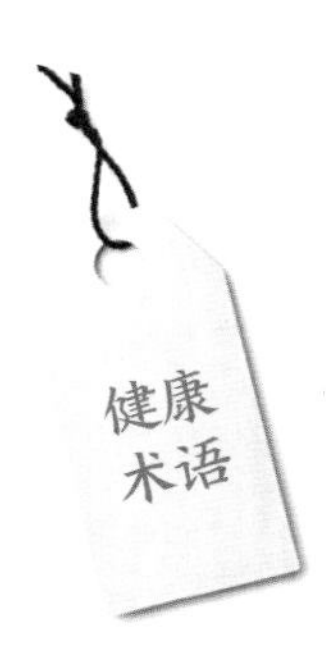

食品添加剂

食品添加剂是指为改善食品品质和色、香、味，以及为防腐和加工工艺的需要而加入食品中的化学合成或者天然物质。目前，我国允许使用的食品添加剂有 23 类共 2 300 多种，常见的食品添加剂有酸度调节剂、漂白剂、抗氧化剂、着色剂、增味剂、防腐剂、甜味剂等。

（张华明）

22. 为什么建议采用 分餐制

关键词

食源性疾病　分餐制　公筷公勺

中华文明五千年，饮食文化也同样源远流长。长期以来，中国形成了家庭饮食、朋友聚餐等都会围坐在餐桌前一起分享美食的习惯。亲朋好友三五成群，聚在一起吃吃喝喝，热热闹闹，彰显亲近与融洽的氛围。饮食不仅是我们最原始的生理需求，还是我们日常生活中联系感情、进行社交活动的重要组成部分，许多社会交际活动多在餐桌上完成。

显然，合餐制有一定的优点，但同时也存在一些缺陷。唾液是许多消化道疾病的主要传播介质，合餐的形式，人们在互相夹菜的过程中不知不觉就造成了交叉感染。这种通过饮食感染所导致的疾病，是食源性疾病很常见的一种类型。食源性疾病会对人体健康造成损害，轻者可引起恶心、呕吐、腹痛、腹泻等胃肠道症状，重者可导致全身感染，甚至死亡。如痢疾、霍乱、甲型肝炎等消化道传染病，大部分都是通过饮食感染所致。

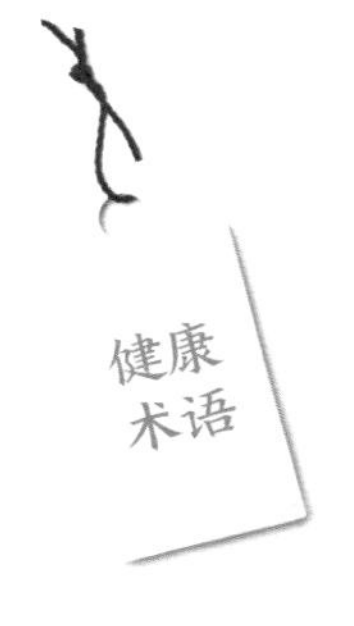

食源性疾病

食源性疾病是指通过摄食方式进入人体内的各种致病因子引起的通常具有感染或中毒性质的一类疾病。

专家说

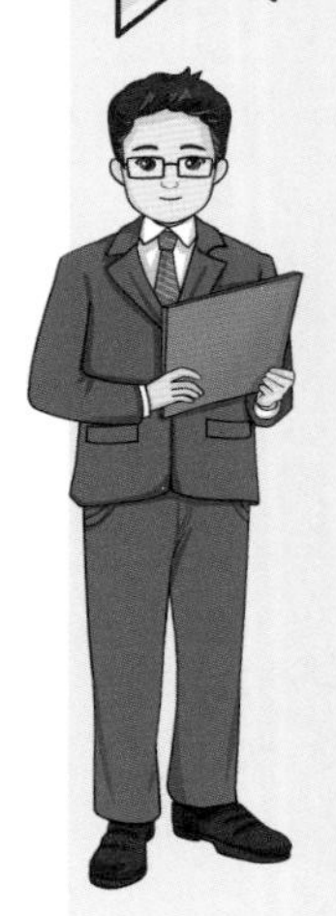

分餐制，我国自古有之

分餐制最早可以追溯到商周时期，吃饭的时候按席入座，一人一案。到了秦汉时期，用餐形式同样沿袭了商周时期的习惯，也是分餐而食，用餐时席地而坐，如司马迁在《史记》中描述的刘邦赴项羽的“鸿门宴”时的情景，“项王东向坐，范增南向坐，沛公北向坐”，虽共处一室却一人一案，各自进食。

为何让分餐制成为“新食尚”

采用分餐制，推行公筷公勺，可以增强人们的食品安全意识，避免病从口入，有利于减少食源性疾病的发生和疫情的防控，如家庭共用公筷可减少幽门螺杆菌感染，降低儿童手足口病的发生率，减少甲型肝炎等消化道传染病的感染风险。

采用分餐制，还可以根据个人的口味偏好，自由进行食物搭配，让营养更均衡；而小分量、光盘行动则有助于减少食物浪费，培养勤俭节约的传统美德和低碳环保的新理念。采用分餐制，是对中国优良传统文化的传承与创新，对不健康的传统饮食文化的合理改变，让健康文明的用餐习惯成为一种社会公约，是现代文明社会进步的体现，也是新时代中国饮食文化的新风尚。

（张华明）

23. 为什么要重视
道路交通安全

关键词
道路交通安全　宣传教育

“道路千万条，安全第一条，行车不规范，亲人两行泪”，说的正是道路交通安全的重要性。我国人口众多，无论是开车、乘坐公共交通，还是每天行走在道路上，一旦遭遇道路交通事故，轻则耽误时间造成财产损失，重则造成人员伤亡酿成悲剧。

世界卫生组织的调查数据显示，全世界每年因道路交通事故死亡的人数约 125 万，相当于世界上每天都有 3 500 人因道路交通事故死亡。因此，加强对人民群众的道路交通安全方面的宣传教育是非常有必要的。

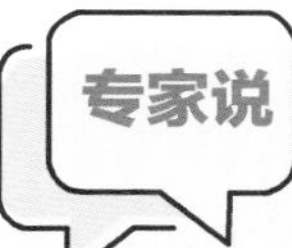

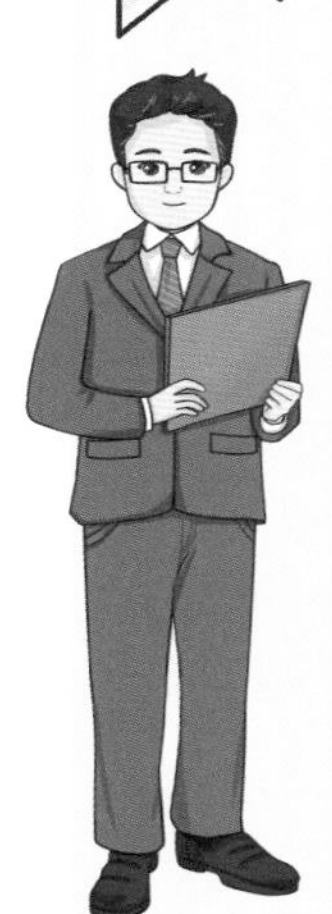

我国道路交通安全现状

公安部交通管理局数据显示，截至 2022 年 6 月底，我国机动车保有量、驾驶人数分别达到 4.06 亿辆、4.92 亿人，同比 2012 年分别增加 1.6 亿辆、2.27 亿人，总量和增量均居世界第一。2021 年中国交通事故死亡人数为 61 703 人，受伤人数为 250 723 人，相当于平均每天分别有 169 人因交通事故死亡，有 687 人因交通事故受伤。近三年，中国交通事故发生数量均超过 200 000 起，交通事故导致的直接经济损失达 10 亿元以上。

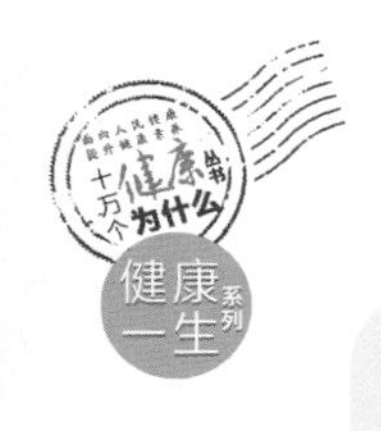

加强道路交通安全管理，政府部门应如何作为

1. 经常开展交通法律法规宣传教育，提高人们的守法意识。

2. 开展道路交通安全知识的宣传教育工作，增强广大市民和机动车驾驶员的交通安全意识。

3. 加强交通执法人员队伍建设，切实做到依法办事，违法必究。

4. 加强道路及其交通安全设施建设，如改善道路条件，完善道路安全设施，改善道路交通环境，实施智能交通控制，建立和完善道路信息系统和事故紧急救援系统等。

5. 健全道路交通安全法规体系建设，及时建立、修订和完善相关法律法规。

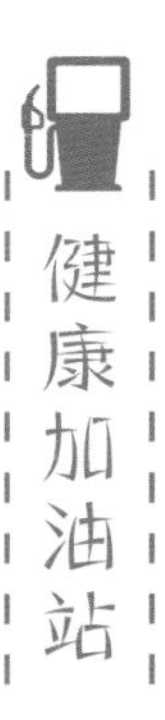

维护道路交通安全，个人要做些什么

1. 加强道路交通法律法规和安全知识学习，努力提高个人素质，做到遵纪守法，遵守交通规则，提高道路交通安全意识，做道路交通安全的第一责任人。

2. 提高车辆安全性能，保持良好车况，如及时检修车辆，确保机动车安全可靠。

3. 防止疲劳驾驶和带病上路，随时警惕道路交通事故的发生。

（张华明）

24. 为什么使用煤炉、煤气炉或液化气炉取暖要**注意通风**

关键词：取暖　通风　一氧化碳中毒

天冷的时候，尤其是冬春季节，降温幅度较大，在室内没有暖气或暖气不足的地方，有很多人使用煤炉、炭火、煤气炉或液化气炉来取暖。在氧气不充足的情况下，煤炭、煤气、液化气等不完全燃烧时会产生大量一氧化碳。调查发现，容易发生非职业性一氧化碳中毒的主要场所为家庭，少数发生在餐厅。

在密闭的居室内，由于室内通风不畅，取暖设备和热水器使用不当、燃气泄漏、供氧不足等原因，产生的一氧化碳难以流通排出，导致大量一氧化碳在室内蓄积，易造成一氧化碳中毒事件。

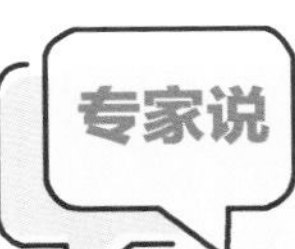

一氧化碳中毒的主要临床表现

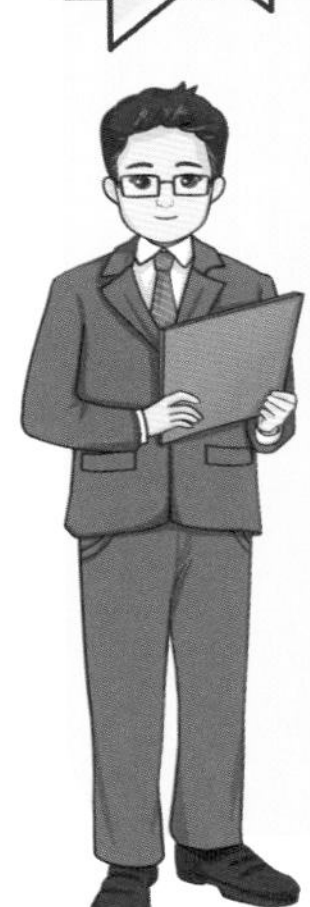

一氧化碳是一种无色、无臭、无味、无刺激性的气体，空气中的一氧化碳含量极微，浓度超过0.05%，即可引起人、畜中毒。一氧化碳中毒患者多表现为恶心、头晕、呕吐、头痛、嗜睡、面部潮红、口唇颜色变为樱桃红色、呼吸困难等，严重者可发生意识丧失、昏迷、晕厥、心搏骤停、呼吸衰竭和中毒性脑病等，不及时救治很容易导致死亡。

一氧化碳中毒应如何应对

使用煤炉、煤气炉或液化气炉取暖或饮食时，一旦出现恶心、头晕、呕吐、头痛等症状，怀疑为一氧化碳中毒，应迅速打开门窗通风，拨打急救电话并迅速撤离现场。将中毒者带到空气新鲜处平卧，松开中毒者衣领，清除口鼻内污物，保持患者呼吸道畅通；对神志不清者应将头部偏向一侧，以防呕吐物导致窒息，若发现呼吸骤停，应立即进行口对口人工呼吸，并做体外心脏按压。同时要注意保暖并尽快送往医院。

如何预防居室内一氧化碳中毒

1. 在室内采用煤炉、煤气炉或液化气炉等取暖或饮食时，应经常打开门窗通风换气，保持室内空气新鲜。

2. 在安装炉灶、燃气热水器时，要选择符合国家和行业标准要求的燃烧器具，并安装在符合安全要求的地方，如燃气热水器不能安装在浴室内，且应使用具有强排风装置的热水器。

3. 煤炉、烟囱一定要密封，要经常检查是否存在燃气泄漏、燃烧器具等是否完好，及时检查排风状况，防止烟囱闭塞不通。

4. 加强对未成年人和老年人在使用煤炉、燃气灶、燃气热水器等燃烧器具方面的安全教育。在密闭空间洗浴时，洗浴时间不宜过长。

（张华明）

25. 为什么要

合理就医，遵医嘱治疗

关键词

科学就医 遵从医嘱

人的一生必然要和医院、医疗卫生服务打交道，从产检生娃、免疫接种、检查身体，到生病就医、紧急抢救等。但我们自己或身边的人都出现过这种现象，如患病不及时就医、小病拖成大病，看病必选三级甲等医院、必选知名专家，为了好得快加量用药，症状好转自行停药等。那么应该如何科学就医、合理用药呢？

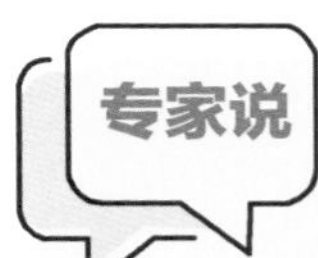

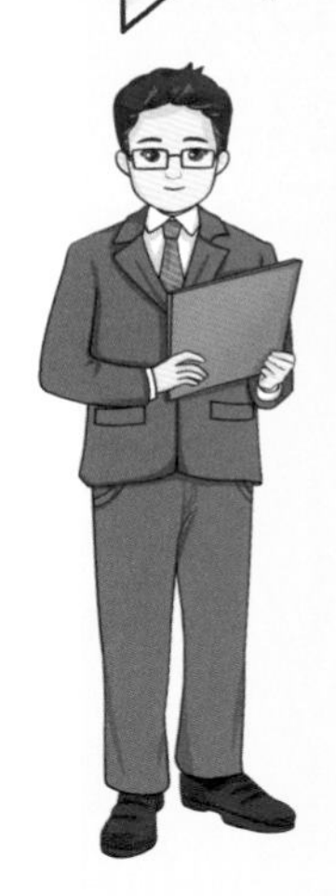

科学就医的核心是根据自身健康的实际情况和需求，选择适宜的医疗卫生机构，利用预防保健服务和疾病诊疗服务。比如进行预防接种，高血压、糖尿病等慢性疾病患者定期测量血压、血糖或者开药，在社区卫生服务中心（乡镇卫生院）就可以解决，没有必要去大医院，方便自己、节省医疗费。

很多人就诊前会在网上根据自己的症状搜索有关信息，带着主观意愿去求医，而且网上的信息很难分辨其科学性，症状相近不一定是同样的健康问题。所以，科学就医还应该包括就医时准确描述自己的症状、发病过程，做了哪些处理，为医生给出适宜的检查和科学的诊断提供依据。要破除既然不舒服了，各种检查全部做一遍的想法，遵从专业医生的建议进行

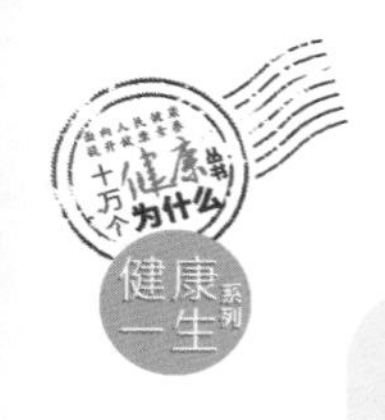

检查治疗，既可以避免有些检查存在的副作用，又能节省医疗资源。

疾病治疗是一个复杂的过程，即使是同一种疾病，不同的疾病发展时期、患者自身的情况存在差异，治疗手段也可能存在差异。因此，需要遵从医嘱进行治疗，有疑问主动与医生沟通，请医生答疑解惑，与医生一起努力治疗疾病，这样才能确保治疗效果，同时可以改善自身健康、提高生活质量。

在治疗过程中也要遵从医嘱，按照正确的用法、用量、用药周期服药，不随意加量、减量，不擅自停药。此外，特殊人群用药也需要注意，比如不能直接将成人用药自行减量用于孩子；孕妇在孕期生病，应该在医生指导下科学用药而不是硬抗；老年人可能患有多种疾病，一定要和医生讲清楚已知的疾病和用药情况，医生才能综合考虑，避免治疗不同疾病的药物之间的相互影响。

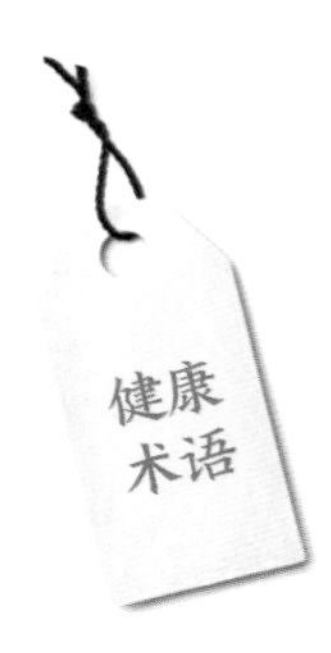

科学就医

科学就医是指合理利用医疗卫生资源，选择适宜、适度的医疗卫生服务，有效防治疾病、维护健康。用药应坚持“需要用的时候再用”的原则，不遵医嘱，擅自改变药物的使用方法或停药，不仅不利于疾病的治愈，而且可能带来严重的后果，甚至危及生命。

（常　春）

26. 为什么保健食品**不能替代**药品

关键词
保健食品　药品

随着人们对健康问题的重视，有人会选择用保健食品来强身健体，有人会问：我吃了保健食品，生病了可以不吃药吗？

答案是保健食品不能替代药品，生病了还是需要及时就医，服用相应的药物。

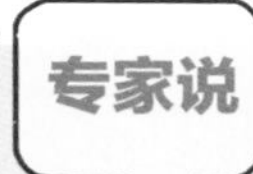

哪一类人群需要使用保健食品

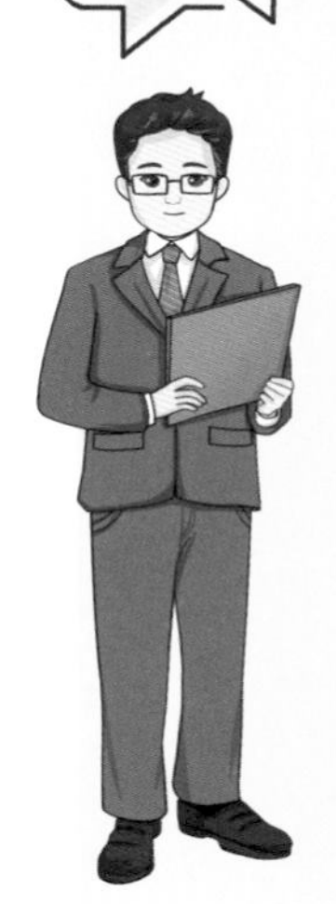

保健食品大部分是将人体所需的某种维生素或矿物质浓缩为正常食物的几倍、几十倍，可补充膳食摄入不足或调节身体机能。但日常生活中的食物摄入基本上能够补充人体所需的各种营养需要，健康人群如果能够平衡膳食；不建议额外使用保健食品。

因此，保健食品适用于两类人群：第一种是由于偏食、营养需求量增加导致饮食中营养摄入不足的人群，如素食主义者需要注意额外补充蛋白质、孕期妇女需要补充叶酸、发育期的儿童青少年需要补钙等；第二种是有营养缺乏性疾病的人群，例如缺铁性贫血、佝偻病患者等。

如果您打算补充保健食品，建议向医生或营养师咨询，获得科学建议，包括是否需要补充、补充什么类型的、需要补充多久等关键问题。

如何购买保健食品

我们要前往具有营业执照和食品经营许可证的场所购买保健食品，我国对保健食品实行注册审评制度，由国家食品药品监督管理总局对审查合格的保健食品发给《保健食品批准证书》，获得《保健食品批准证书》的食品准许使用保健食品标志“小蓝帽”。即正规的保健食品外包装上一定有此标志，下方标有食药监部门的批准文号，我们可以通过国家市场监督管理总局特殊食品信息查询平台查询批准文号，核对产品批号和功能声称是否存在虚假、套用等问题，同时应注意产品厂商、生产日期及保质期、功效和成分等关键信息。

（刘宝花　周美红）

27. 为什么要
远离成瘾行为

关键词：成瘾行为 危害

成瘾是一种难以抑制的重复性的强迫行为，该行为会给成瘾者带来身体和心理上的健康损害，重度成瘾者甚至会对他人乃至社会造成严重危害，但即便如此，成瘾者依然对某种事物表现出持续性的迷恋和渴求。远离成瘾行为是每个人都应该考虑的重要课题。

首先，成瘾行为可以对个人健康造成严重危害，如吸烟会导致呼吸系统疾病，饮酒过量会损害肝脏，赌博、游戏等成瘾行为也可能导致身心健康问题，如焦虑、抑郁、睡眠问题等。其次，成瘾行为还可能对家庭造成危害，酗酒者可能会在酒后表现暴力，对家人造成伤害。毒瘾患者为了满足毒瘾，会花费大量金钱购买毒品，给家庭财务造成负担。最后，成瘾行为还会危害社会，当个人陷入成瘾行为，可能会导致职业功能损害，无法正常从事职业活动，甚至走上违法犯罪的道路。在日常生活中，我们每个人都应该有意识地避免成瘾行为。

为什么会出现成瘾行为

据估计，目前全世界约有 3 亿人存在酗酒问题，我国吸烟人数超过 3 亿人。那么为什么会出现成瘾行为呢?

人类会出现成瘾行为是因为我们的大脑有一个奖赏系统，食物、性行为及成瘾物质会激活奖赏系统，从而产生一种物质叫作多巴胺，多巴胺可以帮助我们感受到快乐和满足。

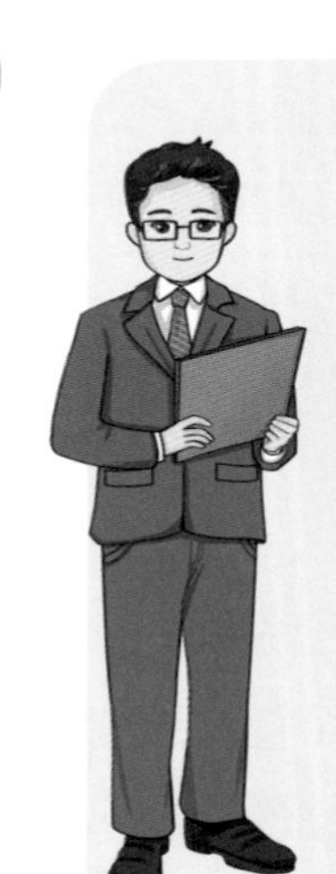

有些人从一些物质或者活动中获得了快感，就开始更多地消耗或者参与这些物质或者活动，逐渐形成了习惯，形成正性强化，再加上戒断时产生的痛苦感，形成了负性强化，最终变成了成瘾。如果成瘾行为成为了一种严重的问题，它可能会影响到人们的身体健康和心理健康，甚至对他们的生活产生负面影响。因此，如果发现自己对某些物质或者活动有成瘾的倾向，应该及时寻求帮助。

如何避免成瘾行为

认识到问题　首先要认识到自己是否沉迷于成瘾行为，并决定要作出改变，这是最重要的一步。

寻找支持　可以寻找家人、朋友、心理医生或戒酒、戒烟、戒毒专业机构的帮助。

替代行为　寻找其他健康、有意义的活动，培养自己的兴趣，如运动、读书等，替代成瘾行为。

练习自控力　通过练习自我控制和自律，减少对成瘾行为的依赖。

保持心态　要保持积极、乐观的心态，面对挑战时保持冷静。

如果遵循以上建议、付诸实践，您可以成功地远离成瘾行为，改善自己的生活质量。

（刘宝花　周美红）

28. 为什么需要进行
疫苗接种

关键词
预防接种　疫苗　抗体

疫苗是指能使机体产生对传染病的免疫力的生物制剂，接种疫苗是为了使身体增加特异性免疫力，降低疾病的传播风险和病情严重程度，是预防传染病的有力武器。目前，人类已经发明了许多种疫苗，通过接种可以预防不同的传染病。

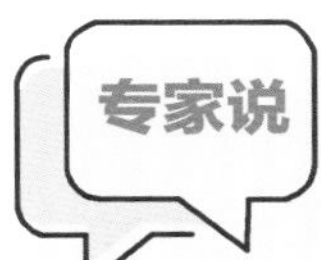

为什么接种疫苗能预防疾病

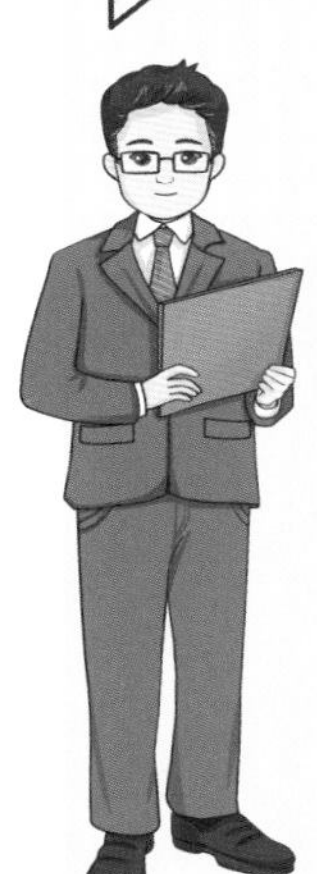

研究表明，当细菌或病毒侵入人体时，身体就会产生一种抵抗这种细菌或病毒的物质，这种物质叫作抗体。不同的细菌或病毒会产生不同的抗体，称为特异性抗体。病愈后，这种特异性抗体仍然存留在体内，如再有相应的细菌或病毒侵入体内，这种特异性抗体就能保护身体不受这些细菌或病毒的伤害。

什么是预防接种

预防接种就是人为地将经减毒或灭活等工艺处理的少量细菌或病毒及其代谢产物接种给人，使人体产生特异性抗体或细胞免疫反应，从而产生针对该种病原体的抵抗能力，使被接种者对这种病不感染，或者感染后不发病。

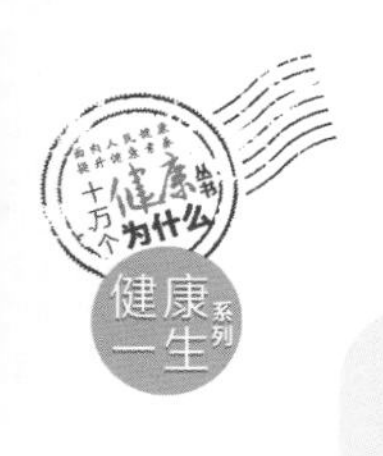

接种了疫苗就一定安全了吗

预防接种是预防和控制传染病最经济、最有效的手段，但成功率并非是 100%，多数疫苗的保护率大于 80%。由于接种者个体的特殊原因，如免疫应答能力低下等因素，可导致接种后免疫失败。但大量的研究证明，即使接种疫苗后发病，相对于不接种疫苗者，其患病后的临床表现通常要轻很多。

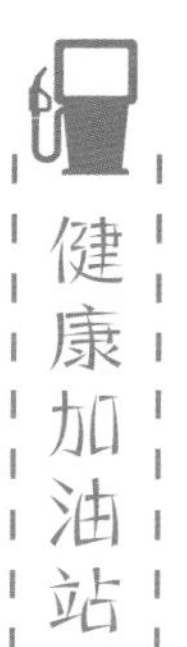

活疫苗与灭活疫苗有什么区别

活疫苗是指将细菌、病毒在人工条件下促使其变异，失去致病性但保留免疫原性、繁衍能力和剩余毒力，接种后可以在人体内繁殖或复制，类似一次轻型的自然感染过程，一般不会导致人发病。灭活疫苗又称“死疫苗”，是将细菌或病毒及其代谢物通过物理、化学方法使其失去毒力，保留免疫原性，接种后在人体内不生长繁殖，但是可以引起免疫反应，使人体产生一定的免疫力。

（史宇晖　崔婧晨）

三

健康技能

29. 为什么要鉴别“健康信息”的可信度

关键词

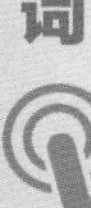

健康信息 健康信息素养

每个人都可以追求健康，然而，我们每个人并不是医学专家、保健专家，需要在日常生活中从多方面获取健康知识、健康服务资讯，来进行自我保健、疾病预防、维护健康。一旦自己或家人出现健康问题时能及时准确求医问药，解决自己和家人的病痛，提高生活质量。

专家说

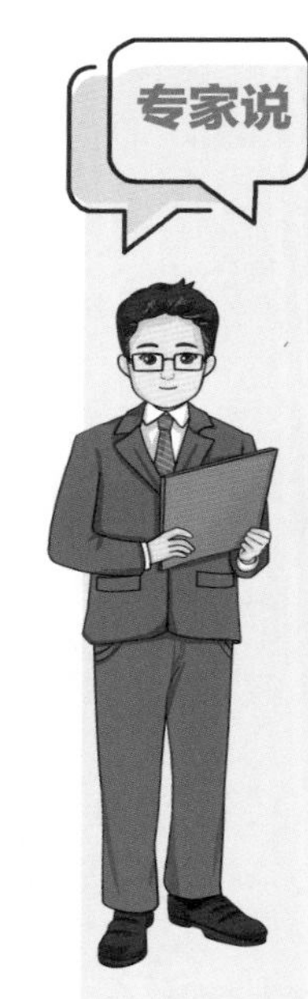

随着互联网的快速发展和普及，您可能感受到获取健康信息和资讯更加便捷了，有问题上网搜就可以获得答案，而在您搜索特定健康信息或资讯后，网络背后强大的大数据功能，还可以给您进行信息推送。与此同时，不知您是否想过，这些健康信息都是科学的吗？这些健康资讯可信吗？那么，在海量的健康信息和资讯中，我们该如何鉴别这些信息是否可信呢？

以下四个小技巧帮您鉴别健康信息是否可信。

1. 看信息的来源和出处，来源是否权威，机构是否是专业机构，如果都符合可信度就更高。

2. 看健康信息或资讯的作者，内容是否和他从事的专业领域相符合，如果符合，信息可信度就更高。

3. 看一些网站和社交媒体中的健康信息有没有违背常理，如能够包治百病，这就明显违背了医学常识，不可轻信。

4. 判断网站和社交媒体中的健康信息和资讯是否有推销产品的倾向，如果有，就更容易因受利益裹挟而夸大、虚构事实。

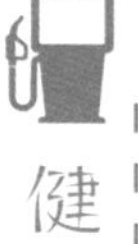

健康加油站

主动获取健康信息，并有能力判别健康信息是否可信可靠，也是我们每个人需要具备的能力之一，即我们需要健康信息素养或者具备批判性健康素养。大量虚假信息和谣言，会给我们带来焦虑甚至直接影响疾病的诊治。我们需要警惕这种信息流行病给我们的健康带来的危害，能够从正规渠道获取健康信息和资讯，不信谣、不传谣。

（常　春）

关键词 预包装食品　食品标签

30. 为什么购买**预包装食品**需要看**食品标签**

在逛超市时，面对琳琅满目的食品我们时常被食品包装上的文字、图形及符号等吸引，却忽略了这些“标签”传达给我们的食品信息。我们不禁思考：食品包装上的标签是什么意思？我们为什么需要看食品标签？

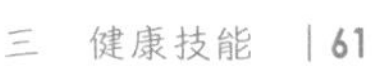

食品标签好比食品的“健康证”，它在给消费者传递产品信息，指导选购，保障食品安全等方面有至关重要的作用。

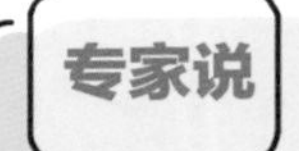

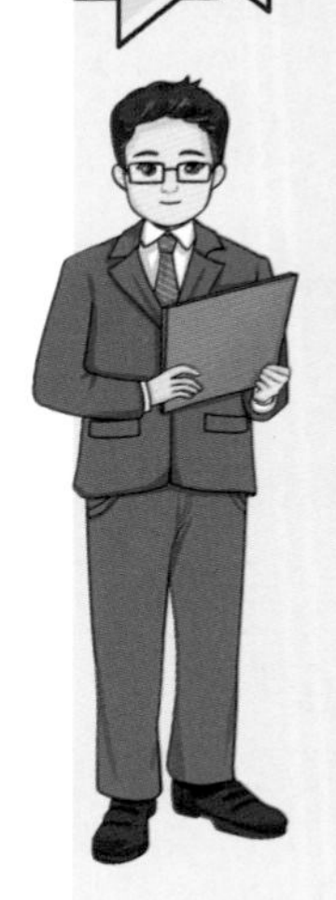

什么是预包装食品

预包装食品指的是预先定量包装或制作在包装材料和容器中的食品。它区别于“散装食品”和“现制现售”食品，在超市中我们随处可见的酸奶、奶粉、白酒等都是预包装食品。

如何看懂食品标签

食品标签主要包括食品名称，配料表，净含量和规格，生产者和/或经销者名称、地址和联系方式，生产日期和保质期，贮存条件，食品生产许可证编号，产品标准代号及其他需要标示的内容。日常生活中除了关注食品名称和生产日期等基础标签，我们还需要留意“两表”——配料表和营养成分表。

配料表主要说明食品是由哪些原料构成的。配料表按配料用量由高到低依次列出食品原料、辅料、食品添加剂等。一般来说，配料表前三位为食品主要成分。

营养成分表采用三列表的形式表示食品的主要营养成分及其含量，说明每100克（或100毫升）食品提供的能量以及蛋白质、脂肪、饱和脂肪、碳水化合物、钠等营养成分的含量及其占营养素参考值的百分比。此外，食品标签中的“高钙”“高纤维”“低脂”“无糖”等属于营养声称，是对营养成分含量水平高或低、有或无的说明，且需要满足一定标准才可标注。

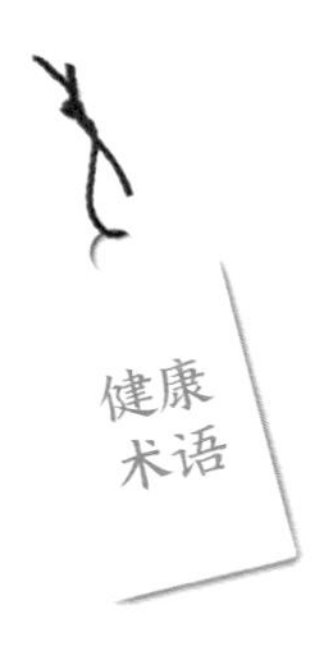

营养素参考值

营养素参考值是根据中国居民膳食营养素参考摄入值制定的，用于4岁以上人群预包装食品的营养素参考值，表示每日能量摄入8 400千焦（2 000千卡）时，各种营养素宜达到的摄入量。

（刘宝花　汪雨欣）

关键词

标签　不良反应　注意事项

31. 为什么服用药物前要认真阅读药品说明书

药品说明书，是载明药品重要信息的法定文件，是选用药品的法定指南。许多药名之间只有一字之差，使用时稍有疏忽就可能张冠李戴，导致悲剧发生。有些药物在规格、外观等方面十分相似，但在功能和疗效方面却截然不同，使用中需要特别警惕，以防止误用。

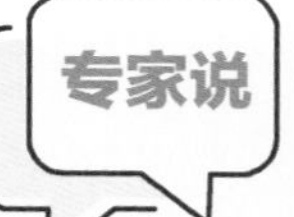

药品说明书中需要注意哪些信息

需要注意的包括药品名称、成分、适应证、用法用量、注意事项、不良反应、储藏及有效期。

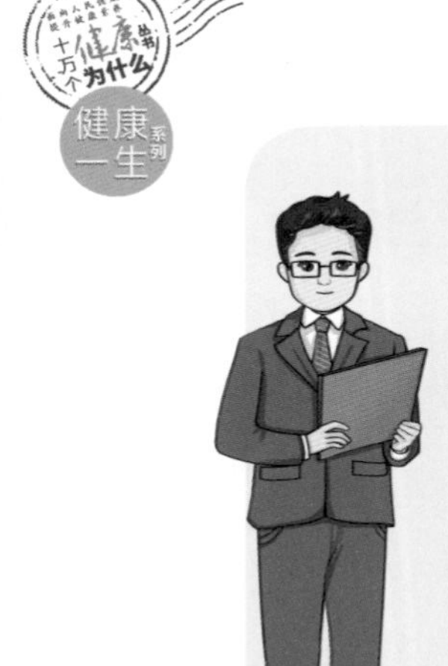

如何看懂药品说明书

1. 了解药品的成分　同一成分的药物，不同的生产厂家往往冠以不同的商品名。

2. 了解适应证和禁忌证　如遵照医师的处方，这一点不会有大的问题。如果患者自己选购药物，则尤其应当注意这种药是否适合自己的病情，是否存在不能服用这种药物的其他情况，如过敏等。

3. 明确用量和用法　要做到这一点，应当了解所用药物的规格，也就是一片药的药量。即使是同一厂家生产的同一种药物的规格也可能不同，如阿司匹林片，有的一片仅含 25 毫克，有的则为 300 毫克，相差十多倍。

4. 了解药物的不良反应　许多药物在使用过程中会出现各种不同的不良反应，除药物本身的特性外，还与用药者的体质、健康状况有关。如有过敏体质的人使用青霉素、链霉素容易发生过敏反应，有些药品口服后会刺激胃肠道引起恶心、呕吐等反应，有些药物对肝、肾有毒性，使用过程中容易引起肝、肾功能损害等。

5. 仔细阅读注意事项　如在饭前还是饭后服用更好，有的使用后还要定期复查。同时了解服用该药与已经在用的药物是否有冲突，以免降低药物的效果和可能导致药量过量及配伍禁忌。

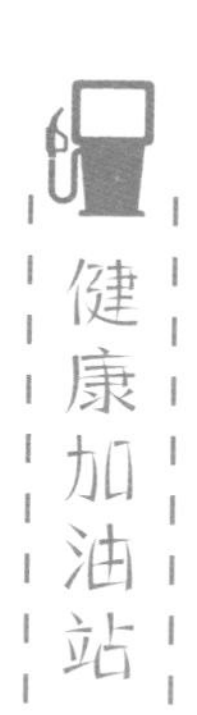

处方药和非处方药的区别

根据药物使用安全性的高低，我国把药物分为处方药和非处方药两类。处方药是使用安全性较低的药品，需凭正规医师的处方才能购买，并只能在医师、药师或其他医疗专业人员的监督或指导下使用。非处方药指不需要医师处方即可购买的药物。

（史宇晖　崔婧晨）

关键词

危险标识　防范意识

32. 为什么要识别常见危险标识

生活中，各种不同颜色、形状、文字类标识规范有序地存在于生活的方方面面，我们对其习以为常的同时是否思考过：这些危险标识是什么意思？我们为什么要识别这些常见的危险标识呢？

危险标识能提示人们周围环境中存在着相关危险因素，识别常见危险标识能帮助我们远离危险，在危险来临前帮我们迅速建立起防护屏障，保护自身健康安全。

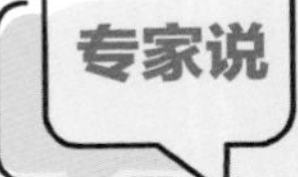

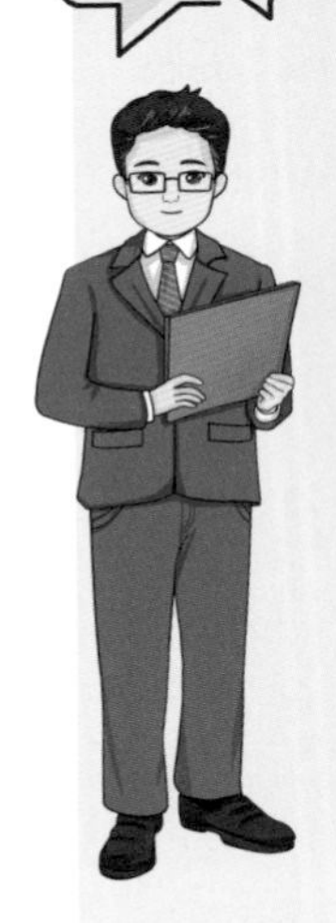

危险标识是如何构成的

危险标识由安全色，几何图形和图形符号构成，用以表达特定的危险信息，提示人们周围环境中有相关危险因素存在。

生活中常见的危险标识有哪些

1. 高压警示标识　该区域存在未绝缘的高压电危险，应远离以免触电。如高压试验区、高压线、输变电设备的附近。

2. 易燃警示标识　远离易发生火灾的危险场所，如可燃性物质的生产、储运、使用等地点，此类地点严禁烟火。

3. 易爆警示标识　该区域存在易爆物，这些物品在外界作用下（如受热、受压、撞击等），能发生剧烈的化学反应，瞬间产生大量的气体和热量，使周围压力急剧上升，发生爆炸。

4. 放射性警示标识　此处可能存在电离辐射危险，告诫人们远离，以防止发生不安全事件或事故。此标识还会出现在放射性物质的外包装上、射线装置上以及存在电离辐射的工作场所。

5. 生物安全警示标识　该区域或物品中的生物物质（致病微生物、细菌等）对人类及环境会有危害。危险废弃物的容器、存放血液和其他有潜在传染性的物品及进行生物危险物质操作的二级以上生物防护安全实验室的入口处都贴有此标识。

高压

易燃

易爆

放射性

生物安全

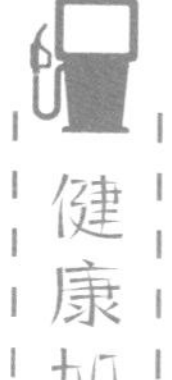
健康加油站

如何记住这些危险标识

小小标识大学问，务必远离和警惕。

闪电是高压，远离为上策。

火花为易燃，严禁明火入。

飞溅是易爆，小心勿撞击。

骷髅为剧毒，谨慎必防护。

风扇是放射，见面绕道走。

三环高预警，千万勿接触。

（刘宝花　汪雨欣）

33. 为什么要定期检测血压

关键词

血压测量 定期监测

血压是身体晴雨表的重要指标之一。人体的血压是一个波动值，不同时间、情绪状态、降压药效等都会引起血压水平的波动。中国高血压患病率总体呈增高的趋势，定期检测血压可了解血压波动趋势，早期发现高血压病并给予及时干预，提醒人们及时调整饮食、运动等生活方式，减少心脑血管疾病的发生风险。

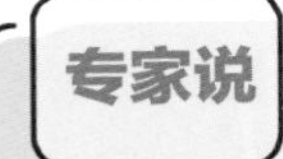

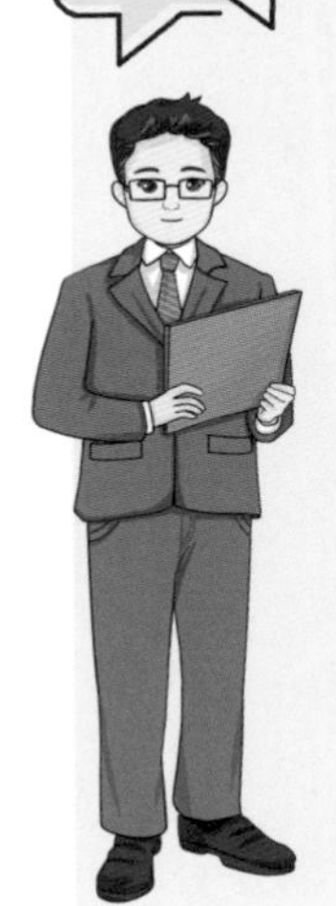

哪些人群需要定期监测血压

18 岁及以上的成人需要定期自我监测血压，不同人群血压监测推荐如下。

1. 18 岁及以上成人定期自我监测血压，至少每年测量 1 次血压，关注血压变化。

2. 超重或肥胖、高盐饮食、吸烟、长期饮酒、长期精神紧张、体力活动不足等高血压高危人群和血压为正常高值者，应经常测量血压。

3. 医疗机构对 35 岁以上首诊居民测量血压，发现血压升高，应持续监测。

4. 积极提倡高血压患者在家庭自测血压和加强自我管理，血压达标且稳定者，每周自测血压 1 次；血压未达标或不稳定者，应增加自测血压的次数。

血压测量怎样最合适

1. 血压计　通过国际标准方案认证的上臂式医用电子血压计或上臂式家用自动电子血压计。

2. 测量血压的最佳时间　早上 06：00~09：00，服药前、早餐前、排尿后测量。

3. 测算标准　每次至少测量两遍，间隔至少 1 分钟，取 2 次测量平均值，若前两次相差超过 5mmHg，必须测量第 3 次，取 3 次测量的平均值。

血压测量推荐频率
- 刚开始治疗、调整药物或血压不稳定者　每天早晚各测1次，连续7天，取后6天平均值
- 血压控制平稳者　每周测1~2天，每天早晚各测1次
- 非高血压患者　35岁以下的成年人至少每两年测1次，35岁及以上者每年测1次，高危人群每半年测1次

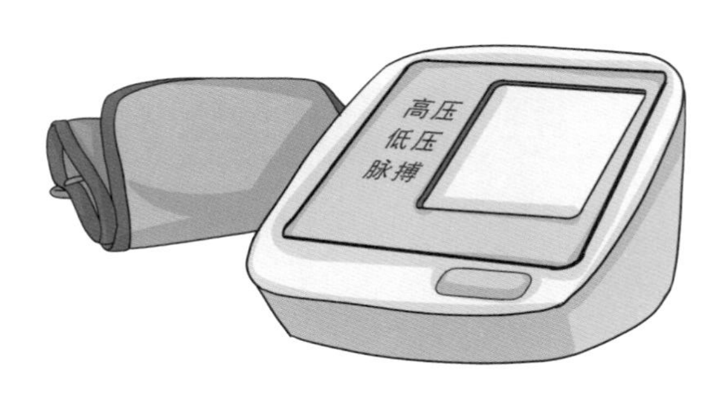

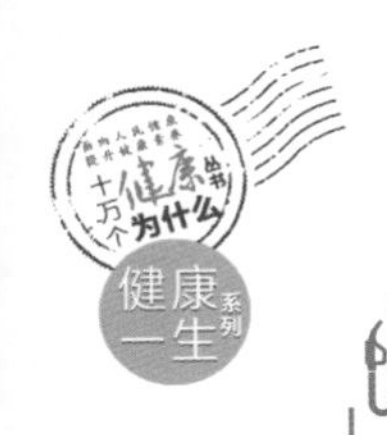

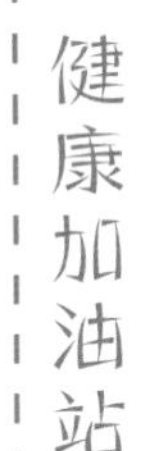

如何规范地测量血压

测量血压应注意以下要点。

1. 测量环境安静，温度适宜。

2. 测量前休息 5~10 分钟。

3. 上半身正直，不前倾、双腿不交叉。

4. 上臂与心脏同一高度。

5. 上臂裸露，不能撸袖子。

6. 袖带下缘在肘窝上 2.5 厘米，松紧适中，可伸入 1~2 指。

7. 测量时不讲话、不移动。

（刘宝花　汪雨欣）

34. 为什么要定期监测血糖

说到糖尿病，大家一定都觉得这种慢性疾病离我们很遥远，但事实上，这类慢性疾病的患病率正在逐年升高，2015—2017 年的调查数据显示，我国 18 岁及以上人群糖尿病患病率已经达到了 11.2%。糖尿病最初表现为血糖升高，通过定期监测血糖并加以控制，将会在很大程度上减少这种疾病对我们身体的危害。那么，是不是只需要关注高血糖，低血糖就不用关注了呢？实际上，血糖过高和过低均对身体健康非常不利。

高血糖和低血糖会对身体造成的影响

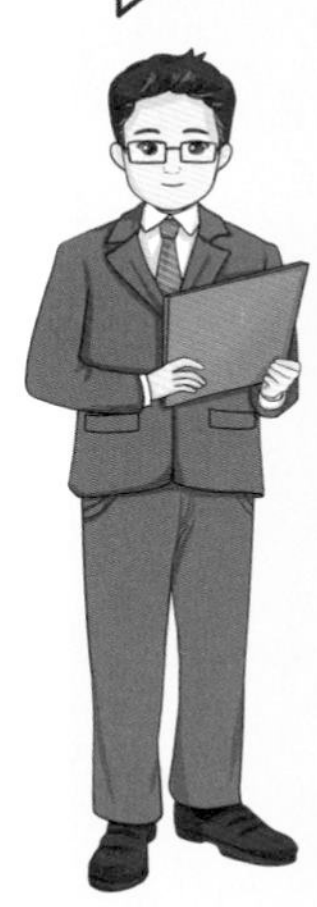

俗话说，高血糖致病，低血糖致命。正常情况下，血糖应该稳定在一定范围内，空腹血糖应该为4.4~6.1mmol/L，餐后血糖应该为 4.4~7.8mmol/L。如果超过这个范围，就需要引起重视。血糖升高对身体有很多危害，会出现消瘦乏力、免疫力降低、脱水等，甚至对血管和肾脏造成影响。而低血糖的危害则丝毫不亚于高血糖。轻微的、持续时间较短的低血糖会使人出现饥饿、心慌、出冷汗等症状，严重的低血糖则会导致昏迷甚至死亡。

什么样的人群需要定期监测血糖

糖尿病患者和糖尿病高危人群都需要定期监测血糖。那么，什么叫糖尿病高危人群呢？常见的糖尿病高危人群包括超重或肥胖且不爱运动的人；父母、子女及兄弟姐妹中有患糖尿病的人；有高血压、血脂异常或冠心病等疾病的人。这类人群更需要进行重点关注。

应该如何监测血糖

控制好血糖，我们应该从多方面入手，包括健康饮食、保持体重，以及坚持运动。对于糖尿病患者和高危人群，在做好上面三点的同时，还应该定期监测血糖。

那么，我们应该如何监测血糖呢？

我们通常所说的血糖监测多指毛细血管血糖监测，可以利用血糖仪、血糖试纸和采血工具在家中完成。除此之外，血糖监测还包括糖化血红蛋白检测、糖化白蛋白检测和连续血糖监测。糖尿病患者均需自我进行血糖监测，具体监测频率及时间点需要根据患者实际情况而定，例如对于服用口服降糖药的患者，需要每天监测 7 点血糖（早餐前后、午餐前后、晚餐前后、睡前血糖）。

（刘宝花　邓宇含）

关键词

发热　体温计

35. 为什么**体温**也要**定期监测**

人体内一直在进行着新陈代谢，代谢过程中会产生热量，这些热量也需要散发。产热和散热保持着动态平衡，使人保持相对稳定的体温。正常的体温不是一个恒定不变的数值，下午、餐后、剧烈运动后、情绪激动时，以及儿童哭闹后、育龄妇女排卵期和妊娠期，体温都会上升。洗冷水浴后，久久逗留在低温环境中，以及身体瘦弱的老年人，体温都会降低。测量体温通常是使用体温计测量腋下温度。所以一般所说的体温是指腋下体温。

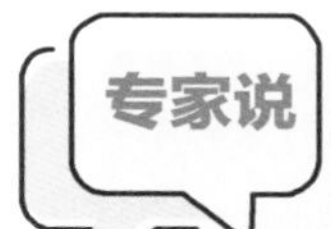

健康人的体温是多少

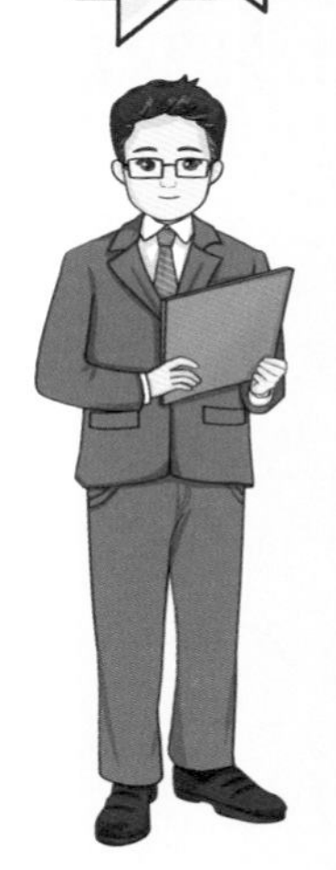

健康人的体温是相对固定的，一天之内的波动范围很小，一般不会超过 1℃。正常人的口腔温度为 36.3~37.2℃；腋下温度为 36.0~37.0℃；直肠温度为 36.9~37.9℃。体温高于正常温度称为“发热”。

生病时为什么要监测体温

引起体温升高的原因很多，体温受到肌肉活动、精神紧张、进食等因素的影响。许多疾病可以表现出发热症状，如细菌、病毒等病原微生物感染，可引起感染性发热；中暑，较大的组织损伤，输血、输液反应，神经功能紊乱等可引起非感染性发热。因此，通过监测体温，可以及时发现身体内部出现的异常情况。发热也是身体对付致病微生物的一种防御措施。从某种角度来讲，适度地发热有利于增强人体的抵抗力，有利于对病原体的清除。

体温升高该怎么处理

出现发热症状，不要急于马上退热，要尽量搞清楚发热的原因。最好的方法是请教医生，否则会掩藏真正的病因，延误必要的治疗。

（史宇晖　崔婧晨）

36. 为什么家庭要**妥善存放**药品、杀虫剂等家用**化学物品**

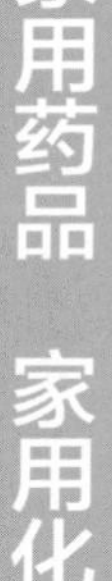

家用药品　家用化学品

随着社会的进步，家用药品和化学物品已经与每个人的生活密切相关。我们在日常生活中，通常会储存或使用一些药品或化学物品，用来预防疾病和生活所需。然而，在给人们生活带来极大便利的同时，若不能妥善存放和保管好家用药品和化学物品，可能会对我们的身体健康和生活造成诸多不良影响。

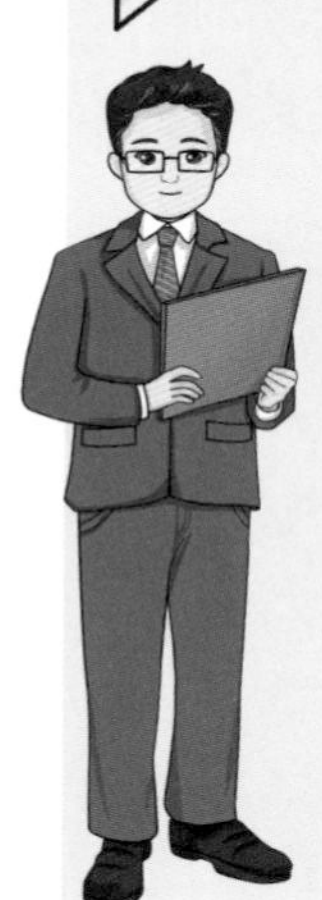

家用药品存放不当的不良影响

首先，药品长期存放容易过期，造成浪费；其次，药品应避光干燥保存，否则容易受潮导致药品失效；此外，药品若不妥善保存，放在幼儿容易够着的地方，易造成幼儿误食导致中毒等。

家用化学物品存放和使用不当对健康的影响

各种家用化学物品可通过不同途径进入人体从而对我们的健康造成损害，如引起变态反应性皮炎，刺激性皮炎和非职业性急慢性中毒等。此外，在存放过程中它们可能会释放出多种空气污染物，长期吸入也会对人体健康造成一定的威胁。

不合理使用及未妥善保存家用化学品，可能会引发一些对健康有所损害的事件。如 84 消毒液或漂白粉等与洁厕灵、除垢剂、医用酒精等混合使用后，不仅会降低洗涤效果，还会产生对人体有害的氯气；化妆品中含有的某些特殊成分如雌性激素类物质，儿童不小心食用后可能会产生假性性早熟症状；染发剂、指甲油、发胶和油漆等若存放不当，其中的有害成分可经呼吸道进入人体而引起全身不良反应。

此外，洗衣粉、洗洁精、洗衣液等家庭用洗涤剂，主要成分是表面活性剂、荧光增白剂、酶制剂和香精等，都具有一定的毒性；家用杀虫剂如驱蚊剂、杀蟑螂药等，一般都含有有机磷类、氨基甲酸酯类等杀虫成分，喷雾使用时会通过呼吸道、皮肤和眼睛等被人或动物摄入，易导致人和动物尤其是儿童和宠物产生中毒反应。因此，这些家用化学物品都应妥善存放在安全地带，做好相关标识，避免与儿童、老人和宠物接触，避免误用或误食，从而导致中毒。

健康加油站

家庭常用药品及化学品有哪些

家庭常用的药品主要有感冒药、退热药、镇痛药、止咳平喘药、外伤消毒剂、抗皮炎湿疹药水或软膏，以及降血压、降血脂和降血糖药等。家用化学品主要包括化妆品、洗涤剂类、黏合剂类、涂料、家用杀虫剂、气溶胶产品和其他化学物品（口腔卫生用品、擦光剂、橡胶和塑料制品等）。

（张华明）

37. 为什么要**合理使用**家用消毒剂

关键词

清洁卫生 个人防护

如今很多人家里都会使用消毒剂来给家居环境消毒，认为这样可以保证室内环境的清洁卫生，防止疾病的传染。但使用消毒剂应该注意什么？如何选择适合的消毒方法呢？

专家说

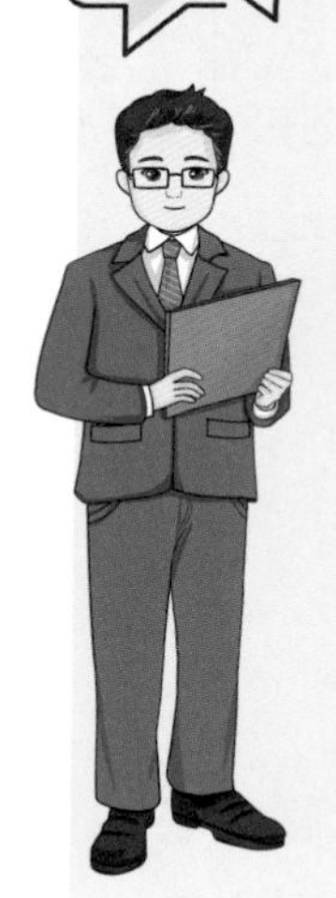

常见家用消毒剂有哪些

家用消毒剂主要包括醇类消毒剂，如乙醇和异丙醇；含氯制剂，如 84 消毒液、消毒片、漂白粉；过氧化物类消毒剂，如过氧化氢、过氧乙酸、二氧化氯；对氯间二甲苯酚；含碘消毒剂，如碘伏、紫药水。

如何确定适合的消毒方法

家用消毒剂的主要使用方法包括浸泡、擦拭、倾覆，极少数也有可能用到喷洒和熏蒸。一般根据消毒对象的性质及可操作性来确定消毒方法。例如餐饮具、毛巾、擦布、衣物等建议使用浸泡消毒。门把手、桌面、盥洗台面、浴缸表面、马桶外表面等建议使用擦拭消毒，并确保擦拭后，其表面存在肉眼可辨识的湿润状态。呕吐物、腹泻物、体液、血液等可以使用消毒粉剂倾覆吸收再打扫清理。喷洒适用于浴缸表面等较大面积区域或物品的快速消毒。熏蒸一般用于空气消毒，但要用到的空气消毒剂普通市民很难购买到，主要包括过氧化氢、过氧乙酸和二氧化氯，且在使用过程中均存在一定的安全风险，因此不建议使用。

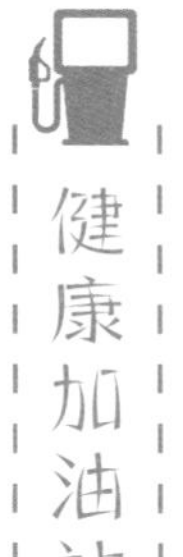

消毒时要做好个人防护吗

致病微生物对人体的危害风险是潜在的，消毒剂对人体的伤害却是实实在在看得见摸得着的。即便是中、低效消毒剂，也可引起刺激和过敏反应。所以，在消毒时要做好适当的个人防护，可以佩戴乳胶或者丁腈材质的手套、防水围裙（也可穿有袖雨衣代替）、口罩等，条件允许的话还可佩戴护目镜，以减少不必要的接触。消毒作业之后，一定不要忘了用清水漂洗或擦拭去除残留在被消毒物品上的消毒剂及消毒副产物，以免造成物品的损坏或对人的损伤。

（史宇晖　崔婧晨）

38. 为什么要“学会”**拨打急救电话**

生活中如果遇到家人、朋友突发疾病或者意外受伤，需要拨打急救电话。拨打“120”呼救，与自行送院或叫出租车送院比较，不但

速度快，而且可在现场和途中得到医疗救援，防止病情恶化。那么，我们在沟通时，该怎样最清晰、最迅速地与调度员沟通？在等待救护车的这段时间里还应该做些什么？

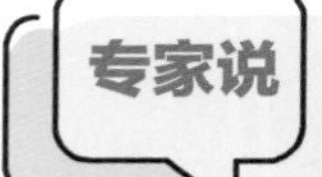

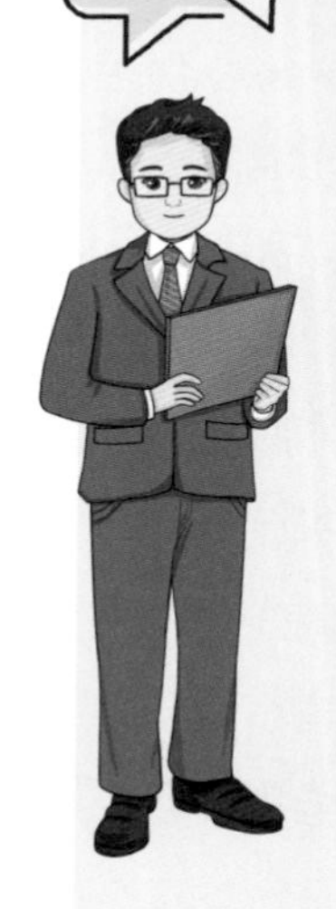

通话要说清哪些内容

1. 讲清患者的姓名、性别、年龄，确切地址、联系电话。

2. 讲清患者患病或受伤的时间，目前的主要症状和现场采取的初步急救措施。

3. 报告患者最突出、最典型的发病表现。

4. 过去得过什么疾病，服药情况。

5. 约定具体的候车地点，准备接车。

等待救护车时该做什么

1. 要确保联系畅通，随时听从医护人员的问路咨询或医疗指导。

2. 提前做好搬运准备。

3. 随时关注病情，如果碰上神志不清、昏迷不醒的患者，要密切关注他们的呼吸情况。

4. 服用常用药。老年人是对急救医疗需求最大的群体，而他们又多是慢性疾病患者。对于这些患者的突发情况，可以吃点常用药来缓解。

5. 准备既往病历、就诊卡（或医保卡），耐心等待急救人员的到来。

（史宇晖　崔婧晨）

39. 为什么每个人都要掌握基本急救措施

关键词
心肺复苏　人工呼吸

如果遇到有人突患急病，或遇外伤、中毒等情况，且患者出现心跳、呼吸停止，在这种万分紧急的情况下，除了要积极与急救中心联系，也要争分夺秒，尽可能在现场采取科学的救治措施，为其争取更大的生存机会。

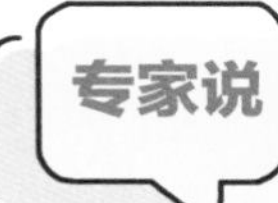

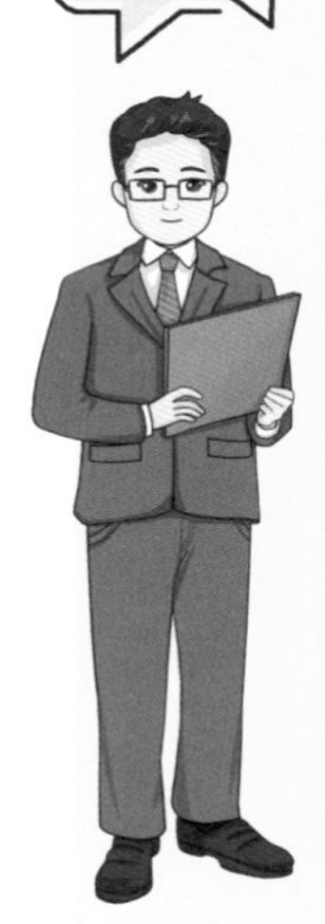

如何判断病情轻重

遇到突发疾病的人，第一件事情就是正确判断严重程度，即观察患者的“生命体征”，指呼吸、脉搏、血压、瞳孔等。同时，还要注意观察患者的意识状态。可以通过轻拍患者肩部或面部，并在其耳边大声呼唤“喂喂，你怎么啦”，以试其反应，婴儿采用拍击足跟或掐其合谷穴的方法，如能哭泣，则为有意识。

现场救助需要遵循哪些原则

遇到事故时，应沉着冷静，细心负责，分清轻重缓急，果断实施急救方法。先处理危重患者，再处理病情较轻的患者，在同一患者中，先救治生命，再处理局部。观察现场环境，确保自己及伤者的安全。充分运用现场可供支配的人力、物力来协助急救。

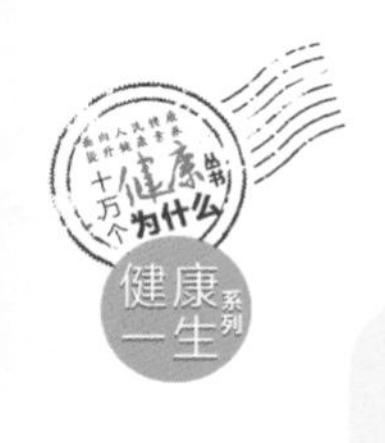

使用心肺复苏的时机

因溺水、触电或者心肌梗死、脑血管疾病发作等原因引起的心跳、呼吸停止，都应该必须立即现场进行心肺复苏。进行心肺复苏首先要判定患者是否为心肺复苏的适应证，要大声呼叫患者，观察患者是否有意识，触摸患者颈动脉是否能够触及到波动，查看患者是否存在呼吸和心跳。如果上述情况都属于没有的情况，那么就必须立即进行心肺复苏。初级心肺复苏包括胸外心脏按压和人工呼吸，心肺复苏期间同时也要告诉周围其他人帮忙拨打急救电话。

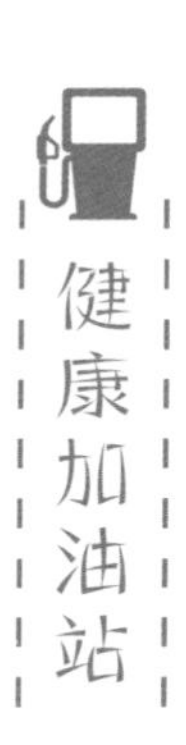

心肺复苏如何操作

1. 患者平卧在木板床或地板、平地上，或背部垫上木板。

2. 救护人员跪在患者一侧。以左手掌根部放在患者胸骨中下段（相当于两乳头连线正中间），另一手掌重叠，以助加压；双手重叠，并借助救护人员体重的力量，进行有节奏的冲击性挤压，使患者胸廓下陷5~6 厘米。

3. 在最大压缩位置上停留半秒钟，然后突然放松压力，但双手并不离开胸骨部位；反复进行，每分钟挤压 100~120 次。

4. 在确保气道通畅时，用左手拇指与食指捏住患者鼻孔，吸一口气，用口唇完全包住患者的嘴部，然后缓慢吹气，吹气量以能看见患者胸廓起伏即可。按压和通气的比例为 30：2，交替进行。对于婴儿和儿童，按压和通气比例可为 15：2。

5. 胸外按压 30 次以及 2 次人工呼吸为一个循环，5 次循环（约 2 分钟）为一组。如 5 次循环结束，意识仍未恢复，则继续进行 5 个循环，直至意识恢复或医护人员到达。具体时间需要根据患者具体情况而定。

（史宇晖　崔婧晨）

关键词
瘫痪　骨折　固定

40. 为什么 **不能随意挪动**伤员的位置

日常生活中各种意外伤害不断增多，正确开展自救互救将尽可能地减小创伤危害。有些时候人们帮忙将受伤者搬到安全地带，虽然是好心，却可能帮了倒忙。因为如果搬运不当，可使病情加重，严重时还能造成神经、血管损伤，甚至瘫痪，给伤员造成终身痛苦。

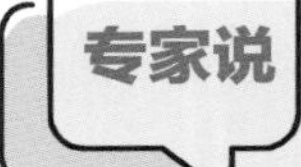

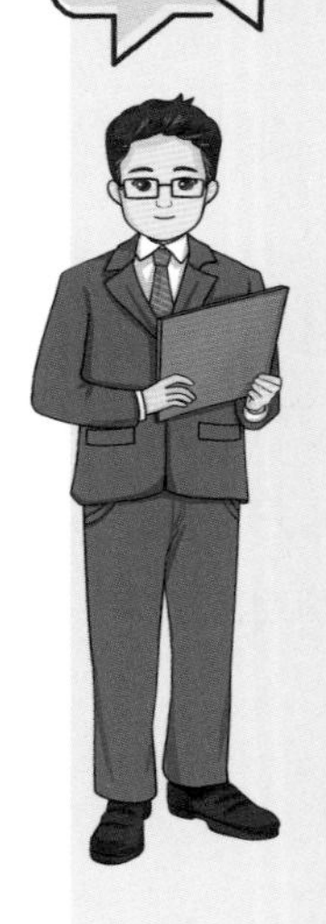

在转移伤者前需要做什么

在医务人员来到之前，切勿任意挪动伤员。但若继续留在事故区会有进一步遭受伤害危险时，则应将伤员转移。转移前，应尽量设法止住流血，维持呼吸与心跳，并将一切可能有骨折的部位用夹板固定，可因地制宜，就地取材，木棍、树枝条、硬塑料及硬纸板等也可。用夹板固定时，夹板的长度应超过骨折部位上、下两个关节。在没有固定之前，不要随意搬运伤员或者移动受伤的肢体，如果当时难以找到适当的固定物，可利用躯体或者对侧肢体来固定。经上述处理后要及时送往医院进行治疗。

搬运伤员时需要注意些什么

要保持脊柱及肢体在一条轴线上，防止损伤加重。对于脊柱骨折的患者，搬运时禁忌一人抬肩、一人抱腿的错误方法。提倡四人搬运法，平稳将伤者抬起，放到脊柱板上。患者经初步处理，妥善固定后，应尽快地转运至就近的医院进行治疗。转运途中要注意动作轻稳，防止震动和碰坏伤肢，减轻患者的疼痛。

（史宇晖　崔婧晨）

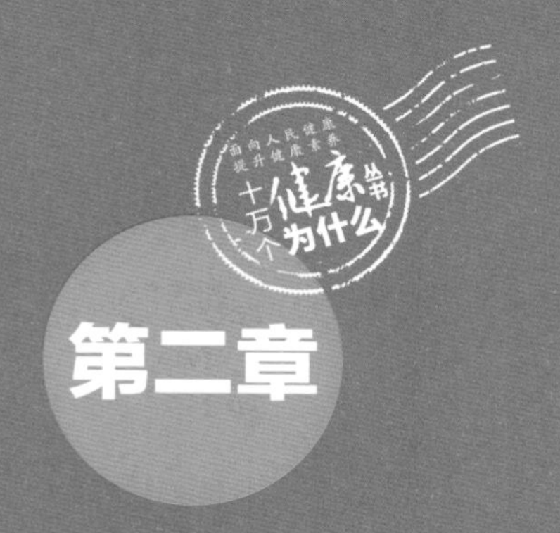

第二章

健康生活方式

一

饮食与运动要平衡

1. 为什么要“慧吃慧动”

关键词

营养均衡 动静平衡

“慧吃”是指各类人群均应遵循营养均衡、食不过量的原则，控制总能量摄入，保持能量摄入与消耗间的平衡；“慧动”则是建议各年龄段人群应每天坚持 30~60 分钟的有氧运动，主动运动至少在 6 000 步以上，知晓常见运动类型与能量消耗间的换算关系，了解运动对不同年龄段人群的益处以及如何避免运动伤害。

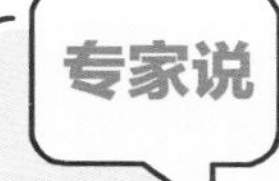

天天要吃“饭”到底该怎么吃

在物质生活如此丰富的今天，中国人很少因为缺乏蛋白质、脂肪、碳水化合物的摄入而致病。而常常因为膳食纤维摄入过少而导致多种疾病，如肥胖症、便秘、糖尿病、高脂血症等。

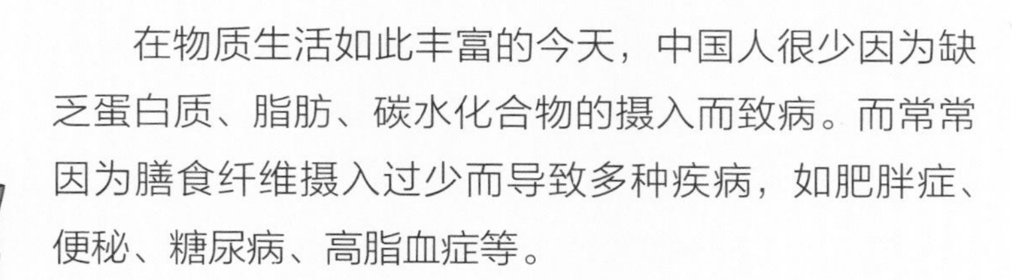

膳食纤维可抑制或延缓胃肠道中胆固醇、甘油三酯和水的吸收，增加膳食纤维的摄入，可降低小肠对糖分的吸收率，所需的胰岛素也会减少，达到控制糖尿病以及肥胖的目的。此外，富含 ω-3 脂肪酸的食物（如核桃、亚麻油、野生三文鱼、沙丁鱼等），摄入过少容易患高血压、高血糖、高脂血症，ω-3 脂肪酸具有舒张血管、降低血脂及促进胆固醇随粪便排出的功效。

据统计，我国 80% 的成年人全谷物摄入不足，全谷物过少（整全食物）是我国居民冠心病、缺血性卒中和脑出血发生的主要膳食危险因素。我们常吃的精米、精面只有富含淀粉和蛋白的

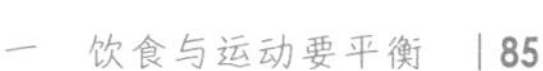

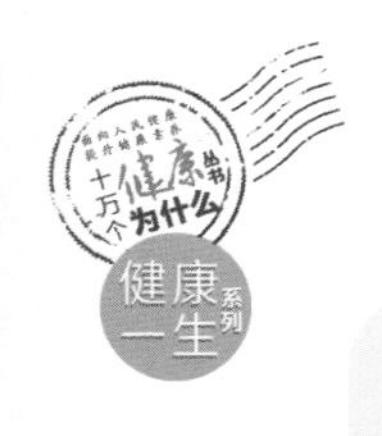

胚乳，并没有富含不饱和脂肪酸、膳食纤维、维生素、矿物质和各种含有天然植物化学物的麸皮和胚芽。

如何科学运动

运动会引起白色脂肪组织分解自身储备的脂肪，将其转化为循环脂肪酸。与此同时，棕色脂肪释放脂质，促进运动中的肌肉吸收这些脂肪酸。因此，白色脂肪负责提供能量，而棕色脂肪负责传递信息，使肌肉能够利用这些能量，从而更好地促进肌肉的修复和生长。成年人棕色脂肪含量较少，且体脂率较高。体内棕色脂肪含量少是减肥困难的重要因素。

据研究发现，通过“冻”“动”结合可激活减肥因子，在19℃以下的环境中停留 2 小时，可以启动棕色脂肪，燃烧白色脂肪。因此，体质较好的人可以选择冬泳或者坚持用 25~30℃的水洗澡。另外，坚持每天 30~40 分钟的中强度运动可以调动棕色脂肪，使肌肉和脂肪比例发生明显变化。

总之，我们要在饮食与运动之间找到平衡点，在健康饮食、规律运动的基础上，保证食物摄入量和身体活动量的动态平衡。“慧吃慧动”，使体重维持在稳定水平，从而促进身体健康。

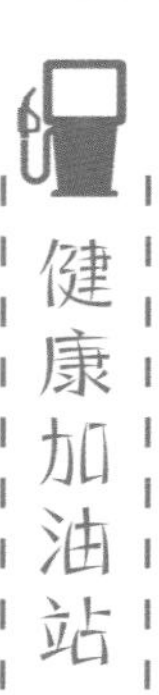

运动后如何补充水分

运动后正确喝水很重要：①需要量出为入。即按运动后体重每下降0.5千克，摄入470~700毫升的水。②运动后补水勿冷宜温。如果饮用过冷的水，会强烈刺激胃肠道，引起胃肠平滑肌痉挛、血管突然收缩，也可能造成胃肠功能紊乱，导致消化不良。③运动后补水应先调整再补水，喝水宜少量多次。剧烈运动之后先要做调整，待心率缓慢下来，再进行水分补充，而且宜少量多次。④运动后应看标签选购饮品。在选购饮品时可以查看营养成分表，上面会标注各种营养素和电解质的含量，通常以每 100 克或 100 毫升来标注。其中糖的含量一般在 6% 左右，矿物质（盐）的含量在 1.5% 左右，维生素总量（水溶性的）在 0.2% 左右。

（陈志恒　曾征鹏）

2. 为什么每天要**平衡膳食**

关键词

必需营养素　膳食宝塔

人体必需的七大营养素为蛋白质、脂肪、碳水化合物、维生素、矿物质、水和膳食纤维。营养是人生之命脉，而合理营养是健康的物质基础，平衡膳食是合理营养的唯一途径。

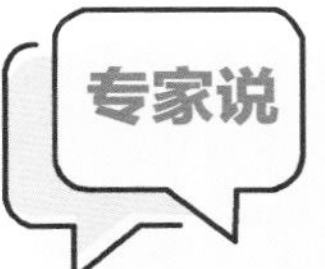

《中国居民膳食指南（2022）》的核心是平衡膳食，可概括为全面、均衡、适度。中国居民平衡膳食宝塔阐释了平衡膳食的主旨思想和食物组成，共分为 5 层，各层面积不同，体现了 5 大类食物的种类和量的多少。5 大类食物包括谷薯类、蔬菜水果、畜禽鱼蛋奶类、大豆和坚果类以及烹调用油盐。

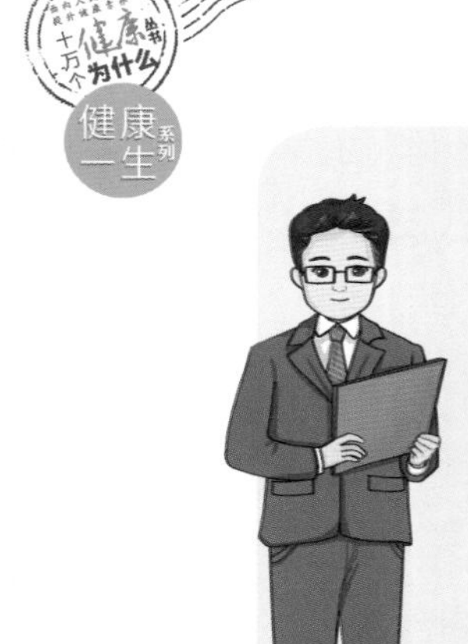

所谓“全面”，即食物应多样化，食物种类越广泛越好。这是构成平衡膳食的基础。单靠一种或少量几种食物不能提供人体所需的全部营养素，例如鸡蛋含有丰富的优质蛋白质、卵磷脂、胆固醇、维生素 B 等，但是维生素 C 和膳食纤维含量极少，单纯吃鸡蛋不能获得充足的营养，如果调整为西红柿炒鸡蛋就能够达到全面的营养。

所谓“均衡”，是指各种食物数量间的比例应合理，即达到最接近人体吸收并可维持生理健康的模式。有些人吃饭挑肥拣瘦，自己不喜欢的东西，就一口不吃，听说某种食品能“益寿延年”就拼命地多吃，这种做法没有遵守饮食中的均衡原则。也就是说“大鱼大肉”要吃，膳食纤维、维生素、矿物质、微量元素等也要吃。

所谓“适度”，是指各种食物的摄入量要与人体的需要相吻合。过多或过少，都会影响人体的健康。例如长期大量地服用维生素 D，会导致间质性肾炎、肾结石，甚至会引起心肌梗死。这种营养学中的偏见，可能会酿成大祸。

中国居民平衡膳食宝塔告诉我们，选择食物的科学比例，并且要求种类多样化，将各类食物搭配着吃，才能达到平衡膳食的目的。

（陈志恒　曾征鹏）

3. 为什么说“药食同源”

关键词

药食同源 自愈力

中国人常说：“药食同源，医农同根。民以食为天，养以食为先。”在古代，人们了解到各种食物和药物的性味和功效，发现许多食物可以药用，许多药物也可以食用，两者之间很难被严格区分。

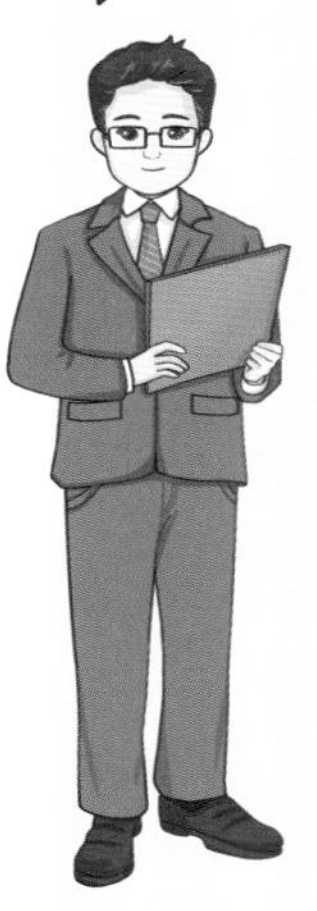

“药食同源”的功能符合现代营养免疫学理念。它包括以下四个方面：①均衡人体营养、调节内分泌腺，使内分泌功能正常。②具有自然清理肠道的功效，没有副作用。③是提供维生素、矿物质及其他营养的来源。④供给免疫系统所需的营养。

人靠营养活着，而不是靠药活着。真正让病体康复的也不是药物，药物的成分不是修复细胞所需要的材料。人体有自己的修复机制，一旦给足营养物质，如蛋白质、维生素、矿物质、脂肪等这些人体构成所需要的材料，人体就会启动自我修复和更新的过程，如胃细胞 7 天更新一次，皮肤细胞 28 天左右更新一次，红细胞 120 天更新一次。只要营养充足，受损的组织和器官通过细胞不断的“新陈代谢”和“自我修复”会被“软性置换”，产生出“新”的组织与器官。

但选择食疗前一定要咨询医生，医生通过诊断排除了大病、重病的危险以及潜在风险才能进行。饮食调整确实很重要，但对于科学已知需要服药治疗的疾病，如高血压、癌症等，切不可迷信食疗偏方、期望它们能彻底治愈，以免贻误病情。

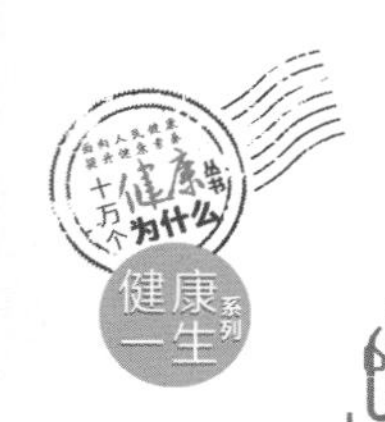

健康加油站

当人体感冒时应多食用富含维生素的蔬菜和水果（如苹果、橙子、青菜、芹菜等）和优质蛋白（如鸡蛋、鱼肉等）。因为在感冒期间身体的新陈代谢会加快，蛋白质分解加速，维生素参与体内多数生物化学反应，对于维生素的需要量加大，所以补充维生素和优质蛋白可以加快新陈代谢，提高身体的免疫能力，从而促进感冒的痊愈。

当出现消化不良时，应多食用淮山药、富含益生菌发酵的食物来健脾胃，促进消化吸收。

当出现焦虑情绪时，应多食用鱼类、坚果、香蕉、全麦面包等富含不饱和脂肪酸、生物碱、硒等有助于缓解焦虑和沮丧情绪的食物。

（陈志恒　曾征鹏）

关键词

新陈代谢　正确饮水

4. 为什么**早上**起来要喝一杯**温开水**

水是生命之源，对于维系机体健康起着至关重要的作用。正确饮水，对于防病保健意义重大，而晨起喝杯温开水，就是一种简便易行且行之有效的方法。

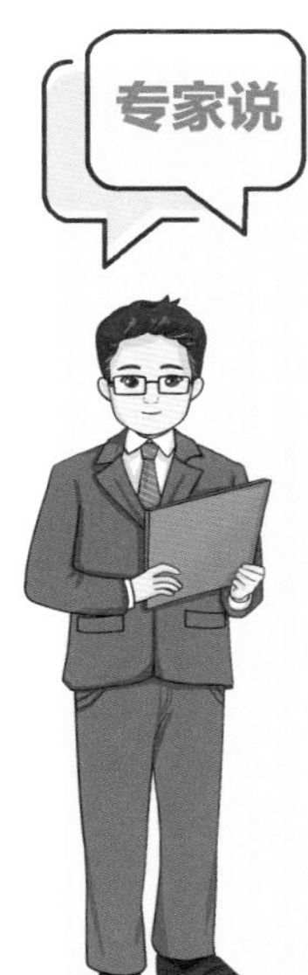

人在夜间睡眠时因呼吸、皮肤和小便失水等，会损失大量水分，使水的代谢入不敷出，可引起全身各组织器官供水不足，从而出现众多系统的功能失调。因此，起床后适量饮水，可以在一定程度上纠正机体各器官组织的夜间失水。

据科学研究表明，每天清晨起来就喝水益处多。

1. 排毒　大多数人有晚餐吃得多且丰富的习惯，因此动物蛋白质以及盐分进入体内也会相对增多，动物蛋白质在体内分解代谢，会产生一定的毒性物质，应该尽快被排出，清晨空腹饮水可以促进新陈代谢、稀释胃酸，并防止胆汁逆流入胃，减轻对胃的刺激，从而达到预防胃溃疡、十二指肠溃疡及慢性胃炎的目的。

2. 助排便　清晨饮水有助于习惯性排便，由于饮水后肠胃蠕动加强，胃肠道得到及时清刷，粪便不会淤积、干结，因而不易发生便秘。

3. 改善血液循环　晨起一杯温开水，水分进入血液后，可降低血液黏稠度，促进人体血液循环。

4. 浸润肌肤　人在睡眠中会因为呼吸和排汗丢失水分，清晨补水特别容易被身体吸收并输送至全身，有助血液净化、循环，给予细胞水分，滋润肌肤，让皮肤看起来水嫩光泽。

5. 利尿　清晨饮水具有利尿作用，能够对尿道起到冲刷作用，从而预防泌尿系结石和尿路感染。

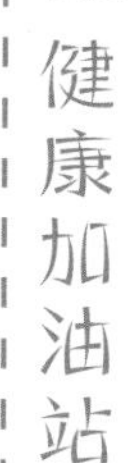

健康加油站

晨起的温开水到底该怎么喝

温开水是烧开的水自然冷却至25~30℃，水被煮开后，氯气等有害物质挥发了，同时保证人体必需的营养物质没有被损耗。另外，喝温开水的量一般以200~400毫升为宜，过多饮用易造成饱腹感，可能会引起早晨吃饭时食欲减退。如果清晨出现明显的摄水量不足，夜间身体丢失的水分将得不到补充。

（陈志恒　曾征鹏）

关键词　盐　高血压　限盐

5. 为什么说“盐”多健康必失

俗话说盐是百味之王，是我们生活中离不开的调味品，但吃多了却会对我们的健康造成损害。

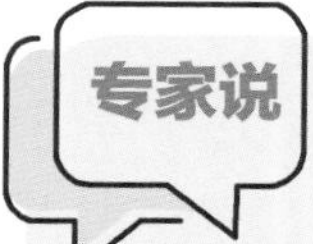

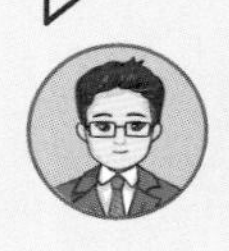

盐就是氯化钠。水与钠的正常代谢及平衡是维持人体内环境稳定的重要因素。当体内的水钠代谢失衡，钠离子的数量增多就会增加细胞内和血管内中的水分，从而引起血压升高。高盐饮食会使血压水平上升，导致出现高血压的风险升高，是我国多数高血压患者发病的主要危险因素之一。血压升高还与脑卒中、冠心病等疾病死亡风险升高有关。此外，高盐饮食会刺激胃黏膜，增加患胃癌的风险。高盐饮食还会增加骨质疏松的发生风险。对于儿童，食盐摄入过多同样具有危害，高盐饮食会增加儿童患心血管疾病、上呼吸道感染、锌缺乏症的风险。

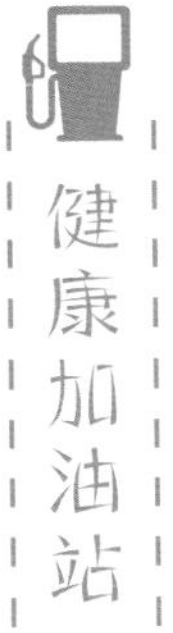

成年人每天食盐摄入量不应超过 5 克，目前我国居民每日平均食盐摄入量为 10.5 克，说明我国多数居民食盐摄入量普遍偏高。我国居民饮食习惯为高盐饮食，且经常食用腌菜、腌肉类食品。加工食品、外出就餐、外卖食品中也含有许多容易忽视的“隐藏盐”，大大提升了人们摄入食盐的机会。

减盐势在必行

1. 把日常用盐进行量化，可以使用限盐勺或限盐罐帮助控制用盐量，对自己所摄入的食盐量做到心中有数。

2. 少吃零食、少饮苏打水等加工食品和饮料，如泡面、火腿肠、腌酱菜、豆腐乳，以及某些运动饮料等。同时要减少吃外卖、外出就餐次数，多数餐馆的餐食含盐量都比家庭自制食物高。

3. 查看营养标签。仔细看包装上的食品营养标签，含钠量数值越高则含盐量越高。购买时，要注意尽可能选择钠含量低的食品。

（陈志恒　李语馨）

6. 为什么吃糖也会“上瘾”

关键词

糖 多巴胺

糖是我们人体必需的营养物质，但过量食用糖（本文所说的糖都是添加糖）会对身心健康造成严重损害。更重要的是，长期摄入过量的糖可能会加剧人体对糖的渴望。当你吃了糖或甜食后，大脑会分泌多巴胺等物质让你感到愉悦，但是开心的感觉不会保持太久，因此需要更频繁、吃更多量的糖或甜食才行，长此以往就会上瘾。

专家说

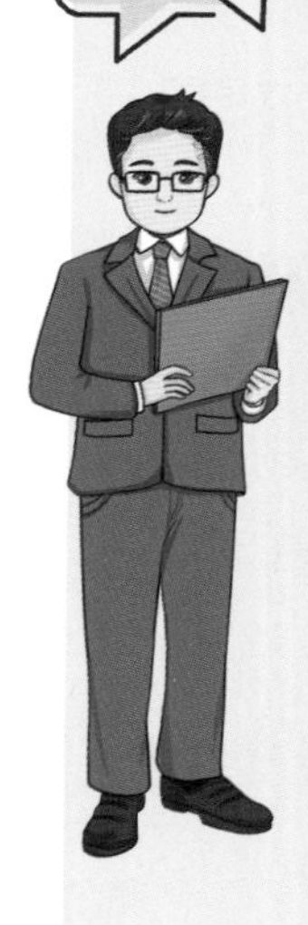

吃糖为什么会上瘾

糖是多巴胺奖赏回路的强力激活物，多巴胺奖赏回路是大脑中的生化通路，介导对食物、药物等奖励刺激的反应。当多巴胺奖赏回路受到刺激时，多巴胺就会被释放出来，产生令人愉悦和兴奋的感觉，驱使一个人反复去寻求奖赏的经历或物质。糖激活多巴胺奖赏回路也会驱使身体习惯性地渴望并寻找含糖的食物。和许多违禁药物一样，糖也会通过内源性阿片类系统刺激人体释放固有的缓解疼痛的阿片类物质，从而使人上瘾。

长期摄入过量糖分的危害

长期摄入过量糖分，会增加冠心病的发病风险，吃得越多，风险越高；糖可能会破坏大脑的进食控制系统，即使吃饱了，仍会渴望更多的食物，从而导致糖尿病的发生；糖的代谢需要肝脏参与，过多的糖会加重肝脏负担，导致非酒精类脂肪肝疾病；吃太多糖也会使人变胖，成为众多慢性疾病的前兆。

健康加油站

如何控制糖的摄入

1. 要保证充足的蛋白质和脂肪摄入，注意让自己保持一定的热量摄入，不要总是处于饥饿当中。可以多摄取一些富含蛋白质和脂肪的食物，这些成分相对吸收速度较慢，有利于血糖保持稳定，减少对于糖分的渴望。

2. 主食的摄入对人体很重要，粗细搭配更健康。在各类食物中，主食中碳水化合物的含量最高，所以主食的摄入量对控糖很重要。全谷物和粗粮杂豆（如燕麦、糙米、绿豆、红豆等）富含膳食纤维，可以维护肠道健康，减缓血糖上升，并且有助于控制体重。**推荐全谷物、粗粮杂豆至少占到主食的1/2。**

3. 学会看食品配料表，让“隐形糖”（如玉米糖浆、枫糖浆、麦芽糖、果糖、果汁浓缩物等）无处遁形。

4. 通过增加户外运动、学习有效的压力管理方法，保持良好的人际交往和充足睡眠，收获真正的快乐，从而减少对糖的渴望。

（陈志恒　李语馨）

7. 为什么“趁热吃”有害健康

关键词

烫食　食管癌

在我们中国人的饮食习惯中，饭要“趁热吃”，但是“趁热吃”有害健康，“食物过烫”已被列为食管癌的病因之一。

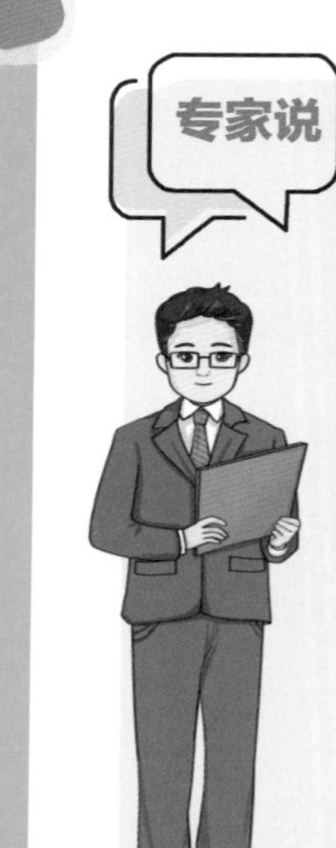

专家说

口腔、食管、胃，耐热温度不同：口腔部分耐热温度为65~70℃；食管黏膜耐热温度为45~50℃；胃黏膜耐热温度为40℃。所以，有时候觉得食物入口不烫，却有可能会把食管、胃“烫伤”，引发胃炎、胃糜烂等。

黏膜能耐受的最高温度为50~60℃，超过65℃便足以烫伤黏膜。经常食用热食，口腔以及食管黏膜就会反复受伤，而且往往是黏膜尚未修复，就又遭重创。长期反复的不良刺激，会诱发黏膜发生质的变化，从浅表性炎症、溃疡发展成恶性增生，增加罹患食管癌、口腔癌的风险。

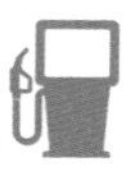

健康加油站

应该怎么做

1. 饭菜出锅后要凉一会儿再吃。为了安全起见，可以将所有食物先从锅里取出，放置一会儿再端上桌吃。吃东西时，先将食物放在嘴唇上感受下温度，如果觉得不烫再吃下。切记，**刚出锅的食物不要立即吃。**

2. 吃火锅时，要谨记“心急吃不了热豆腐”。不要吃刚从锅里捞出来的食物，一定要在蘸料碗里放一会儿，或准备一个空盘子，将食物捞出先放一会儿再吃，这样会更安全。

3. 每时每刻都能喝上温水的秘诀——恒温水壶。对于不喜欢喝凉水的人，准备个恒温水壶，水温控制在40~45℃，家里准备适宜温度的水，就可以喝上温水啦！

4. 改变喝烫饮品的习惯。有些人很喜欢喝热茶、热咖啡（烫嘴的），这真的不是好习惯，要改改了。

（陈志恒　李语馨）

关键词

久坐　危害

8. 为什么“久坐”会缩短寿命

如果用数字来量化“久坐”的危害，澳大利亚昆士兰大学研究发现，久坐 1 小时的危害相当于抽两根烟以及减寿 22 分钟。

约 70% 的疾病可能因坐得太久而引起，久坐被列为十大致死、致病的杀手之一。久坐到底是如何损害我们的身体的呢？

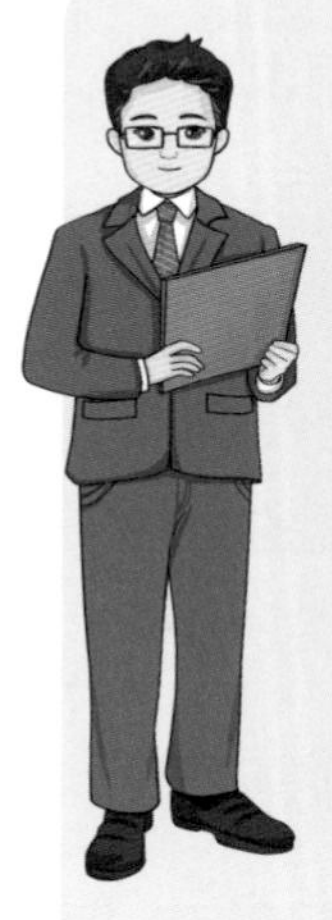

首先，久坐会攻击我们的大脑，久坐之后会使大脑变得迟钝、缓慢，而工作、学习需要大脑保持清醒、敏捷。损害完大脑，久坐又将“枪口”瞄准了肺。含胸驼背的不良坐姿，会不断挤压胸腔，肺部氧气容载量受到限制，胸闷气短、呼吸急促等症状接踵而来。含胸驼背的久坐也给脊椎带来不平衡的压力，损伤连接脊椎的椎间盘，导致颈椎至腰椎的椎间盘发生外突，轻则诱发颈椎病、腰椎间盘突出，重则造成脊椎侧弯。

同时，当我们久坐不动时，受重力影响，肛门周围容易产生淤血，扩大肿胀之后便成了痔疮。更严重的是久坐还会引起下肢动脉硬化。久坐时，下肢血液流速会减慢，血液会沉积为血栓堵塞血管，造成下肢动脉硬化。血栓自带移动属性，它一旦脱落，就会在身体里“打游击”。如果它堵塞肺部血管就是肺栓塞；如果它流入心脏，那就是心肌梗死；如果侵入大脑就是脑血栓。血栓猝死率极高，一旦出现病发，生命将危在旦夕。

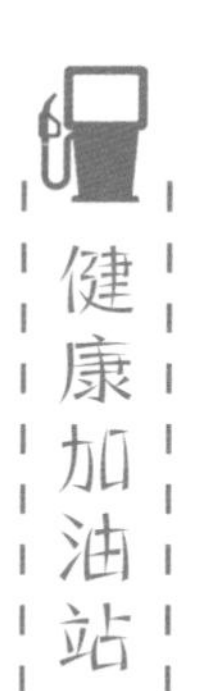

幸运的是，规避久坐伤害的方法很简单，那就是动起来！

利用碎片化时间进行运动，建议每坐 1 小时就站起来活动活动，勾勾脚尖、踮踮脚，或者按摩一下膝关节，促进血液循环。研究发现，久坐时间在 8.5 小时左右，那么每日只需要 11 分钟的中高强度运动，就能基本上抵消风险了。像跑步、跳绳、游泳、爬山之类的活动属于高强度运动，而快走（速度至少 4 公里 / 时）、跳舞属于中等强度运动。

换句话说，缩短久坐时间，再稍微活动活动，就会对健康有好处。

（陈志恒　李语馨）

关键词

靶心率　运动

9. 为什么运动时要注意靶心率

运动有益健康的概念已经深入人心。“医学之父”希波克拉底指出：阳光、空气、水和运动是生命和健康的源泉。然而，有些运动爱好者经过长期训练仍达不到效果，或者在训练中发生意外，这是因为忽视了靶心率，只有在靶心率范围内的运动才是有效且不损伤身体的运动。

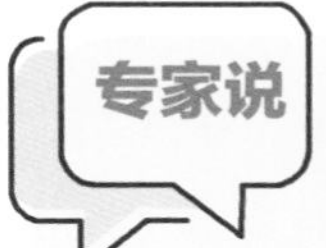

运动时为什么会心跳加快

人体在运动时就像高速行驶的汽车，而心脏好像汽车的发动机，在神经系统和激素的影响下，会使心跳加快、心肌收缩力增强、心脏供氧量增加，以满足机体需要。

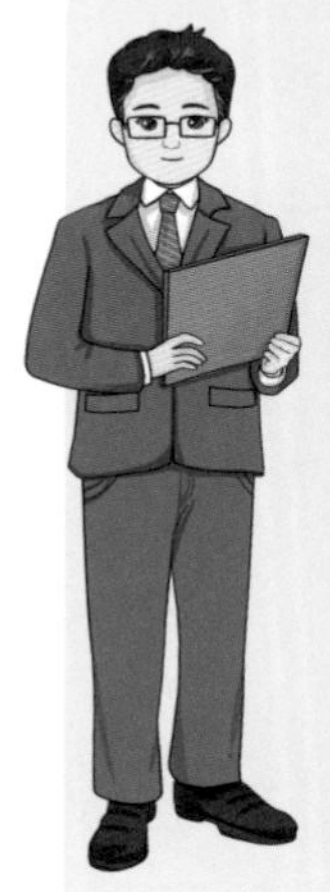

运动为什么要达到靶心率

心跳的速率就是心率，当心率没达到一定速率（靶心率）时，只会消耗食物的热量或肌肉中的糖原，却不能消耗体内堆积的脂肪，因此达不到运动的效果。当运动达到靶心率，且时间持续 30 分钟以上，这时身体中可以分解脂肪的物质就会被激活，脂肪被分解后转化为能量，这样的运动才能消耗脂肪，改善新陈代谢，增强机体的免疫功能，进而达到强身健体的目的。

另外，当心率达到靶心率时，心脏这台发动机的工作效率是最高的，即每分钟的心跳次数和每次跳动的输氧量达到最优化，可以达到事半功倍的效果。

需要注意的是，运动虽然是良药，但如果我们不能把握剂量，一味地提高心率，良药也会变成毒药，会对身体造成危害，甚至失去生命。

靶心率如何监测

运动者可通过运动手环等可穿戴设备来监测自己的心率数据，以保证跑步的效果和自身健康与安全。另外，也可以通过自我观察来判断。有轻度的呼吸急促、心跳加快、周身发热、面色微红、轻度出汗，表明心率可能在靶心率范围。

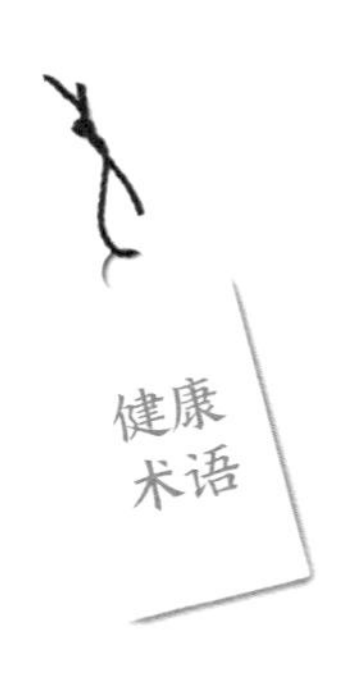

靶心率

靶心率是运动中能获得最佳效果并确保安全的运动心率，通常是一个范围。对普通人而言，靶心率是最大心率的60%~70%。

最大心率 = 220-年龄

靶心率 =（60%~70%）× 最大心率

然而每个人在运动时要根据年龄和体质量力而行、循序渐进，千万不要操之过急或过量运动。

（赵琳琳）

关键词

神经营养因子 一氧化氮

10. 为什么说**坚持运动**会使人**更年轻、更聪明**

生命在于运动，经常运动的人拥有更多、更年轻的血管、皮肤、肌肉等。另外，保持锻炼的人，其认知功能也可获得一定的改善。因此，经常运动的人，抗衰老能力更强，与同龄人相比不仅从容貌和体型上看起来更年轻，思维也更加敏捷。

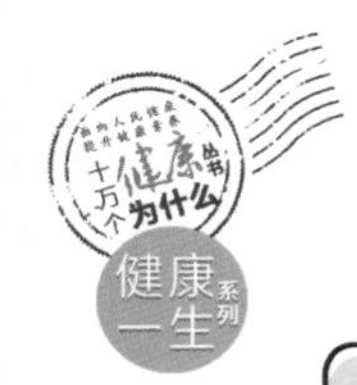

专家说

为什么坚持运动会使人更年轻

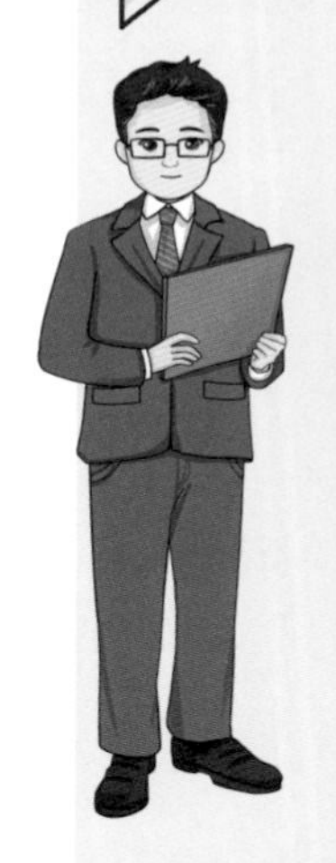

1. 坚持运动能让血液流动加速，激活血管内皮中的一种酶，可以制造出一氧化氮。同时，坚持运动还可以更快地排出身体中的氧化物，可以保护已经生成的一氧化氮。一氧化氮能调节血管的扩张和收缩，增加血管弹性，它也是血管的“清道夫”，可以将积存在血管壁上的脂肪带走。因此，一氧化氮是保持血管年轻，对抗血栓和血管硬化的良药。

2. 坚持运动还可使血管弹性纤维和平滑肌增厚、变强，使血管富有弹性和收缩力。运动可以减慢皮肤衰老。常参加体育活动可促进微循环，增加皮肤吸入氧气的能力，皮肤中的皮脂腺和汗腺分泌旺盛，有利于皮肤中的废弃物排出，使皮肤变得更光滑。

3. 坚持抗阻训练，如举重、引体向上等，可引起体内激素水平变化，促进肌肉合成。长期坚持运动也可使胸围增大，肺活量增加，心脏重量、体积及容量也有所增加，带来更好的心肺功能。

4. 在认知方面，长期坚持运动对扩大脑容量、延缓大脑衰老产生明显影响。锻炼可以为大脑提供更好的血液供应，并改善神经细胞之间的连接。

5. 在分子机制方面，身体活动会增加脑源性神经营养因子，调节突触可塑性，改善记忆力。

健康加油站

运动建议

坚持那些安全又令人愉快的运动。经常和他人一起运动会更具趣味性。与他人积极互动对于认知和情绪也有帮助，因为社会互动对健康老龄化很重要。

慢跑是比较常见的运动项目，通过慢跑能够使人的心肺功能得到锻炼，心脏功能良好，有利于将血液输送到身体的每个部位，从而满足身体需求，有助于正常生命活动的维持。

游泳是值得推荐的运动项目，不仅能够锻炼人的四肢灵活度，还能够增强心肺功能，使心肺保持年轻状态，人的精神状态也会显得更加饱满。

瑜伽能够舒展筋骨，同时提高身体的柔韧度。在进行瑜伽的过程中还能够促进全身的血液循环。

坚持力量训练可以避免肌肉流失，同时帮助我们维持并提高代谢，从而避免在中年以后的身材发福。

（赵琳琳）

二

睡眠与情绪很重要

11. 为什么睡觉不能“黑白颠倒”

关键词

睡眠 昼夜节律

睡眠是人类生存的必要条件，“日出而作，日落而息”是自然作息，地球上大部分生物普遍都按照昼夜节律进行生活，这种昼夜节律是由地球的光照周期决定的。睡觉不能“黑白颠倒”，这容易导致“昼夜节律紊乱”，需要引起高度重视。

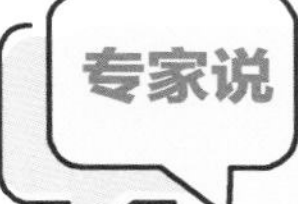

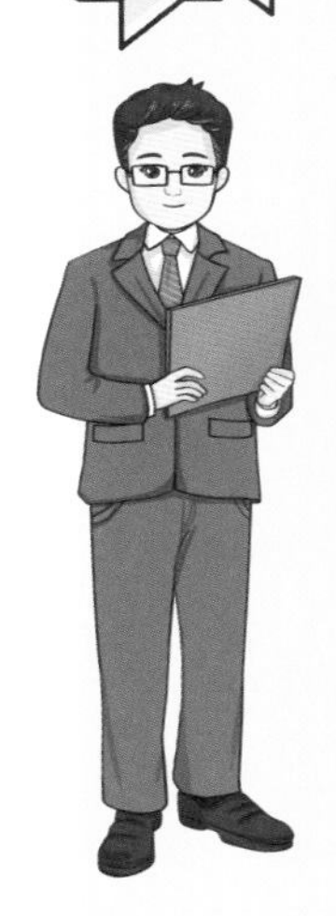

人类睡眠的昼夜节律是如何被调节的

地球自转产生昼夜交替，为了适应这一环境周期变化，人类通过长期进化，人体多数生理功能表现出为期约 24 小时的周期性波动，称为“昼夜节律”，也称“生物钟”。昼夜节律由视交叉上核驱动，视交叉上核通过多种神经通路将光信号传递至多个睡眠觉醒相关核团，参与睡眠觉醒转换。另外，视交叉上核通过激素、褪黑素及多种神经通路调控几乎所有外周组织和器官的昼夜节律。因此，许多重要的生理功能，如血压、体温、代谢、衰老、毛发生长和色素沉着等，均表现出明显的昼夜节律变化。

睡觉“黑白颠倒”的危害有哪些

熬夜或倒班工作的人在不适当的时间暴露在光下或者身体运动中，刺激上述昼夜节律调节过程中的任一环节，导致节律紊乱，

从而出现睡眠障碍，称为“昼夜节律失调性睡眠觉醒障碍”。

根据外在失调原因不同，又分为时差变化睡眠障碍和倒班工作睡眠障碍。时差变化睡眠障碍是穿越子午线跨时差后，体内生物节律与当地时区的时间不同步，进而体内生物钟不能及时对外界环境（学习、工作及就餐时间等）的突然转换作出相应调整。

睡眠障碍多表现为失眠或睡眠过多。倒班工作睡眠障碍是连续倒班中的个体工作时间与当地社会常规休息时间不一致而导致的。睡眠障碍常表现为睡眠缩短，夜班工作时睡觉。长此以往可出现其他睡眠障碍、神经心理问题、肠胃功能紊乱、高血压、糖尿病及各种癌症等一系列疾病。

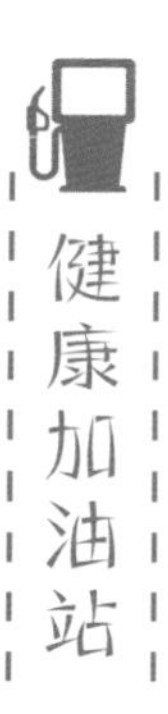

长期熬夜该怎么调理

首先，尽量纠正熬夜的生活习惯或工作习惯，尽量不熬夜；熬夜后最重要的补救措施是补充睡眠，如午睡、早睡、少量多次弥补睡眠，可减轻身体的疲惫感。

其次，补充维生素 A、维生素 B、优质动物蛋白质，多吃水果、蔬菜、干果类食品。

注意，熬夜后不建议剧烈运动，更不要开车。

如果上述方法无效，可到医院就诊，常用的治疗方法有生物钟疗法、光疗法及褪黑素疗法。

（孙　荣）

12. 为什么在黑暗环境中入睡要远离电子屏幕

关键词
睡眠 黑暗 褪黑素

说到睡觉，众所周知黑暗的环境能让人睡得更加踏实持久。但是由于现代生活方式的变化，电脑或手机被广泛应用，人们习惯于睡前使用电子产品或电子屏幕，容易引发睡眠问题，这是为什么呢？

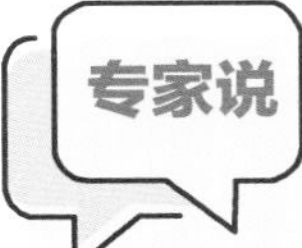

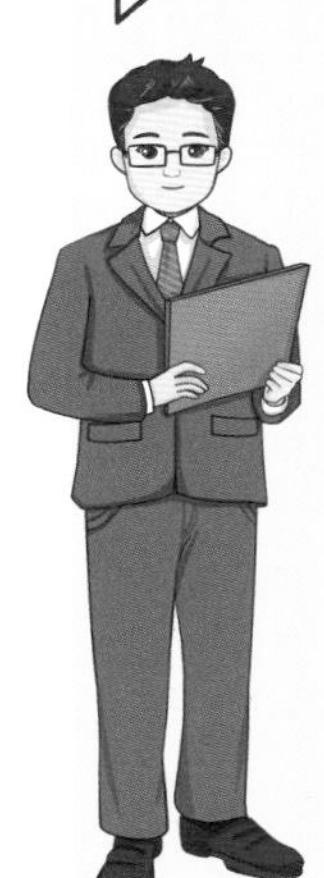

黑暗环境能够调节睡眠 - 觉醒周期

睡眠 - 觉醒周期，是指晚上约 8 小时的睡眠时间和白天 16 小时的清醒状态，是由睡眠 / 觉醒稳态和生物钟两个生物过程调节的。黑暗对管理昼夜节律、维持睡眠 - 觉醒周期、改善睡眠质量至关重要。当人长时间处在光线充足的环境下或夜间暴露在屏幕的蓝光下，人造光会阻止生物钟计算睡眠 - 觉醒的实际时间，从而扰乱睡眠 - 觉醒周期，影响睡眠的数量和质量。

黑暗环境能够提高褪黑素水平

黑暗环境促使人的大脑释放褪黑素，这有助于保持昼夜节律。然而当人们夜间仍处于光线下或电子屏幕下时，人造光会阻止褪黑激素的产生，从而对睡眠产生负面影响，对人体健康不利。

褪黑素是迄今发现的最强的内源性自由基清除剂。褪黑素

的基本功能是参与抗氧化系统，防止细胞产生氧化损伤，防止细胞癌变。另外，褪黑素对中枢神经系统有直接和间接的生理调节作用，还可以调节细胞免疫和体液免疫，对心血管系统、呼吸系统、消化系统、泌尿系统也有调节作用。

黑暗环境能够提高瘦素水平

在黑暗环境中，人体瘦素高水平释放，机体通过提高调节饥饿感的瘦素水平来控制食欲，减少饥饿感，有利于控制体重。当人们夜间仍处于光线下或暴露于电子屏幕前时，会在半夜感到饥饿，促进觅食从而导致糖尿病和肥胖等问题的发生。

电子屏幕的危害

电子屏幕会发出很多波长较短的光，比自然光更刺眼，屏幕背景通常是对视网膜伤害很大的蓝光，大量蓝光会抑制松果体褪黑激素的分泌，从而明显影响睡眠质量。

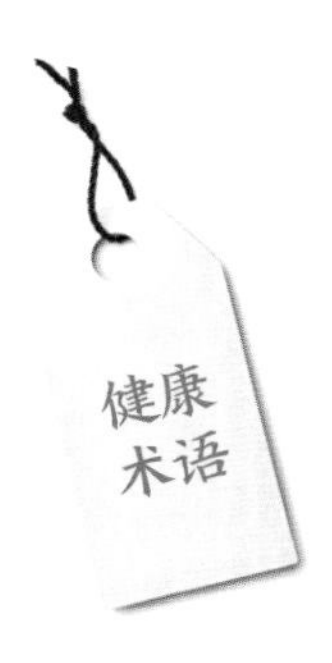

褪黑素

褪黑素由松果体生成并分泌的一种胺类激素，也被称为人体天然“安眠药”，松果体通过褪黑素的昼夜高低分泌周期，向中枢神经系统发放“时间信号”。褪黑素是一种诱导自然睡眠的体内激素，在调节昼夜节律及睡眠-觉醒方面发挥重要作用。

（孙　荣）

13. 为什么**午睡**也有讲究

“午时小憩”“小睡怡情”讲的就是午睡。最初，午睡是人们为了躲避中午的烈日，后来逐渐演变成一种午睡文化，午睡在地中海国家普遍流行，非地中海国家如美国、中国也很常见。午睡要科学地进行，否则容易伤身。

关键词

科学午睡 免疫力

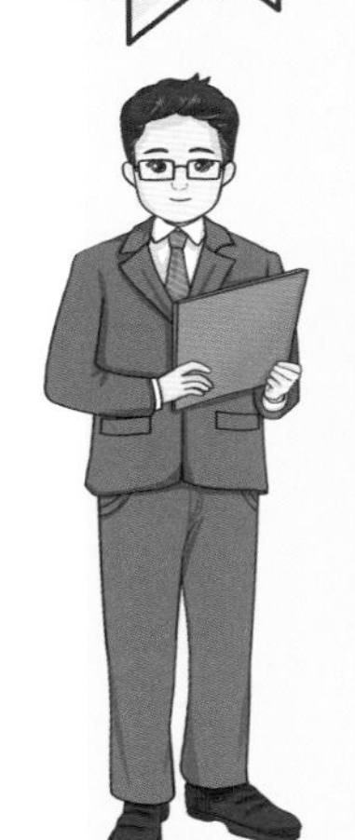

人为什么需要午睡

研究表明，午睡是受到基因控制的生物节律，与遗传因素有关，人类基因组中有 123 个基因区域与午睡相关；另外，夜间睡眠不足、睡眠质量不佳或晨起太早也是促使午睡的原因。总之，午睡是遗传、环境和行为选择的结果。

如何科学地午睡

午睡时间不要过长，最好控制在半小时左右，最多不超过 1 小时；不建议餐后立即午睡，以免影响消化功能；午睡姿势建议平躺休息，避免趴着睡，以免影响颈椎、呼吸、血液循环和神经传导，防止醒后出现头昏、眼花、耳鸣、肢体麻木等症状，加重疲惫感；睡醒后不要立即站起来，先坐位休息 3~5 分钟，避免体位突然变化引起摔倒；如果平时没有午睡习惯，不必盲目改变，综合自身睡眠、身体、工作等因素选择最适合自己的方式。

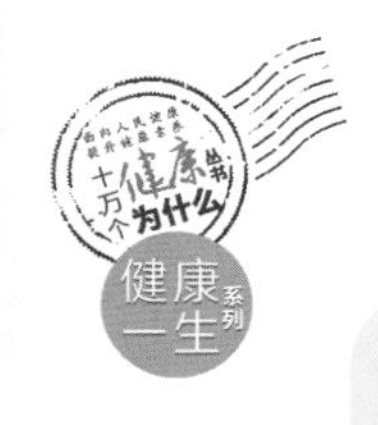

午睡能带来哪些好处

午睡被比喻成“加油站”，能帮助人体恢复精力，缓解疲惫，提高工作效率，保持对外界环境的警觉与反应力。午睡还能预防冠心病，有研究表明，每天午睡 30 分钟，可使体内激素分泌更趋平衡，使冠心病发病率减少 30%。另外，午睡可以刺激体内淋巴细胞，增强免疫细胞活跃性，从而提高机体免疫力。

午睡时间越长越好吗

午睡时间超过半小时，人进入深睡眠阶段，流经脑组织的血液相对减少，大脑神经过度抑制，此时醒来，容易出现暂时性的低警觉性、迷惑、行为紊乱和认知能力、感觉能力下降的状态。人会感觉更加疲乏和劳累，甚至有头痛和全身无力的表现。大量国内外文献表明，午睡超过 1 小时，高血压、冠心病、脑卒中、糖尿病、慢性阻塞性肺疾病和脂肪肝的发病率会明显提高。可见，午睡时间并不是越长越好，最好控制在 30 分钟以内。

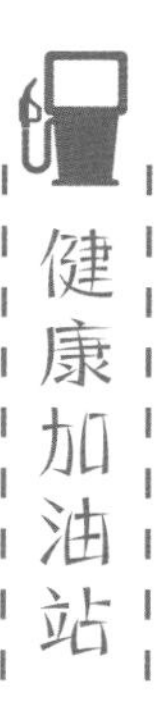

哪些人群不适合午睡

失眠或睡眠质量不佳者不宜午睡，午睡会加重晚间失眠；心脑血管疾病患者，午睡觉醒时血液动力由基层低点变成活跃高点，反复“高低”转换，会增加心脑血管疾病的发病概率。

（孙　荣）

14. 为什么睡得多不等于睡得好

关键词
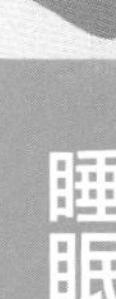

睡眠质量　额外睡眠　睡眠效率

经常听到有人在问，“为什么我每天睡那么长时间，还是感觉昏昏沉沉”，可见睡得多并不等于睡得好，不主张“多睡”，睡眠质量相对睡眠时间来说显得更为重要。

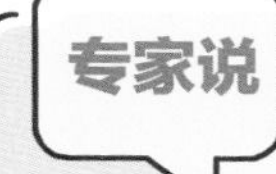

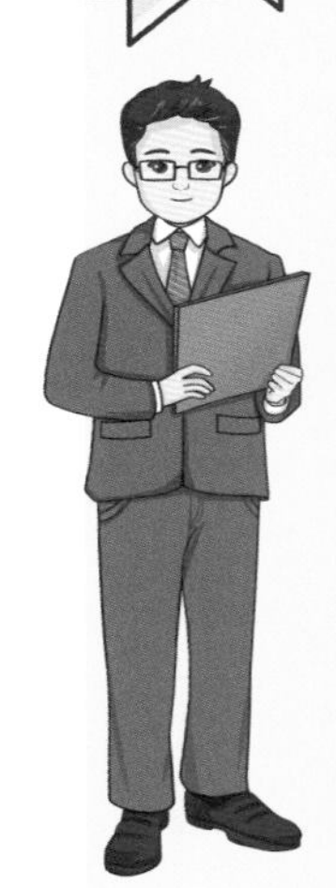

人每天需要多长时间的睡眠

最近的遗传学研究表明，睡眠受基因的调控，在7小时的睡眠持续时间中，基因通过对昼夜节律、睡眠持续时间和认知功能三者的相互协调，从而达到最佳的睡眠效果。每个人的睡眠需求各不相同，也没有放之四海而皆准的最佳睡眠时间。研究表明，达到7小时睡眠时间的个体，具备最佳的恢复生理功能的生物学基础，如认知功能等。

为什么不主张“多睡”

关于我们需要多少睡眠，每天7小时的睡眠是否足够，是否可以通过更多的睡眠来改善白天的功能，人们有着浓厚的兴趣和争论。事实上并不主张多睡，因为从成本（失去清醒）受益（改善清醒功能）分析来看，超出“正常”的睡眠对大多数人来说最多只能产生边际效益；“多睡”并没有明显改善一整天的主观幸

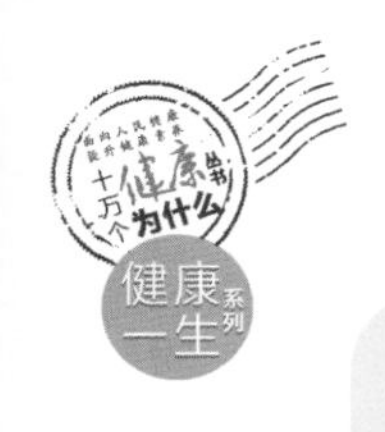

福感；延长睡眠后会出现白天警觉性下降，主观困倦感增加。因此，不主张“额外睡眠”。

睡眠质量对人体产生的影响有哪些

良好的睡眠质量会对人体产生积极的影响，如感到身心愉悦、机体对外界刺激反应灵敏、人际关系融洽等。睡眠质量差则容易产生疲劳、易怒、功能障碍、反应迟缓以及出现药物、咖啡因、酒精摄入量增加等问题。

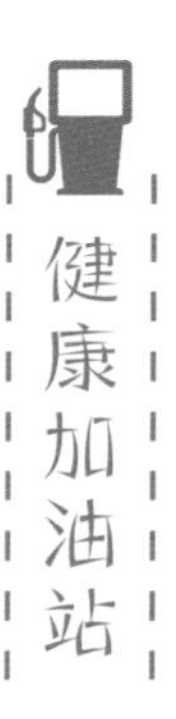

如何定义“睡眠质量”

睡眠质量是指个体对睡眠体验各个方面的自我满意度。睡眠质量包含以下四方面内容。

1. 睡眠效率　指总睡眠时间与总卧床时间之比，睡眠效率达到 85% 或更高是最理想的。

2. 睡眠潜伏期　指从清醒状态过渡到睡眠状态所需要的时间。睡眠潜伏期为 16~30 分钟的被认为是良好睡眠质量，睡眠潜伏期为 60 分钟或更长的表明睡眠质量较差。

3. 睡眠持续时间　是指夜间总睡眠时间减去睡眠期间的任何觉醒时间。美国睡眠医学学会和睡眠研究协会发起的共识建议，成年人应该有 7 小时或更长时间的睡眠，青少年（13~18 岁）应该有 8~10 小时睡眠，6~12 岁的孩子应该有 9~12 小时的睡眠。

4. 睡眠觉醒时间　从睡眠开始到最终觉醒的总清醒时间。睡眠觉醒时间≤20 分钟被认为睡眠质量良好，睡眠觉醒时间超过≥51 分钟被认为睡眠质量较差。

（孙　荣）

关键词

睡眠　淋巴细胞　细胞因子

15. 为什么说好**睡眠**能改善**免疫力**

越来越多的研究表明，睡眠在免疫细胞形成中有一种特殊的作用，睡眠可以增强免疫防御，这与人们常说的“睡眠有助于治疗”的观点相一致。因此说“好睡眠能提高免疫力”。

睡眠时免疫系统发生了哪些变化

睡眠对免疫功能有很强的调节作用。对正常睡眠 - 觉醒周期的研究表明，在夜间早期睡眠时，T 淋巴细胞的数量和促炎细胞因子，如白细胞介素 -12 达到峰值，此时开始适应性免疫反应；而具有直接效应功能的免疫细胞的数量（如细胞毒性自然杀伤细胞）以及抗炎细胞因子的活性，在白天清醒时达到峰值，促进 Th1 免疫反应，此时促进长期免疫记忆的形成。

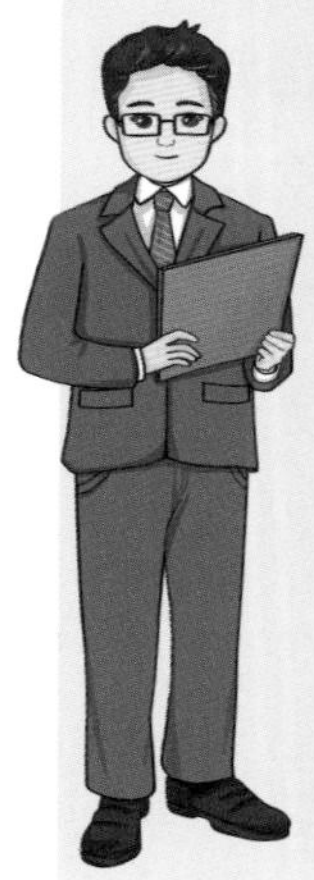

好睡眠是如何改善免疫力的

人们在白天觉醒状态下，面对各种压力应激，体内肾上腺素水平明显升高，阻碍免疫活动的特定信号分子增多，从而抑制免疫系统功能；当进入夜间睡眠后，肾上腺素水平下降，这些抑制免疫活动的信号分子减少，机体免疫力得以提升。所以说良好的夜间睡眠能提高机体免疫力，而失眠对免疫系统的功能有严重的破坏作用。

怎么做才能保证自己拥有良好的睡眠

很多因素都会影响睡眠，从工作压力、家庭 / 社会责任到疾病。每个人可能无法控制干扰睡眠的因素，但是可以通过养成一些好习惯来促进更好的睡眠。

1. 坚持睡眠时间表，按时睡，按时起，与身体的睡眠 - 觉醒周期保持一致。

2. 注意睡前饮食，不要饥饿或吃得太饱，控制尼古丁、咖啡因和酒精的摄入。

3. 创造宁静放松的环境，保持房间凉爽、黑暗、安静，睡前避免长时间使用电子产品。

4. 限制白天午睡时长，或午睡过晚。

5. 日间适量规律的体育活动或户外活动可以促进更好的睡眠。

6. 管理好焦虑、压力、抑郁情绪。

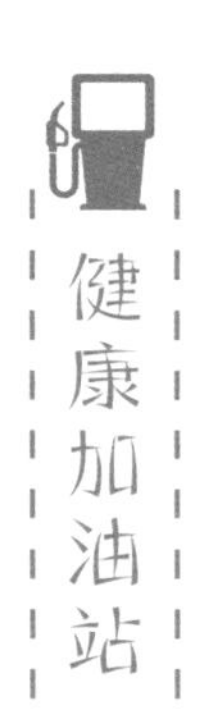

什么样的睡眠能称之为“好睡眠”

一般认为，良好的睡眠符合下列 5 条标准：①入睡快，能在 30 分钟左右入睡；②睡得深而沉；③入睡后不易觉醒，无惊梦或噩梦；④每日睡眠时间能保持在最佳的 7~9 小时；⑤白天精神好、不困倦、精力充沛。其中第 5 条最为重要。

（孙　荣）

关键词

生气　疾病

16. 为什么说很多**病**都是**被气出来**的

愤怒是一种正常的情绪，是指受到某种感知到的刺激而产生不舒服和强烈的情绪反应，愤怒蕴含着强大的能量，帮助我们适应周围环境。当人们否认、隐藏或以一种不可接受的方式表达这种情绪时，愤怒才会是消极的，就会出现我们经常说的“气大伤身”“怒则气上，怒则气逆，怒则气滞，气滞则百病生”等情况。

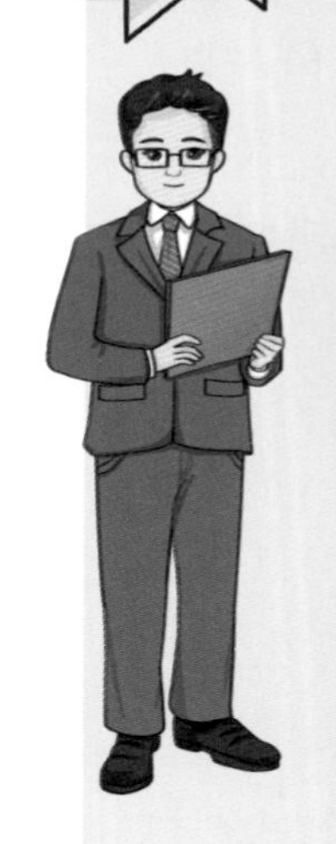

专家说

当人生气或愤怒时，会给身体带来哪些伤害

1. 心脑血管疾病　“怒火攻心”指的是伤心脏，当人处在愤怒的情绪下，交感神经系统兴奋，肾上腺素和去甲肾上腺素的释放增加，导致心跳加快，血压升高，心脏负荷增加，心肌耗氧量增加，冠状动脉痉挛，最终导致心绞痛、急性心肌梗死、心源性猝死或脑卒中的发生。

2. 消化系统疾病　生气时会刺激交感神经系统，使唾液腺分泌减少，胃蠕动减少，口腔变得干燥，同时消化道黏膜组织缺血、缺氧，胃酸分泌不足，胃消化酶活性降低，胃中酸碱度失衡，这些都会导致食欲下降、消化不良，出现胃溃疡等问题。

3. 失眠、焦虑　当愤怒没有得到很好的控制时，人总是害怕接下来会发生什么，并且担心已经发生的事情是否会再次发生。这将引起焦虑，继而失眠。

4. 其他疾病或症状　长时间的不良情绪，可导致内分泌系统紊乱，影响垂体的促甲状腺激素分泌，导致分泌大量的甲状腺激素，引起甲状腺机体亢进；可能引起皮肤疾病，易长黄褐斑；还会引起心脏神经症、偏头痛、哮喘、脱发等多种问题。

帮助缓解坏情绪的好方法

研究表明，暴怒的持续时间往往不超过 12 秒钟，所以努力控制好这 12 秒，负面情绪可能得到排解。

1. 深呼吸　进行平稳的呼气、吸气练习，通过下列想法，如“我不能通过指责别人来完成任何事情，即使他对这个问题负有责任”“换个角度试试”“5 年后这件事还重要吗”“如果明天我还在这件事上生气，我会解决的。但现在，我要冷静一下”等来稳定波动的情绪，在 5~8 次深呼吸后愤怒基本可以平息。

2. 有意识地改变自己的面部表情　如暗示自己多微笑。

3. 回归理性思考　真诚地表达自己的想法，以客观而不带批判的方式表达出来。批评或指责只会增加紧张。相反，用“我”来描述问题。

4. 不要怀恨在心，宽恕是一个强大的工具　如果让愤怒占满心灵，会发现自己被痛苦或不公平感所吞噬。原谅激怒自己的人，利于从中吸取教训。

所以，劝大家莫生气，坏情绪真的会悄悄“偷走”你的健康！

（孙　荣　武留信）

17. 为什么**压力大**的人容易**暴饮暴食**

我们都听过“压力饮食”这个说法，它的背后隐藏着很多道理。压力会引起皮质醇的升高，再加上高脂肪、含糖的“安慰食物”的影响，促使人们暴饮暴食，这也被称为“情感性进食”。研究表明，在应对压力的行为上存在性别差异，女性大多可能转向食物，而男性更有可能转向酒精或烟草。

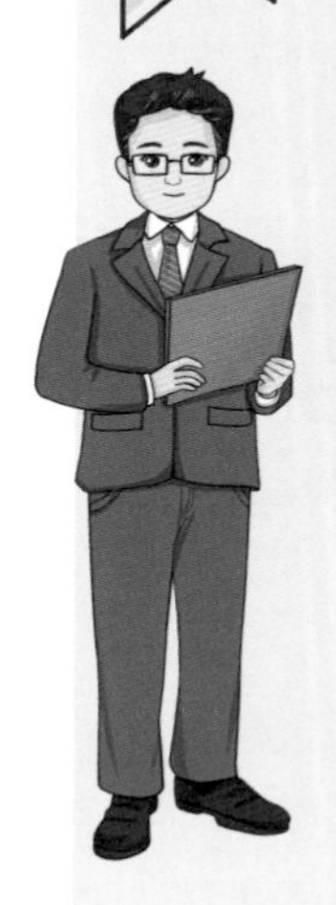

压力对食欲的影响

在短期内，压力会抑制食欲。神经系统向肾脏顶部的肾上腺发送信息，释放一种叫肾上腺素的激素。肾上腺素有助于触发身体的“战斗或逃跑”反应，这是一种应激的生理状态，会暂时抑制进食。但如果压力持续存在，情况就不同了。肾上腺会释放另一种叫作皮质醇的激素，皮质醇会增加食欲。

压力大是如何导致暴饮暴食的

越来越多的证据表明，与应激相关的下丘脑 - 垂体 - 肾上腺轴的慢性刺激和由此产生的高皮质醇水平和高胰岛素水平可能是暴饮暴食的罪魁祸首。

压力也会影响人们对食物的偏好。研究表明，身体或精神上的痛苦会增加高脂肪、高糖或两者兼而有之的食物的摄入量。压力和美味的食物刺激了内源性阿片释放，反过来，阿片释放似乎是生物体强大防御机制的一部分，通过降低下丘脑 - 垂体 - 肾上腺轴的活性，从而减弱应激反应，保护生物体免受应激的有害影响。通过压力诱导的下丘脑 - 垂体 - 肾上腺轴，刺激、摄入美味食物或两者兼而有之，反复刺激这一奖励通路，可能导致神经生物学适应，从而促进暴饮暴食的发生。

如何在不暴饮暴食的情况下缓解压力

1. 冥想　冥想可以减轻压力，也可以帮助人们更加注意对食物的选择。通过练习，能抑制对高糖和高脂肪类食物摄入的冲动。

2. 运动　运动可以减轻压力带来的负面影响。有些活动如瑜伽、太极，既包含锻炼也包含冥想。

3. 社会支持　朋友、家人和其他来源的社会支持可以缓解压力。

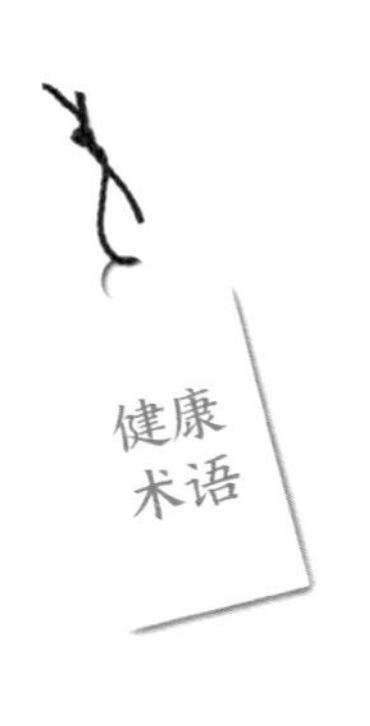

情感性进食

情感性进食（emotional eating）是指个体因饥饿以外的原因产生食欲，以进食行为作为应对消极情绪（如焦虑、抑郁、愤怒、孤独等）的反应。情感性进食在一定程度上会起到自我安慰、缓释压力的作用。适度的食物治愈是没有问题的，但是如果将情感性进食作为应对压力的首选方式，那么此时的情感性进食其实是一种有紊乱风险的行为。

（孙　荣　武留信）

18. 为什么焦虑会让疼痛雪上加霜

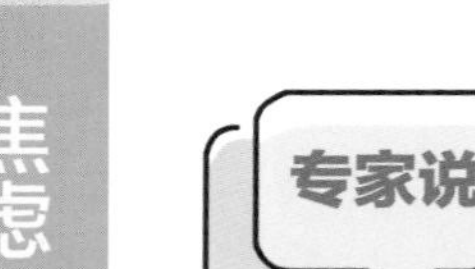

焦虑 疼痛 躯体症状

疼痛是我们每个人都曾体验过的感觉，是一种令人不快的感觉和情绪上的主观感受，如果同时伴有焦虑情绪，会让疼痛雪上加霜，这到底是什么原因呢？

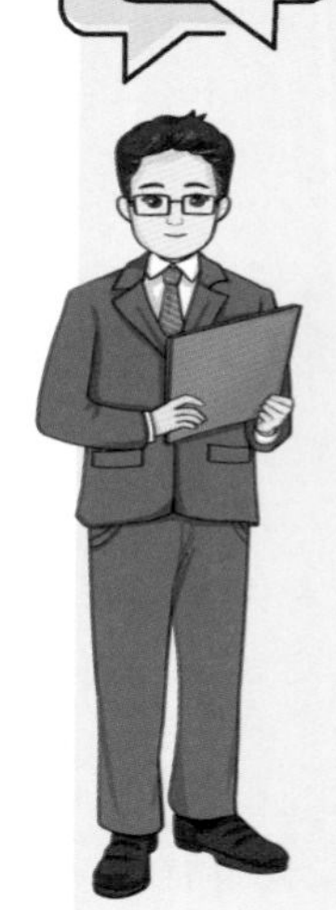

焦虑引起疼痛的特点有哪些

焦虑情绪引起疼痛是精神心理科常见的现象，通常具有疼痛部位不固定，疼痛程度较轻微，疼痛随情绪变化以及转移注意力后就会减轻或消失的特点。

为什么焦虑会加重疼痛不适感

一方面，由于对不能掌控的事情产生担忧，高估问题的严重性，低估自我处理问题的能力，继而引发负面的情绪，如过度担忧、恐惧、害怕，会引起肾上腺激素分泌增加，导致自主神经功能紊乱，肌肉紧张、血管收缩，进而出现头痛、胸痛、背痛等躯体疼痛的症状。

另一方面，情绪通过心理层面和生理层面来表达，心理层面的表达有语言、表情、行为、动作等方式；生理表达是以身体感受为主，比如心慌、肌肉紧张、呼吸急促、疼痛、头晕、发冷发热等。焦虑的患者往往难以识别情绪或者长期过度地压抑负面情绪，心理表达不足，生理表达就会代偿性的增加，所以身体成了患者情绪表达的主要渠道，从而出现各种身体上的不适，包括疼痛。

如何缓解焦虑

普通焦虑，一般是由于压力过大、不自信、太紧张等心理情绪导致，可以采取心理调节的方式，如接纳疗法。

接纳疗法核心在于完全接受，保持原状。首先接受焦虑，不抗拒。第二步，监视焦虑，将基本的自我与焦虑分离开来。您只是处于焦虑状态，而非焦虑本身。第三步，带着焦虑行动，调整好呼吸频率。放松、深深地呼吸，放慢速度，然后正常行动。第四步，重复以上步骤，将焦虑降低到一个合适位置。第五步，保持期待。人在各个阶段都会有焦虑，当焦虑出现时，坦然接受，正确排解，焦虑并不可怕。

健康加油站

测试焦虑的简便方法

用于评估焦虑情绪严重程度的方法有焦虑自评量表（selfrating anxiety scale，SAS）、广泛性焦虑障碍量表（generalized anxiexy disorder-7，GAD-7）等，如果自我感觉紧张且难以控制时，可以通过此量表进行简单的测评，但更进一步的诊断及治疗，仍需要到精神心理科就诊。

（孙　荣　武留信）

19. 为什么**多晒太阳**心情会变好

关键词

晒太阳 血清素

每当阳光明媚的时候，似乎每个人的脸上都洋溢着微笑，这说明温暖的阳光能使人们心情变好。其实，喜欢阳光这件事是有生物学依据的，阳光可以改变情绪、行为和认知，让人们感觉更快乐、更有活力。

专家说

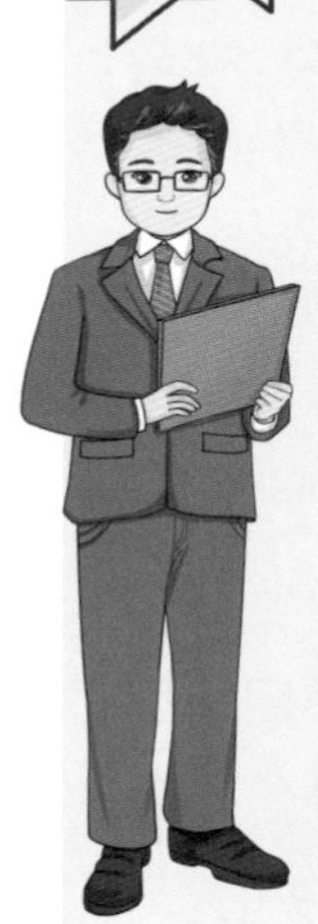

晒太阳是怎样让心情变好的

眼睛接受阳光照射后，阳光通过自感光视网膜神经节细胞介导的神经通路支配脑干产生血清素，血清素直接刺激大脑皮质和皮质下情绪相关核团，以改善情绪状态，从而有了好心情。另外，阳光通过诱导生物节律、基因表达、睡眠模式及褪黑素水平的变化等，间接地影响情绪。阳光的照射会在皮肤中生成一氧化氮，其作为天然的抗氧化剂，通过降低炎症水平，给精神带来愉悦感。以上因素就是阳光改善情绪的生物学基础。

阳光照射不足会对情绪产生什么样的影响

相反，缺少阳光的照射，血清素随之减少。血清素的缺乏与悲伤、易怒和疲劳有关。有一种叫作“季节性情感障碍”的病，主要发生在阳光较少的秋季和冬季。有一种理论认为，是因为这两个季节缺乏足够的阳光照射，从而使身体无法产生足够的血清素。暴露在阳光下或强光下是自然增加血清素水平的方式。因此，光疗也是治疗该病的主要方法之一。

如何科学地晒太阳

晒太阳确实有很多好处，不仅能改善情绪，而且可以促进人体内维生素 D 的合成、改善睡眠质量以及降低罹患痴呆的风险。但是过度的阳光照射也会导致晒伤、皮肤癌及眼部疾病等不良反应，因此晒太阳要适量。

建议平均每天晒太阳 1.5 小时，夏季每天 2 小时，冬季由于臭氧层出现季节性薄弱，太阳光中紫外线加强，可能对皮肤产生损伤，因此冬季晒太阳时间适当缩短，最好每天 1 小时。晒太阳的最佳时间是上午 6:00~10:00 时和下午 4:00~5:00 时，但夏季下午 4:00~5:00 时是一天最热的时候，晒太阳的时间可以适当延迟。

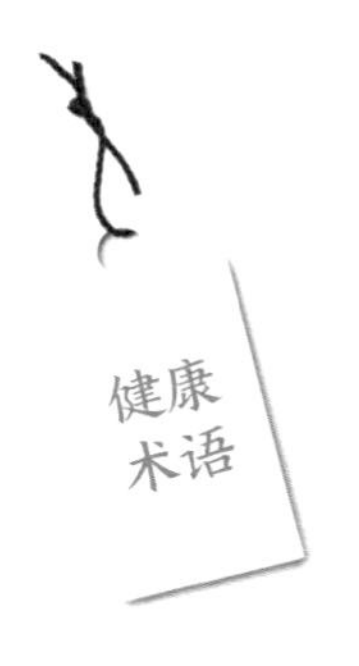

5- 羟色胺

5- 羟色胺又称血清素，被人们称为“快乐激素”，是一种单胺型神经递质，是脑 - 肠轴的关键要素，主要分布于中枢神经系统、胃肠道黏膜和血小板中。另一个产生 5- 羟色胺的重要区域是皮肤，与皮肤受到阳光的刺激有关。

5- 羟色胺其作用包括增强认知能力、增强自主神经系统功能、减轻焦虑和抑郁、提升整体幸福感，被视为天然的情绪稳定剂。

（孙　荣）

20. 为什么说**抑郁状态**就像感冒一样常见

关键词

抑郁状态 情绪

人有七情六欲，当人们遇到精神压力、生活挫折或生老病死等情况时，自然会产生抑郁情绪，导致抑郁状态。抑郁状态就像感冒一样常见，每个人都可能经历。

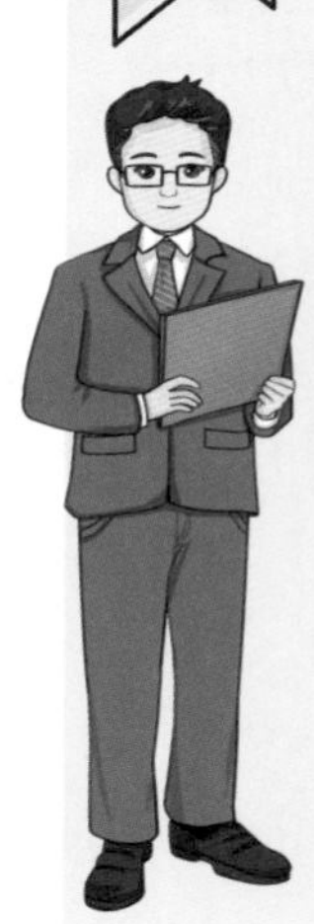

什么是抑郁状态

抑郁状态是指一个人缺乏明确奋斗目标，精神颓废的一种状态，属于病理范畴，但不等于抑郁症。抑郁状态的患者处于一种疾病状态，其基本表现和抑郁情绪类似，出现心情低落、忧伤、沮丧，程度比抑郁情绪严重，往往伴有明显的生物学症状和精神性症状，同时伴有体重、食欲和性欲下降，全身多处出现功能性不适症状。一般抑郁状态情绪可以控制，随着时间的推移而淡化或消失。抑郁状态可以是其他疾病的一种抑郁表现，并不一定是抑郁症。

为什么说抑郁状态就像感冒一样常见

抑郁状态可以在不同的文化、国家和人群中流行，不分性别、背景、社会阶层或年龄，所以说抑郁状态就像心灵上的伤风感冒，每个人都可能遭遇，是一种“情绪感冒”，也是一种常见的精神心理疾病。

如何缓解抑郁状态

放平心态，不要自我设限，接受现实；采用日记的方式记录美好的回忆、当时的心路历程；积极参加社交活动，广交朋友吐露心声；生活规律，积极参加体育锻炼，运动时大脑分泌的内啡肽是一种类似吗啡功能的生化物质，给人以欣快感；走出家门，与大自然密切接触；听音乐等。以上方法均可缓解抑郁状态。

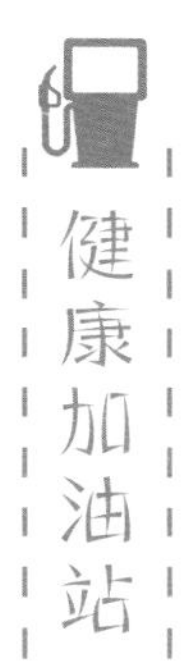

有抑郁情绪就是抑郁症吗

生活中，在遇到挫折、重大应激事件等社会心理因素时，我们可能会出现抑郁情绪，这是正常的情绪反应。但是如果抑郁状态严重和持久，每次发作持续至少两周以上，长者甚或数年，严重影响到工作、学习和生活，就要警惕抑郁症的发生。

抑郁症也是一种以情绪抑郁为主要表现的精神疾病，是一种病理性的抑郁。抑郁症以显著而持久的心境低落为主要临床特征，典型临床表现为情感低落、思维迟缓、意志活动减退，即“三低症状”。如果出现上述情况，需要到专业的精神心理科就诊治疗。

（孙　荣）

三

伤害与养生需知晓

21. 为什么做饭也会让室内 $PM_{2.5}$ 超标

在各项监测空气质量的指标中，$PM_{2.5}$ 细颗粒物指数日益被大众所熟知。人体在呼吸时可将直径小于等于 2.5 微米的颗粒物吸入细支气管和肺泡中，直接影响肺的通气功能，对健康危害极大。做饭时产生的油烟污染物，会导致室内 $PM_{2.5}$ 超标，甚至可达到严重污染。

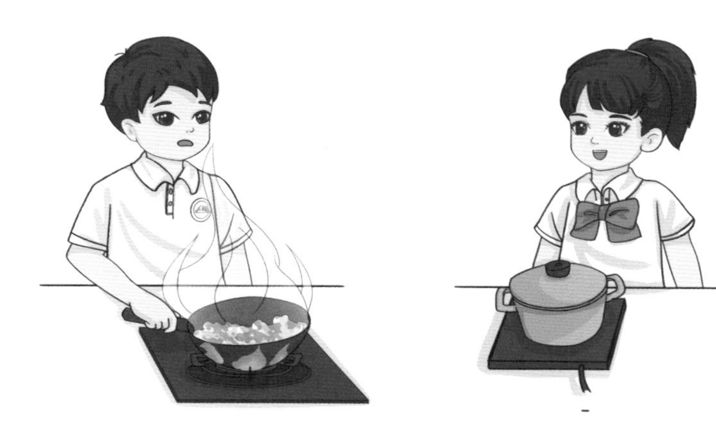

专家说

为什么做饭也会让室内 $PM_{2.5}$ 超标

做饭时的燃料、食材、食用油中的化学物质在高温下发生化学反应，产生黑碳气溶胶等挥发性有机物，其含有大量多环芳烃、杂环胺类、醛、酮等物质。在“煎”和“炒”的烹饪方式中会大量生成这类污染物。同时，烹饪时食用油和食材中的低沸点化合物受热挥发到空气中，与冷凝水蒸气结合，也会形成肉眼可见

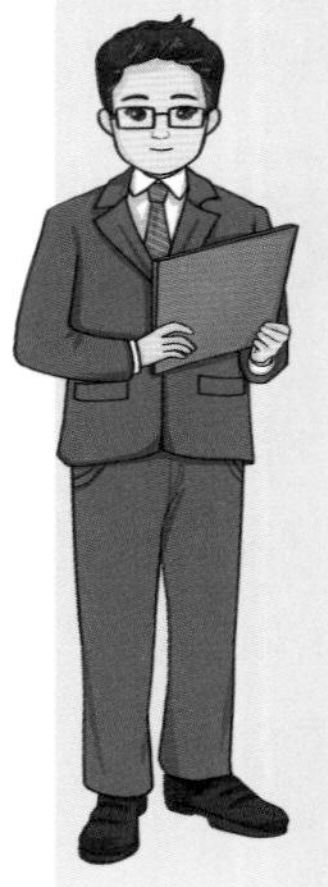

的烟雾，这一现象在炒辣椒时非常明显。由此可见，做饭过程对室内空气质量影响很大，我们必须重视做饭时的空气污染问题。

$PM_{2.5}$ 对人体的危害

在人的呼吸过程中，$PM_{2.5}$ 很容易进入人体内，其中除有一小部分滞留在鼻腔、气管和支气管外，其余多数会直接进入肺泡。进入肺泡的颗粒物一部分会沉积下来，另外一部分将随淋巴液进入支气管淋巴结和血液循环系统，然后输送到人体的各个组织和器官，它们在人体内可以滞留数年之久。进入人体肺部及血液的 $PM_{2.5}$，能够引发心脑血管疾病、哮喘、支气管炎等。

如何减少做饭时产生的 $PM_{2.5}$

1. 蒸、煮的烹饪方式对室内空气质量影响较小，是较健康的烹饪方式。如果需要进行煎、炒，应控制火力和时间，减少油烟产生。

2. 做饭时，尽量使用清洁且不易生锈的锅具。锅具底部的油垢也是造成烹饪时空气污染的重要因素之一。使用旧铁锅时，应及时铲除锅底的铁锈和油垢。

3. 使用环保抽油烟机时，应保持稳定的气流环境，以提升排油烟效率。

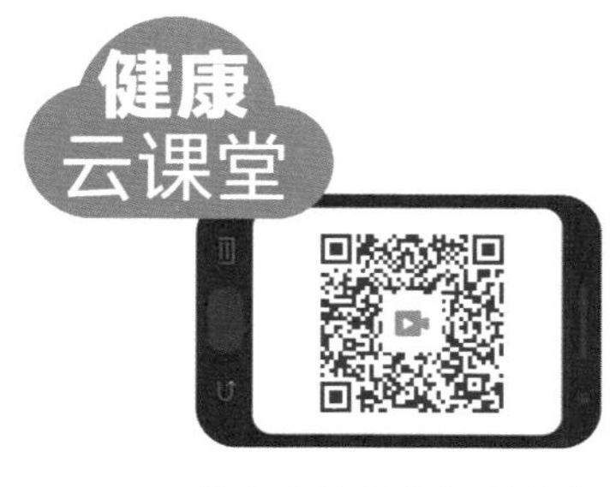

家庭空气污染源有哪些

（陈志恒　袁　挺）

关键词

冰箱　保鲜　食物

22. 为什么 冰箱不一定保鲜

冰箱可以保鲜，但如果储存不当，不仅不能使食物保鲜，还可能影响食物品质甚至威胁身体健康。

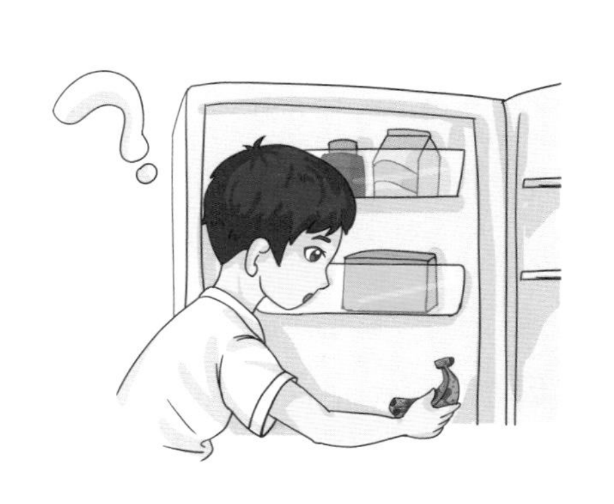

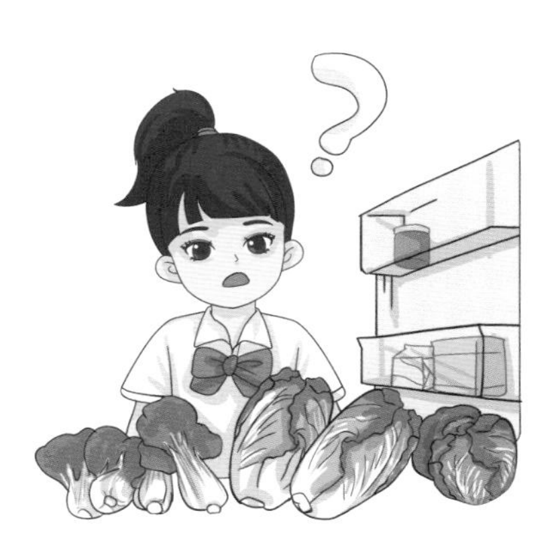

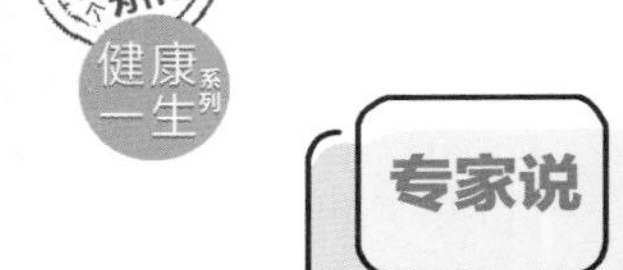

专家说

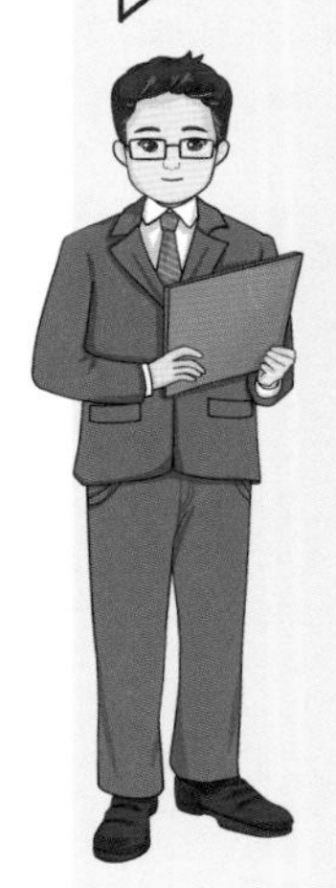

肉在冰箱放太久，会有哪些变化

1. 氧化　当肉类与冰箱冷冻层的空气接触时，无论温度多低，肉中的脂肪和蛋白质都会发生氧化，导致出现难闻的“哈喇味”。而肉一旦氧化就会产生很多有害物质，肉质也会因此改变。中国肉类食品综合研究中心的调查数据显示，放入冰箱储存的肉前 3 个月是冷冻肉氧化速度急剧上升的时期，肉质会在这个阶段迅速变差。

2. 细菌超标　冻肉解冻时，温度回升加之被破坏的组织细胞渗出大量的蛋白质和水分，肉便成了滋养细菌的天堂。细菌会分解肉中的蛋白质、脂肪，产生大量对人体有害的小分子物质，如蛋白质分解产生的小分子胺类物质，脂肪氧化产生的醛类、酮类、过氧化物等。食用后很有可能导致食物中毒，出现呕吐、恶心、腹泻等症状。

3. 营养丢失　冷冻久了的肉解冻之后，肉类的纤维会变硬，营养大量损失，口感也会受到影响，所以还是吃新鲜的最好。

如何科学使用冰箱

1. 注意食物在冰箱中的保存时间。通常在冷藏条件下，鲜畜肉能够保存 3~5 天，鲜禽肉保存 1~2 天。在冷冻情况下，速冻食品中的饺子、馄饨、汤圆等，建议在 1~2 个月内吃完；半成品蔬菜，如玉米粒、板栗等，冷冻时间建议不要超过 5 个月；河鲜、海鲜最好在 4 个月内食用，最长不超过半年；红肉类可以冷冻保存 10~12 个月，其中瘦肉比肥肉保存时间长；禽肉类的冷冻保质期在 8~10 个月，比红肉类稍短。

2. 以下食物不适合保存在冰箱中。常见的热带水果，如香蕉、榴莲、木瓜、芒果等，通常会在没有完全熟透的时候就被采摘及售卖，如果直接放进冰箱，这些水果会抑制自身乙烯（帮助水果成熟的成分）的释放，无法在冰箱中成熟。另外，这些热带水果对低温比较敏感，放进冰箱容易出现冻伤。程度较轻的表皮会变褐色、长出麻点，严重的话水果内部会软烂。根茎类的蔬菜如土豆、洋葱、大蒜、黄瓜、青椒等，容易出现霉变、发芽或冻伤等问题，也不适合放在冰箱中，建议放在阴凉、通风、干燥的地方。

3. 注意肉类不能直接放进冰箱。肉类、海鲜等动物食品往往更容易携带致病菌，如果不做密封处理放进冰箱，很可能导致细菌的交叉传播，污染冰箱里的蔬菜水果、馒头面条等其他食物。

尤其要当心的是李斯特菌，这种细菌能在低温条件下存活很久，人感染之后会出现发热、肌肉痛、恶心、腹泻等症状，严重的甚至会发展成脑膜炎、败血症，危及生命。

（陈志恒　袁　挺）

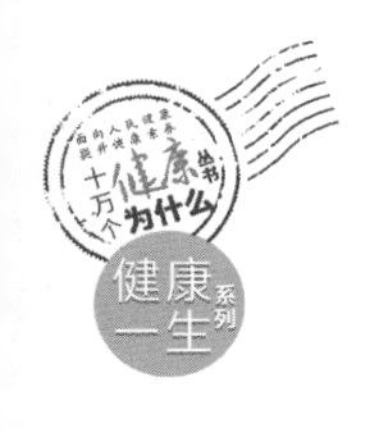

23. 为什么要把**反式脂肪酸**拒之门外

关键词

反式脂肪 心血管疾病

反式脂肪又称“反式脂肪酸”，是一大类含有反式双键的脂肪酸的简称。反式脂肪酸是植物油氢化后产生的物质，加入它的食品，价格低廉又兼具口感，方便加工，适合大规模生产，一时间氢化植物油风靡全球。但是反式脂肪可谓美食背后的“健康杀手”，要限制食用。

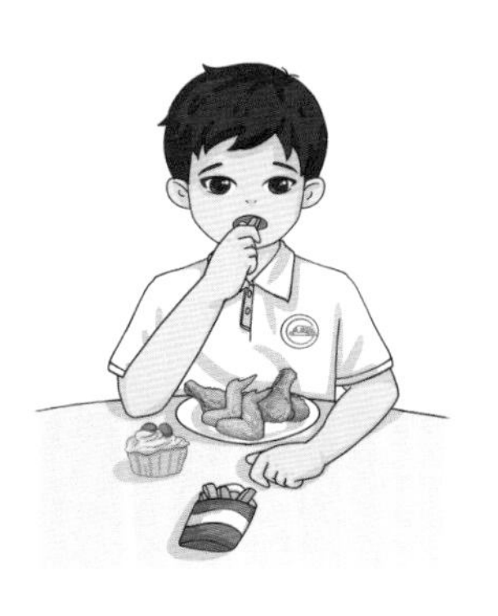

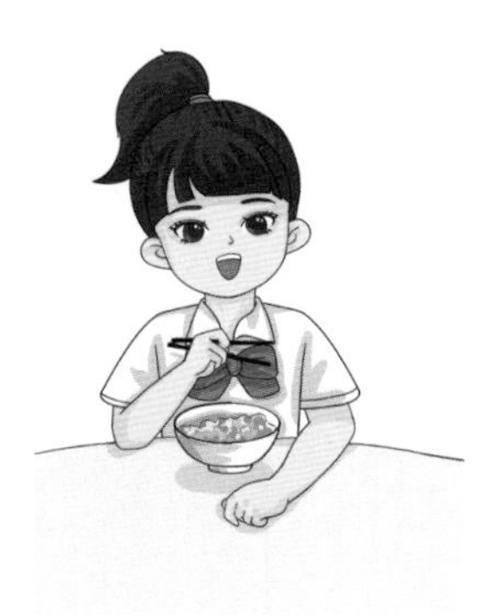

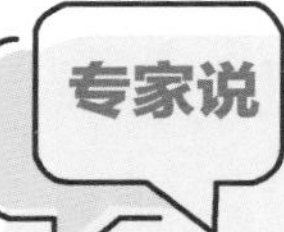

专家说

反式脂肪酸对人体的危害

反式脂肪酸的摄入会产生自由基级联反应。自由基级联反应会破坏正常的多不饱和脂肪酸，把它们变成丑陋的“分子吸血鬼”。在自由基的帮助下，反式脂肪酸会把正常的脂肪酸分子以每秒数十亿的速度转化为自己的同类。自由基级联反应会使动脉血管变脆，还会损坏其他身体组织，诱发炎症，是一种干扰正常新陈代谢的化学混沌现象。

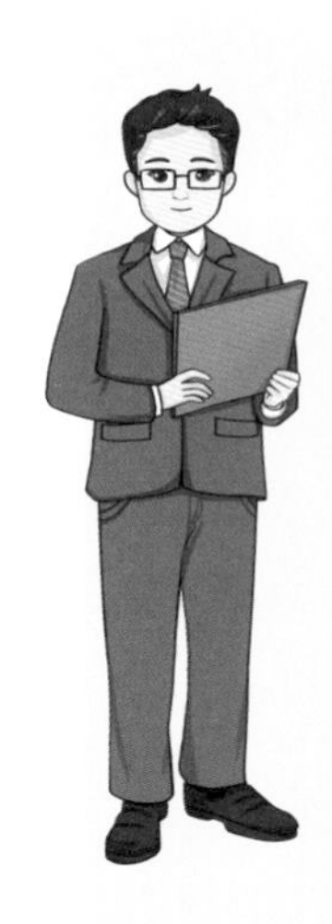

请记住，反式脂肪酸不是人体必需的营养物质，对健康有明显的潜在危害，它和肥胖、心血管疾病、癌症、糖尿病、生长发育不良、不孕不育、阿尔茨海默病、抑郁、暴力倾向等相关。

如何减少反式脂肪酸的摄入

如果食品外包装上的食品配料表中标有“人造脂肪”“人工黄油”“人造奶油”“人造植物黄油”“植物黄油”“植物奶油”“奶精”“代可可脂”“食用氢化油”“起酥油”等，则均含有反式脂肪酸。标有“精制”“精炼”字样的油脂也大多含有反式脂肪酸。另外，国家规定食品外包装上的营养成分表中，应标示出反式脂肪酸的含量。要注意的是，按规定每 100 克产品中含反式脂肪酸含量不超过 0.3 克，可标注为“0”。所以，食品标签标注“0”，可能只是每 100 克该产品中反式脂肪酸含量低于 0.3 克，而不是真的不含有。因此，在选择食品时，可以通过仔细阅读食品配料表及营养成分表，尽量避免或减少食用含反式脂肪酸较高的食品。

除此之外，脂肪的烹饪方式也很重要，如果想烹饪，就要选择具有耐热性的脂肪。在这一点上，饱和脂肪酸（存在于黄油、椰子油、猪油中）轻松胜出。因为它们可以抵御一种与受热相关的损伤——氧化。而对于从植物种子萃取的油脂经过加工就成了植物油，其主要成分是多不饱和脂肪酸，更容易与氧气发生反应，一旦经过高温加热，就会产生反式脂肪。对于植物油而言，要尽量避免高温加热。

（陈志恒　袁　挺）

24. 为什么要对塑料制品说不

关键词

塑料 内分泌干扰物

塑料在我们的日常生活中无处不在，矿泉水瓶、婴幼儿用品、手机壳……塑料对环境健康和人体健康具有双重威胁。所以，减少塑料制品的使用，不仅有利于对人类健康的保护，更是起到了环保的作用，是关爱健康的重要方式。

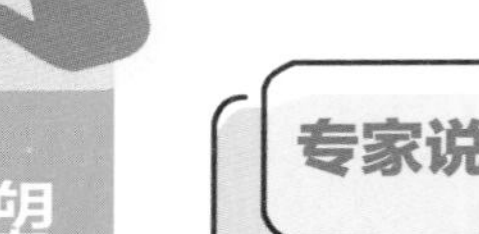

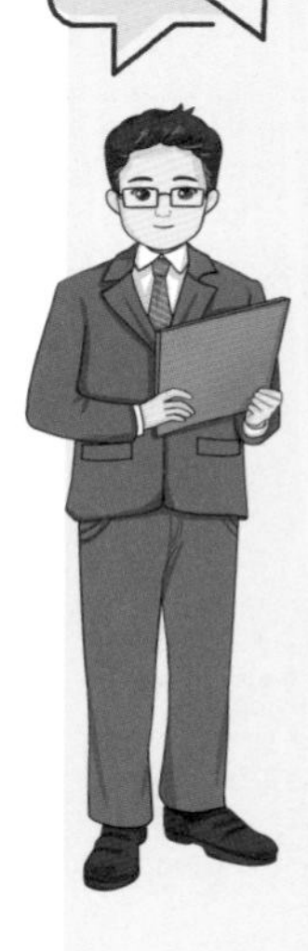

为什么塑料会对人体造成危害

塑料是由塑料树脂和塑化剂、稳定剂等添加剂制成的。有些塑料树脂，如聚氯乙烯本身就是致癌物。有些添加剂，如双酚 A，可对人体内分泌系统造成干扰。除此之外，充当稳定剂的镉、铅、铬等有毒重金属也被加到塑料中，特别是一些再生塑料，可能含有严重超标的病菌和致癌物。另外，在原材料的生产和运输中，塑料在制作或焚烧处理时，都会产生污染物，对人类健康造成危害。特别要警惕微塑料（直径 ≤5 毫米的塑料颗粒），它可以长时间停留在胃肠道中，造成内壁损伤，且引起营养不良。它也能通过呼吸、皮肤，甚至静脉输液等途径进入人体从而影响健康。

如何避免塑料制品的毒性作用

1. 学会认识塑料小标识，如不使用“03 号”聚氯乙烯材料来打包食物，特别是高油脂食物。

2. 尽量减少一次性塑料的使用，如一次性饭盒、水杯、塑料吸管和手套。

3. 及时更换已经磨损的塑料容器，因为加热或是磨损的塑料，更容易释放有毒的双酚 A。避免加热和紫外线照射。

4. 减少接触机打小票，接触后及时洗手，减少经皮肤吸收的双酚 A。

5. 净化饮用水，过滤掉水中潜在的塑化剂。

6. 避免购买塑料儿童用品，并教育孩子养成良好的卫生习惯，养成及时洗手的卫生习惯。

7. 生肉类、蔬菜和水果尽量不使用塑料砧板进行处理，在烹饪前将其充分清洗，食物也要烹饪足够的时间。

塑料制品的标识及危害

数字标识	塑料树脂类型	用途及特点	危害
01	聚对苯二甲酸乙二醇酯(PET)	用于制作矿泉水瓶等容器；不耐高温，不可重复利用	长期使用可能释放致癌物
02	高密度聚乙烯(HDPE)	用于制作清洁剂、洗浴用品、食用油等容器；可耐110℃高温	—
03	聚氯乙烯(PVC)	用于制作雨衣、建材、塑料膜、塑料盒等；可塑性强，使用普遍	高温容易释放双酚 A
04	低密度聚乙烯(LDPE)	用于制作保鲜膜、塑料膜等；耐热性不强	在加热时，可能会释放有毒物质
05	聚丙烯(PP)	用于制作餐盒，耐高温，可用于微波炉加热	—
06	聚苯乙烯(PS)	用于制作碗装泡面盒，快餐盒等；可耐热抗寒，不耐酸	微波炉加热或装酸性饮料，易释放致癌物质
07	其他类(PC)	用于制作奶瓶、太空杯等	加热、阳光直射或破损易释放双酚 A

（赵琳琳）

25. 为什么服用某些药物期间要做到“滴酒不沾”

关键词

药物 酒 双硫仑反应

“头孢就酒，说走就走”，大家经常拿这句话开玩笑，很多人对此并不重视，但有时这真的不是一句玩笑话。“头孢 + 酒”为什么可能使人送命呢？背后的元凶就是——双硫仑反应！

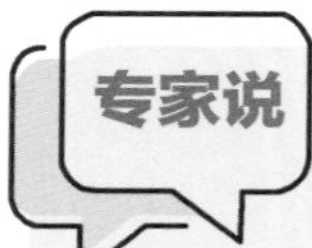

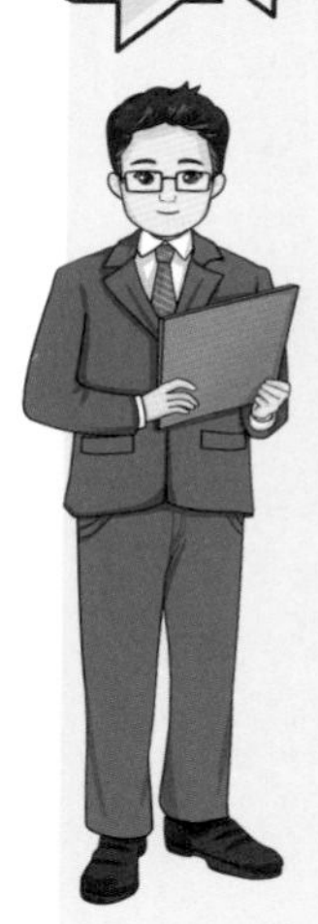

什么是双硫仑反应

双硫仑反应是指在服用某些药物后饮酒或饮用含有酒精的饮品，经过一系列反应，导致体内“乙醛蓄积”，从而发生中毒反应。一般在用药后饮酒或酒后用药的 15~30 分钟内出现，包括面部潮红、眼睛充血、视觉模糊、头痛、头晕、恶心、呕吐、出汗、口干、胸痛等。严重者可导致心肌梗死、急性心脏衰竭、急性肝损伤、惊厥及死亡等。老人、儿童、心脑血管病患者和酒精过敏者危险性更大。

可引起双硫仑反应的药物

1. 头孢菌素类　部分名称里有“头孢”两字的药物，如头孢替安、头孢甲肟等。

2. 硝基咪唑类（属于抗生素）　甲硝唑、替硝唑、奥硝唑等。

3. 硝基呋喃类（属于抗生素） 呋喃妥因、呋喃唑酮等。

4. 降糖药（包括注射胰岛素） 格列本脲、格列吡嗪、格列齐特、格列喹酮、苯乙双胍等。

5. 其他 氯霉素、异烟肼（抗结核药）、华法林（抗凝血药）、酮康唑（抗真菌药）等。

以上药物在饮酒后24小时内不要服用，其中头孢等抗生素在服药过程中和停药后7天内不要饮酒。而对于需要长期使用的药物，则最好戒酒。

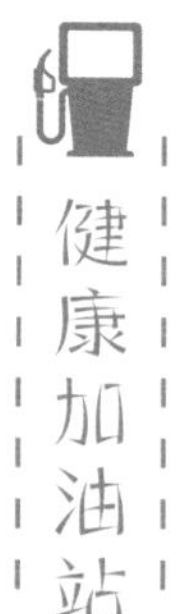

除了可能引起双硫仑反应的药物以外，还有一些药物如果与酒同服，也可能会增加不良反应甚至出现危险。

其他常见与酒同用易发生不良反应的药物

药物类别	药物名称	不良反应
精神类药物	地西泮、氯氮䓬片、艾司唑仑	镇静安眠药对大脑有抑制作用，酒精会加重这种抑制，可能使患者出现昏迷、休克、呼吸衰竭等危重情况
镇痛药物	阿司匹林、扑热息痛、布洛芬	对胃黏膜有一些刺激作用，在酒精的协同下两者叠加可能导致胃溃疡、胃炎甚至胃出血的发生
降血压药	利血平、卡托普利、硝苯地平	可能引起血管舒张，出现低血压甚至休克，危及生命；或者使血压飙升，严重的可导致脑出血

是不是感觉这么多药有些记不住、记不全？其实只要记住“喝酒不吃药，吃药不喝酒”就够了。吃药

期间坚决不喝酒，以确保万无一失。

吃药喝酒危害口诀

头孢就酒，说走就走

安眠药 + 酒，一觉不醒

镇痛药 + 酒，胃出血向你招手

降血压药 + 酒，警惕低血压休克

抗抑郁药 + 酒，借酒浇愁愁更愁

请记住：喝酒不吃药，吃药不喝酒

（陈志恒　袁　挺）

关键词
烟草　电子烟　戒烟

26. 为什么吸**电子烟**也会**危害健康**

新型无烟产品（如电子烟）大大增加了非传统烟民的数量，甚至影响了一大批青少年。电子烟有着与香烟一样的烟雾、气味和感觉，它通过雾化等手段将尼古丁等混合成气溶胶让人吸食，相比可燃香烟，电子烟能更快、更好地传递尼古丁，其化学成分更复杂，有毒物质更多。同时，电子烟的电池还可能存在燃爆等安全隐患。

电子烟对身体有哪些危害

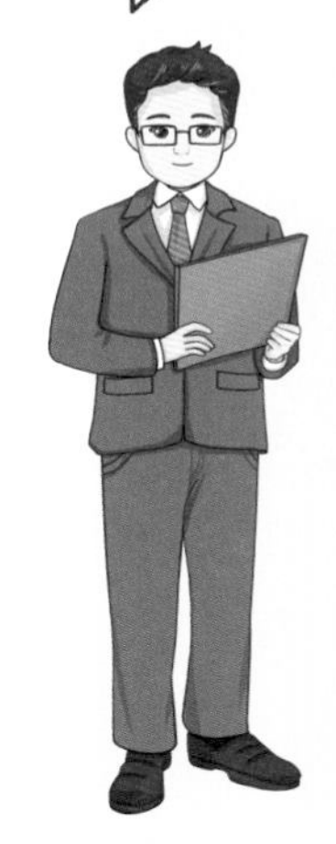

《中国吸烟危害健康报告 2020》重点增加了电子烟对健康的危害内容。电子烟是一种模仿香烟的电子产品，同样也是烟草制品，也会产生二手烟，雾化器将烟液雾化形成气溶胶传递给吸烟者和被动吸烟者。电子烟烟雾含有数百种有害物质，其中至少 69 种为致癌物，导致呼吸系统疾病、心血管疾病、糖尿病、肿瘤的发生。

电子烟尼古丁浓度高，儿童、青少年对尼古丁比较敏感，容易影响大脑功能与发育，降低注意力、学习能力，影响对情绪的控制能力。电子烟加热系统产生的某些重金属，如镍和铬，会加重对人体神经系统等的毒害作用。电子烟还会使人鼻子中的大部分免疫基因受到控制，降低人体免疫能力。

另外，还需要警惕“电子烟溢出”，即电子烟液体泄漏，达到一定浓度会加速皮肤细胞的凋亡，降低皮肤屏障的保护作用，增加皮肤感染的概率，尤其对有皮肤病、糖尿病、动脉炎的患者伤害更大。

我们该如何控制使用电子烟

世界上不存在无害的烟草制品，我国把电子烟列入公共场所限制范围。接触电子烟的消费者和销售人员应佩戴适当的防护装备，并及时清洁受污染区域，包括皮肤和口鼻黏膜。

尼古丁成瘾是一种慢性、高复发性脑部疾病，药物干预是

戒断尼古丁的传统有效方式，运动干预和心理干预是潜在的新策略。研究表明，中等强度有氧运动可以抑制尼古丁所介导的脑内多巴胺神经元环路，缓解尼古丁戒断的焦虑等负面情绪，从而减少复吸。

戒断电子烟时，可以手口同时占用，比如嚼无糖口香糖、手上玩健身球、出去散步、聊天转移注意力等，避免零食代替。

（陈志恒　王　艳）

27. 为什么“吸烟屋”对健康危害更大

现在很多公共场所划定了吸烟屋，其实无论在哪里吸烟，烟雾都会在一个空气流通的整体空间内，排风扇、新风系统等均无法迅速排出烟雾。

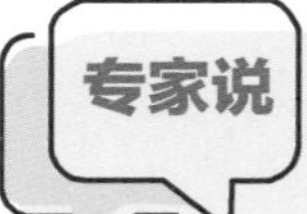

为什么“吸烟屋”对健康危害更大

复旦大学健康传播研究所控烟研究中心表明，单独设立的吸烟区，5 米之外的烟碱危害类气体是室外

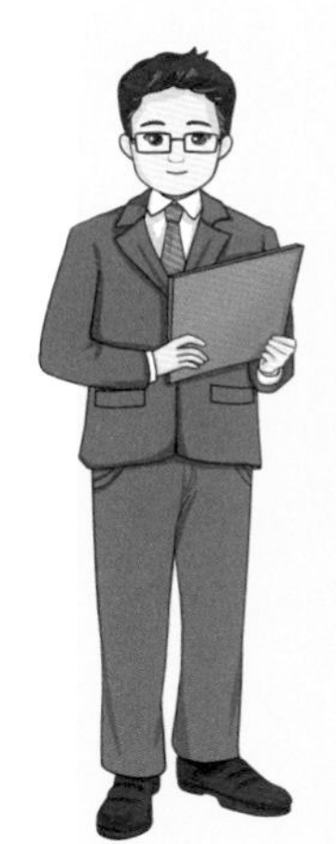

$PM_{2.5}$ 浓度的 8 倍。研究证明，设定吸烟屋、划定吸烟区不能完全隔离二手烟。

除了吸烟屋周边区域有有害烟雾溢出（二手烟），吸烟者从吸烟屋回到禁烟区后衣服和身体携带的烟味散发在空气中（三手烟），都会使烟雾主要有害物质尼古丁等产生浓度累积，进而对吸烟屋以外的人体健康产生不利影响。

尼古丁可快速被口腔黏膜、气管黏膜等吸收，且吸入后 10 秒即可到达脑部，并能迅速通过血脑屏障、胎盘屏障，对成人、未成年人甚至胎儿都能做到无差别攻击。尼古丁可诱导氧化应激并加重各种细胞的凋亡，包括气道上皮细胞、心肌细胞、血管内皮细胞等。尼古丁比体内正常受体具有更高的亲和力，从而替代正常受体发生一系列病理生物学效应，包括致癌、促癌和肿瘤转移。它还会降低化疗和放疗的敏感性，降低正处于治疗期患者的疗效，甚至还可能诱发第二种肿瘤。

接触香烟烟雾的时间越长，危害越大。除了会增加心血管和呼吸系统疾病、糖尿病、恶性肿瘤的发生，还可能出现反应迟钝等大脑损伤症状，同时尼古丁的高成瘾已经证实会对心理状态产生不良影响。

我们该怎么办

首先，人人都应参与控烟宣传。在入职培训中包括简短控烟、戒烟培训，每位吸烟者进行强化培训，了解每个人的办公室也是禁烟区，理解吸烟对健康的危害，认识到戒烟对自己和家人健康的益处。

其次，戒烟是循序渐进的过程，成功戒烟有 12 个阶段，反复是正常的，家人及朋友要鼓励支持，奖惩有度，正确的戒烟循环可以加强戒烟愿望，提高戒烟的可能性。

最后，可以到专业医疗机构寻求戒烟咨询，全国戒烟热线 400-888-5531、400-808-5531，推荐有戒烟意愿的吸烟者到戒烟门诊、使用戒烟药物。

关键词

（陈志恒　王　艳）

电磁辐射　健康危害

28. 为什么 过度电磁场暴露 危害健康

宇宙中只要是有温度的物体，都在对外散发着能量，也就是笼统意义上的辐射。最常见的有电磁辐射的物质 / 物品包括小部分低频紫外线、红外线、可见光，家用电器、通信基站、高压线等。生活在这些辐射下的人们不可避免电磁场暴露，适度的电磁场暴露，如红外线、微波治疗等对人是有用的。但是过度电磁场暴露对神经系统、视觉系统、心血管系统、免疫系统等都会造成严重打击。

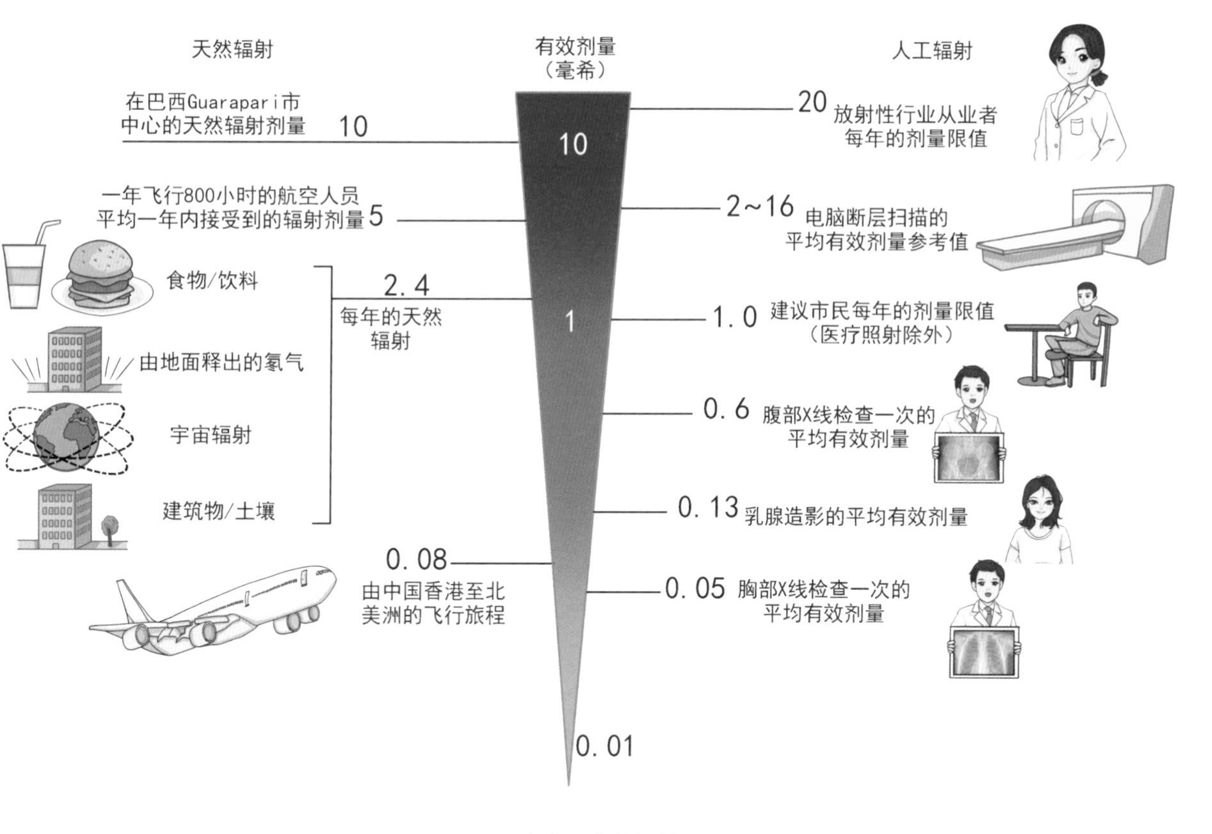
天然辐射
有效剂量
（毫希）
人工辐射
在巴西Guarapari市
中心的天然辐射剂量 10
10
20 放射性行业从业者
每年的剂量限值
一年飞行800小时的航空人员
平均一年内接受到的辐射剂量 5
2~16 电脑断层扫描的
平均有效剂量参考值
食物/饮料
由地面释出的氡气
宇宙辐射
建筑物/土壤
2.4
每年的天然
辐射
1
1.0 建议市民每年的剂量限值
（医疗照射除外）
0.6 腹部X线检查一次的
平均有效剂量
0.13 乳腺造影的平均有效剂量
0.08
由中国香港至北
美洲的飞行旅程
0.05 胸部X线检查一次的
平均有效剂量
0.01
日常生活中的辐射

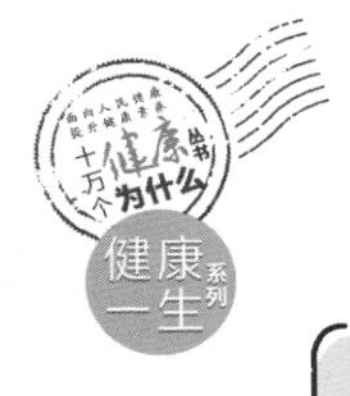

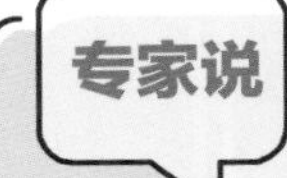

为什么过度电磁场暴露有害健康

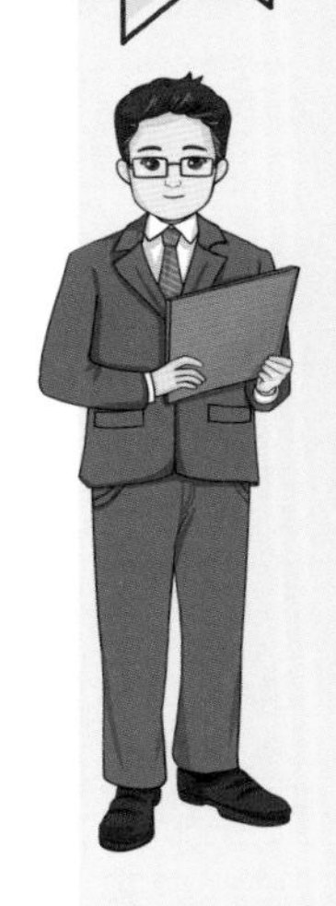

过度电磁辐射产生热效应和辐射效应，导致全身各细胞、内环境的温度升高，可以介导线粒体自噬，会影响和破坏人体原有的生物电流和生物磁场，导致细胞提早凋亡、细胞分裂延迟，引起脑力负荷水平显著增加，延长大脑反应时间，引起短时记忆力减退，刺激肝脏氧化应激反应，加速腺体萎缩，引发细胞的异常增殖等。

流行病学研究显示，长期或过量接触电磁辐射者，可能出现头昏、头痛、乏力、胸闷、心悸等神经衰弱综合征；心律不齐、心动过缓等心电图改变；眼球晶状体内点状或小片状浑浊甚至白内障；男性性功能下降；女性内分泌紊乱；孕妇自然流产；免疫力下降；白血病、癌症发生率增加等。胎儿比成人更容易受到过度电磁辐射的影响，容易出现胎儿发育畸形。

如何应对过度电磁场暴露

电磁辐射的健康危害是可以防控的。

医疗中，在做X线或CT检查时，应保护好头颈部及其他非必须照射部位，尤其未成年人。

生活中，首先提高自我保护意识，家中电器摆放不要过于集中或经常一起使用，电视、电脑等不宜集中摆放在卧室，床头不宜安装太多插电装备。其次，各种家用电器、办公设备、移动电话等应尽量避免长时间操作，充电线及时拔出。当电器暂停使用时，不要一直处于待机状态，周期性给家里所有电器断电。再次，使用电器时，应保持一定的安全距离，如眼睛距离电视荧光屏、电脑、平板等一般是屏幕宽度的 5 倍左右，微波炉在开启后至少离开 1 米远，孕妇和未成年人尽量远离高功率电器，使用手机时尽量使其与头部、颈部、胸部、生殖器等关键部位距离远一些，在安静处打电话使用免提功能，减少使用蓝牙耳机等。

（陈志恒　王　艳）

关键词

梳头　揉耳朵　泡脚

29. 为什么说常**梳头、揉耳朵、泡脚**有利健康

经络穴位是中医的根本之一，头部、耳朵、足底都是中医学上穴位比较丰富的部位，常梳头、揉耳朵、泡脚等经常刺激这些经络和穴位，改善血液循环，疏通经络，从而达到相应的保健效果。

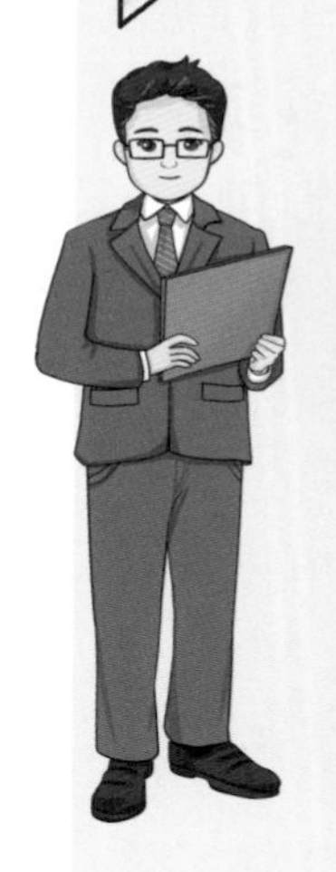

专家说

为什么常梳头有利健康

头部汇聚人体十二经脉和奇经八脉，是人体穴位最密集的部位，中医以梳子代替银针刺激头部穴位和经脉，早晚梳头并用指腹轻轻按摩头皮，可以促进周身血液循环，调节神经功能，具有解乏、清心明目、醒脑提神等功效。

有研究表明，头部穴位透刺能升高脑瘫患儿脑源性神经营养因子水平、缓解肌痉挛，提高治疗效果。按摩头部穴位能改善高血压合并睡眠障碍患者的焦虑情绪、改善睡眠质量、降低血压水平。

梳子应选天然材质，短且宽的齿，贴合头皮。梳头时一般以100 次为宜，分别是头顶、左右侧上方、左右侧五个方位，每个方位 20 次；梳理按摩时贴头皮，力道适中，自觉舒适、没有疼痛感为宜。

为什么揉耳朵有利于健康

中医学上讲，肾与全身大部分脏器都相关，肾开窍于耳，耳朵上有对应着全身多个脏器的百余个穴位，如听力、消化系统、泌尿系统、骨关节等。耳朵养生常见的有揉搓耳廓、鼓膜按摩、揉捏耳垂等。

揉搓耳廓可以补益肺气、疏风解表，使气血畅通、抵御外邪；有研究表明鼓膜按摩联合鼻负压可以治疗慢性分泌性中耳炎，配合针灸法可用于治疗神经性耳聋；耳垂对应面部和神经衰弱点，揉捏耳垂可以美容、改善睡眠。

揉搓耳廓的方法为搓热手心后上下揉搓耳廓约 15 分钟；鼓膜按摩即用食指和中指按耳屏、随按随放、用力均匀，每次 20~30 下；揉捏耳垂时拇指和食指轻轻揉捏耳垂前、中部约 30 秒至发酸发胀。

为什么泡脚有利于健康

足三阴经和足三阳经交汇于双脚，踝关节以下有全身各脏器相对应的几十个穴位。睡前适当泡脚和足部按摩有益于改善微循环，促进下肢血液流通，解除疲劳，改善睡眠，延缓衰老。一般泡脚的最佳水温不超过 40℃，最佳时间为饭后至少半小时以后，持续时间 20~30 分钟，饱餐后和饥饿时不宜泡脚。

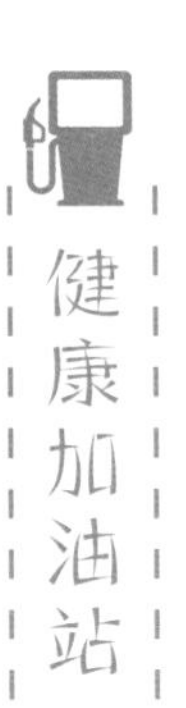

不适宜泡脚的人群

足部有伤口者，低血压等体质虚弱者，发育期儿童，怀孕或月经期女性，糖尿病足、下肢动脉硬化闭塞、下肢神经末梢病变、下肢静脉曲张、肾功能衰竭、出血性疾病及心脑血管病患者等都不适宜泡脚。

（陈志恒　王　艳）

30. 为什么“肠健康”才能常健康

关键词

肠道菌群 『第二大脑』

希波克拉底曾说过：“万病之源起于肠。”肠道是人体能量的补给站和毒素排污厂，还跟人体的免疫力密切相关，消化不良、感冒、口臭、痤疮、失眠、过敏、抑郁情绪等问题，可能都是肠道不健康引起的。

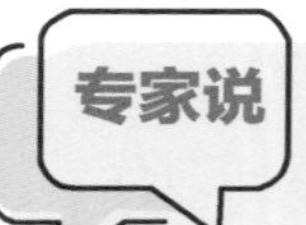

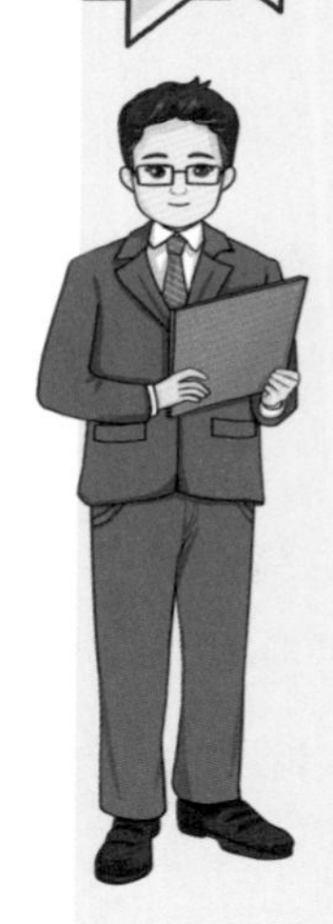

为什么肠道对人体健康如此重要

肠道是人体重要的消化器官，在人体这个精密的系统中，有消化、吸收、营养、代谢的作用，也是人体最大的排污厂，大约99%的营养要靠肠道吸收，80%的毒素和代谢垃圾也要靠肠道排出。另外，肠道也是人体的晴雨表，肠道和大脑通过一种叫作神经递质的物质来对话，如5-羟色胺就和人体的应激、焦虑、忧郁等情绪密切相关，肠道因此被称为“第二大脑”。

肠道还是重要的免疫器官，扛起了人体的防疫大旗。人体70%~80%的免疫细胞都集中在肠黏膜表面。更为重要的是，肠道中还住着数量高达100万亿的“邻居”——肠道微生物。这些微生物对人体健康来说也有好坏之分，正常情况下，他们相互制衡，相安无事，正常微生态可以帮助人体发挥消化、吸收、营养、免疫等生理作用，与肠黏膜一起成为维护人体健康的天然屏障。一旦这种平衡被打破，致病菌占优势，益生菌数量和功能下降，这时肠道免疫系统的战斗力大打折扣，人就会生病。

如何促进肠道健康

1. 避免食用伤害肠道微生态的食物。精加工食品、糖、人工甜味剂、防腐剂、转基因食品、酒精、抗生素等会对肠道健康造成不良影响，应尽量避免。体检时应增加食物不耐受检测，排除不耐受的食物，以免对肠黏膜完整性造成伤害。

2. 补充有益菌，选择多样化促进肠道健康的食物。补充有益菌，并补充有益菌喜欢的食物，可以扶植有益菌，使其成为肠道中占优势的菌群。酸奶、发酵食物等富含有益菌，也可以直接服用有益菌活菌。香蕉、苹果、坚果、芦笋、洋葱、五谷杂粮等是肠道有益菌喜爱的食物，可产生短链脂肪酸抑制有害菌的生长。巧克力、绿茶等富含多酚的食物可破坏有害菌的细胞膜，抑制有害菌的生长。

3. 规律的睡眠和适量的运动。规律睡眠和适量运动有利于肠道菌群的多样性和丰富性，增强肠黏膜完整性。最重要的是不要熬夜，以免破坏肠道菌群的节律性。

（赵琳琳）

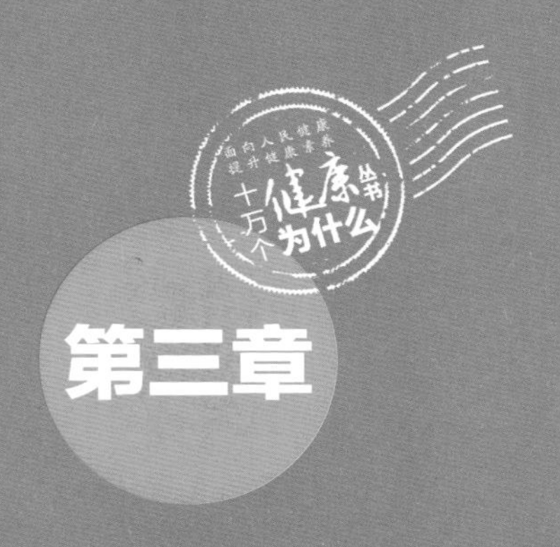

第三章

人体健康奥秘

一

心脑血管
呼吸

1. 为什么血管也有“健康年龄”

关键词

血管老化　血管年龄

血管和人体的器官一样，也是会老化的。新生的血管内壁光滑、富有弹性，当血管老化时，脂肪、胆固醇、脂质代谢物等在血管壁上逐渐堆积，血管弹性下降、管腔变窄，血液流动受限，继而加速血栓形成风险。

很多人认为，血管老化作为衰老的一种表现，只有在年老的时候才会出现。其实不然，除了年龄以外，高盐、高糖、高油、高脂饮食，吸烟，熬夜，久坐不动等不健康的饮食和生活方式都会加速血管的老化，使血管年龄比实际生理年龄大很多。

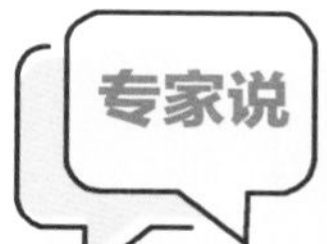

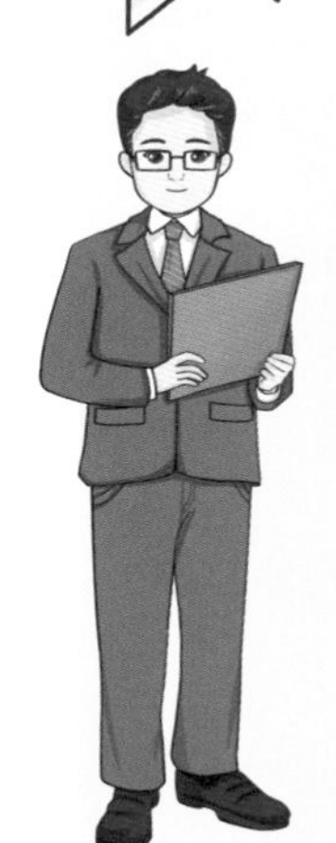

血管老化都有哪些危害

血管老化后，对各个器官都有损害，使动脉粥样硬化、高血压、脑出血、脑卒中、心肌梗死、肺栓塞、肾功能衰竭等疾病的发生风险增加，同时这些疾病一旦发生，又会加速血管老化，它们互相影响，形成恶性循环，严重危害人体健康。

如何使血管保持年轻健康

首先，要保持健康的饮食习惯，多吃新鲜的水果和蔬菜，摄入适量的深海鱼类、牛奶、豆类等富含优

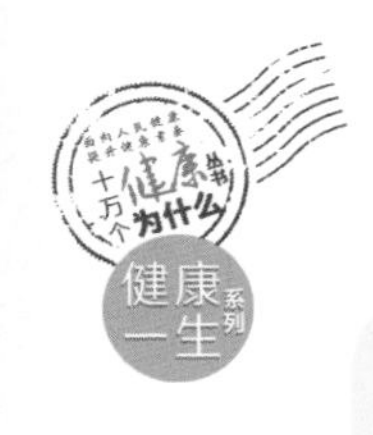

质蛋白的食物，多喝温水，杜绝高糖、高盐、高油和高脂饮食。其次，要坚持科学适量的运动，增强心肺功能，促进血液循环。再次，还要养成良好的生活方式，控烟限酒，保持充足的睡眠和平和的心态。最后，要积极控制已有的高血压、糖尿病、高脂血症等常见慢性疾病，定期监测血压、血糖和血脂，尽早地进行干预，延缓血管老化的进程。

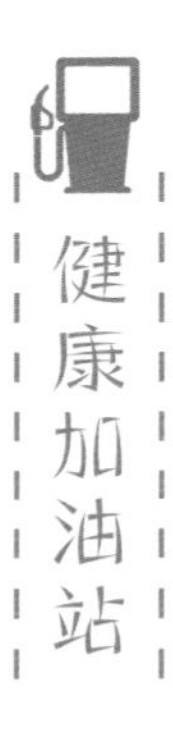

血管年龄可以通过自我评估来测算

1. 心情压抑。
2. 做事喜欢较真，容易发怒。
3. 喜欢高糖、高脂的食物。
4. 偏爱肉类和油炸食品。
5. 体力活动不足。
6. 每天吸烟支数乘以年龄超过 400。
7. 爬楼梯时感到胸痛、胸闷或气短。
8. 手脚发凉、发麻，偶尔疼痛。
9. 注意力不易集中，记忆力减退，经常丢三落四。
10. 血压升高。
11. 血清胆固醇或血糖升高。
12. 直系亲属中男性 55 岁以前或女性 65 岁以前患有或死于冠心病或脑卒中。
13. 出现皮肤皱纹、腿脚不灵便等其他血管老化征象。

符合其中 0~4 项，说明血管年龄尚在正常范围；符合 5~7 项，提示血管年龄可能超过生理年龄 10 岁左右；符合 8~12 项，提示血管年龄可能超过生理年龄 20 岁左右。

（刘奕婷　武留信）

关键词

血液颜色　血液黏滞度

2. 为什么人体**血液颜色**有深浅

人体血液分为动脉血、静脉血和毛细血管血，血液的颜色取决于血红蛋白的含氧量，含氧量越多血液颜色就越鲜红。我们抽血的时候通常采集的是静脉血，静脉血的血红蛋白含氧量少，所以外观看上去呈现暗红色或黑红色。动脉血的血红蛋白含氧量高，呈现鲜红色。如果血液的颜色发生了明显改变，可能是身体出现了异常。

除了可以用血液颜色来评判身体是否健康以外，还有血液黏滞度。血液过稀或过稠，对健康都是有害的。血液变稀除了短时间大量饮水造成的生理性原因外，最常见的是贫血、外伤或手术引起的大出血，如不及时处理，可能会出现头晕、乏力、面色苍白。血液变稠的原因有很多，如身体缺水、高血压、糖尿病、高脂血症导致的动脉粥样硬化，心理压力大导致的血液循环受阻以及吸烟等不良生活方式造成的血管内壁损伤，如果不及时干预可能会引发一系列心脑血管疾病。

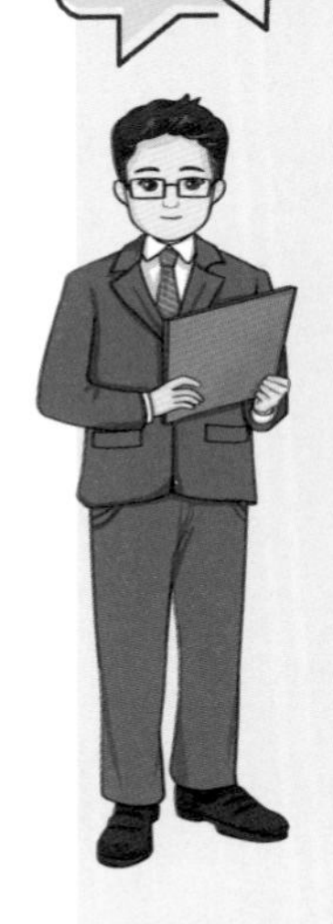

专家说

不同血液颜色代表身体出现哪些异常

当血液颜色呈现淡红色时，常提示贫血。当血液颜色呈现樱桃红时，很可能是一氧化碳中毒，需要及时就医。当血液颜色呈现暗紫色时，多提示患有肺气肿、肺心病，需要尽早治疗。血液颜色呈乳白色，常提示血脂过高，医学上称为“乳糜血”，还可能是糖尿病或动脉粥样硬化的征兆。棕黑色血液多提示发生了亚硝酸盐中毒，通常由于食用过量的腌菜、腌肉等富含亚硝酸盐的食物，应及时就诊。

如何预防贫血导致的血液变稀

1. 合理膳食，摄入含铁丰富的食物，如猪血、猪肝、红肉等。

2. 选择富含叶酸和维生素 B_{12} 的食物，如深绿色蔬菜、动物肝脏、瘦肉。

3. 尽量控制脂肪的摄入量，因为脂肪可抑制人体的造血功能。

4. 对于月经量较大的女性，可以适当补充铁剂。

5. 定期体检，及早发现子宫肌瘤、消化道肿瘤等因病理性原因导致的贫血，找准病因，对症处理。

如何预防血液过稠

1. 要多补充水分，科学适量饮水。

2. 饮食清淡，控制高糖、高脂饮食的摄入，多食富含膳食纤维的食物。

3. 减少久坐不动，坚持运动。

4. 戒烟限酒。

5. 保持平和的心态和充足的睡眠。

6. 控制高血压、糖尿病和高脂血症等慢性疾病。

（刘奕婷　武留信）

关键词

心脏健康　心理健康

3. 为什么说 “双心健康”才算健康

所谓“双心健康”即心脏健康和心理健康。心理健康是人类健康的一个重要组成部分，而心脏健康则是人体维持正常运转的核心，它们之间互为因果，相互影响。心理健康出现问题可引发或加重心脏疾病，心脏疾病的发生和发展会导致心理问题的出现。因此，心脏和心理的全面健康才是真正的健康。

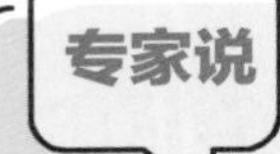

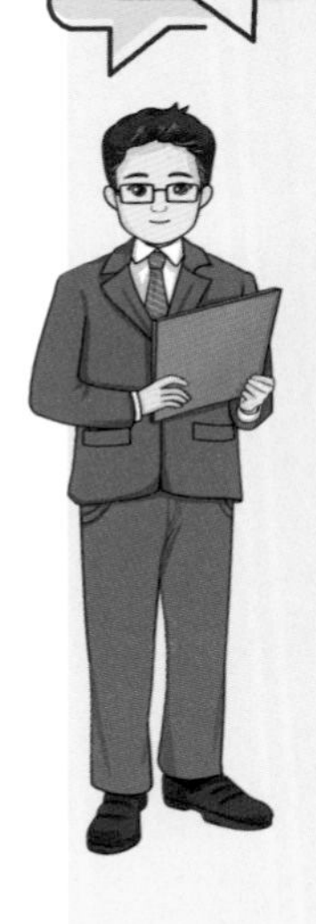

心理健康与心脏健康的相互作用机制

当我们感到心理压力时，大脑会释放一系列信号，产生紧张、害怕、烦躁、焦虑、愤怒、冲动、抑郁等心理应激，导致交感神经兴奋，血液中儿茶酚胺和肾上腺素水平升高，从而引起炎症因子增加、血小板和巨噬细胞活化，出现血管内皮功能损害、血压升高、血流速度加快，促进动脉粥样硬化形成，引发心脏疾病。当心脏健康出现问题后，身体的不适和心理负担的加重，同样会产生抑郁、焦虑、不安、失眠等心理问题。

如何保持心脏健康

1. 健康均衡的饮食。多吃新鲜的蔬菜和水果、粗粮、大豆和奶制品，补充适量的鱼、禽、蛋、瘦肉等优质蛋白，烹调用油尽量选用橄榄油、葵花籽油等植物油，少吃高盐、高糖和油炸的食品，少食方便面、薯条、汉堡、火腿等精加工食品。

2. 保持健康的体重，防止腹型肥胖。

3. 坚持规律、适量的运动。建议每次运动不少于 30 分钟，每周运动 5 次左右。

4. 保证充足的睡眠，避免熬夜。

5. 戒烟限酒。

6. 保持积极、乐观的心态。

7. 定期监测血压、血糖和血脂，发现异常及早干预，将其控制在正常范围内。

如何保持心理健康

1. 坚持适量运动。运动有益于平稳情绪，预防和缓解焦虑。

2. 保证充足的睡眠，解决睡眠问题，提高睡眠质量。

3. 加强社会交往活动。丰富和激发内心世界，有利于心理健康。

4. 正确认识自己，提高抗挫折能力。

5. 用科学的方法缓解压力，不逃避，不消极。

6. 出现心理问题积极寻求心理援助和治疗。

（刘奕婷　武留信）

4. 为什么**心脑血管**不分家

心脏和大脑是人体两个十分重要的器官，具有密不可分的关系。虽然大脑的重量仅占人体总重量的 2%~3%，但是能量和氧气的消耗量却很大，心脏搏出量的 20% 都是供应到大脑的。一旦心脏出现问题，大脑的运转也会受到影响。

心血管、脑血管同属于人体的循环系统，它们的组织结构和细胞构成相近，主要的病理改变都是动脉硬化，当心血管和脑血管发生血液供应障碍时，便会引发严重的心血管疾病和脑血管疾病，常伴随发生，所以我们经常说心脑血管是一家。

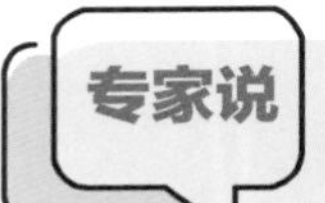

影响心脑血管健康的危险因素

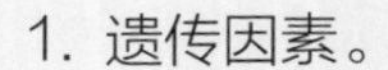

1. 遗传因素。

2. 吸烟，饮酒，运动量不足，高热量、高脂肪、高胆固醇、高盐饮食等不健康的生活方式。

3. 压力大、情绪不稳定。

4. 患有肥胖、高血压、糖尿病、血脂异常等疾病。

如何维护心脑血管健康

1. 合理的膳食。增加新鲜蔬菜、全谷物等杂粮类食物的摄入，减少盐的摄入，避免摄入奶油、黄油等含有反式脂肪酸的食物，少吃胆固醇含量高的食物，如鱿鱼、动物内脏、动物脂肪等。

2. 减少久坐等静态的生活方式，根据自身情况选择适宜的运动内容、运动强度和运动时间。

3. 控制体重，避免因超重和肥胖引发心脑血管疾病。

4. 戒烟限酒。

5. 保持健康睡眠，包括充足的时间和良好的质量，建议每天睡眠时间保持 7~8 小时。

6. 保持良好的心理状态和乐观的情绪。

7. 做好血压、血糖和血脂的监测及管理，控制在正常范围内。

（刘奕婷　武留信）

关键词

记忆力减退　阿尔茨海默病

5. 为什么**人老了**容易**忘事**

我们经常会发现，人老了以后特别容易忘事，老是丢三落四，忘东忘西，甚至会忘记朋友、家人的名字，忘记自己家在哪里。其实，随着年龄的增长，记忆力减退是正常现象，这种生理性的记忆力减退，是脑功能衰退的表现，这类人群的记忆障碍，对工作和社会生活能力没有太多影响，生活能够自理，持续多年也不会有明显加重，可以通过锻炼来改善，这种情况是不需要过分

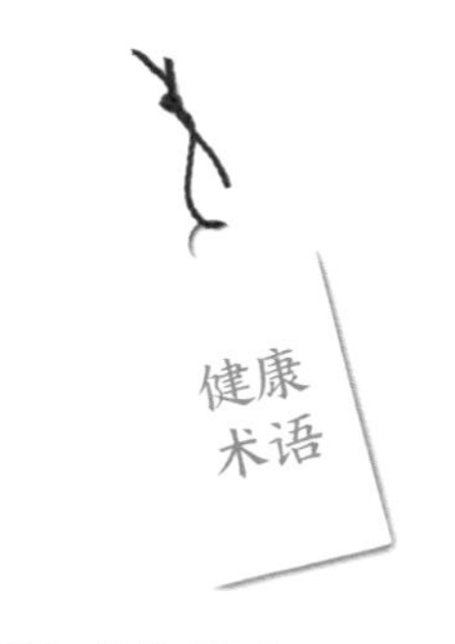

阿尔茨海默病

阿尔茨海默病是一种起病隐匿、进行性发展的神经系统退行性疾病，主要发生于老年人群，又叫“老年性痴呆”。患者主要表现为记忆、认知或行为改变等。

担心的。如果是病理性的记忆力减退，出现反应迟钝，动作呆笨的情况，随着病情的加重，逐渐丧失生活自理能力，有可能是患上了阿尔茨海默病，也就是老年性痴呆，对这类人群要引起高度重视，早期发现、早期诊断、早期治疗，从而延缓疾病的发生和发展，提高生活质量。

专家说

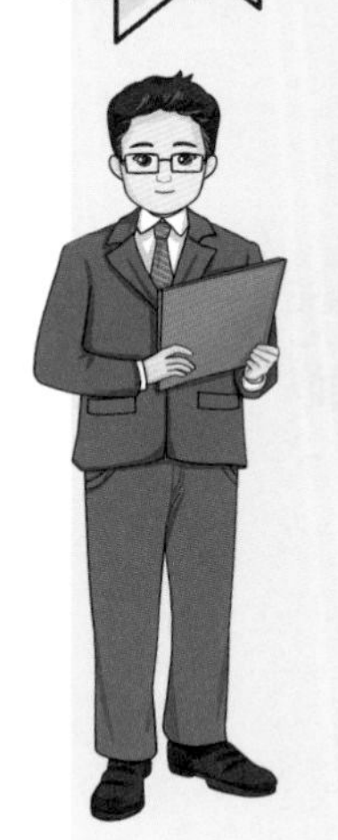

如何预防记忆力减退

1. 保持健康均衡的饮食，多吃蔬菜水果，少吃红肉、高脂肪及油炸食物，早餐要吃好，每餐不要吃得太饱。

2. 改善不良生活方式，规律运动，戒烟，不要酗酒。

3. 保持充足、良好的睡眠。

4. 保持身心愉悦、乐观积极的心态。

5. 积极治疗原有的基础疾病，如糖尿病、高血压等。

6. 控制好血管危险因素，预防和治疗心脑血管疾病。

7. 积极进行社会交往，多动脑、多用脑，如养成读书、读报的习惯。

8. 避免脑外伤和听力损伤。

9. 根据身体需要，可以适量地补充维生素 A、维生素 C、维生素 D 和 B 族维生素等。

10. 训练咀嚼功能。

如何预防阿尔茨海默病

1. 保持健康的生活方式，在饮食上减少糖、盐和油脂的摄入量，戒烟限酒，多食用鸡蛋、豆制品、鱼虾类、花生、核桃等富含胆碱的食物。

2. 平时多进行认知和脑力训练，如看书、下棋、益智游戏等。

3. 保持体重、血压、血糖和血脂在正常范围内。

4. 保护头部，避免脑外伤。

5. 保持健康的心态，放松心情，避免抑郁和焦虑情绪。

6. 保证充足的睡眠，早睡早起。

7. 积极参加社交活动，多培养兴趣爱好。

8. 定期监测血液中同型半胱氨酸水平，将其控制在正常范围内。

（刘奕婷　武留信）

关键词

中风　年轻化

6. 为什么**脑卒中**不是老年人的专利

脑卒中，俗称“中风”，作为一种常见的慢性疾病，具有较高的发病率、死亡率和致残率，严重威胁人类健康。提到脑卒中，很多人

会觉得这是老年人的专利，离年轻人很遥远，其实任何年龄都可能发生脑卒中。随着现代生活节奏加快，脑卒中的发病越来越年轻化，这些情况的出现可能与年轻人生活工作压力变大、过度劳累、快餐饮食、经常熬夜、吸烟酗酒、缺乏运动等不良的生活方式以及超重、肥胖、“三高”（高血压、高血糖和高脂血症）等疾病谱有关。

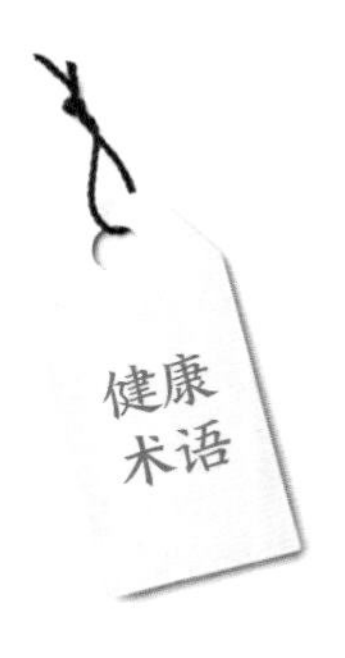

脑卒中

脑卒中是一种急性脑血管疾病，是由于脑部血管突然破裂或因血管栓塞导致血液不能流入大脑而引起脑组织损伤的一组疾病，包括缺血性脑卒中和出血性脑卒中两大类。

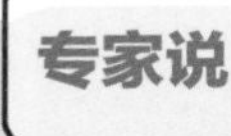

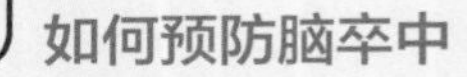

如何预防脑卒中

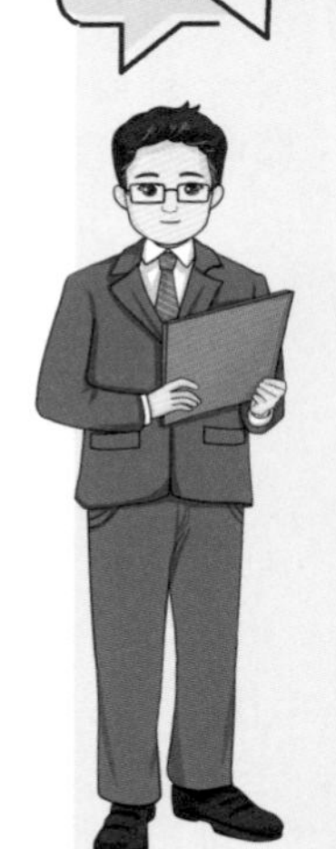

1. 首要是控制高血压、高血糖和高脂血症，一旦确诊，建议在医生的指导下，合理用药、调整饮食、适度锻炼。

2. 控制体重和腰围在正常范围内，避免腹部脂肪堆积。

3. 定期体检。监测血压、血糖、血脂、体重、腰围，做好血管筛查，还要注意其他危险因素，如心脏疾病、血管畸形、遗传因素等，发现异常及早干预。

4. 养成良好的生活习惯。控制不良烟雾刺激，包括被动吸烟，避免酗酒，平衡膳食，适量运动（根据身体情况量力而行），心情平和（保持适度压力和良好情绪）。

如何快速识别脑卒中

脑卒中的症状主要包括突然出现的面瘫或口眼歪斜，言语不清或表达困难，一侧肢体无力或不灵活，步态不稳，剧烈头痛，恶心呕吐，意识障碍等。

突发脑卒中怎么办

怀疑脑卒中，应立即拨打急救电话，不要错过黄金急救时间，在等待救护车期间，要保持气道通畅，千万不要喂水和喂药，可以按照以下方法采取急救措施。

1. 平躺　让患者平躺，松解衣领和裤带，避免不必要的搬动，尤其要避免头部震动。

2. 偏头　当患者出现恶心呕吐或意识不清时，不要摇晃患者，要将患者的头部转向一侧，防止发生呕吐物误吸、窒息，清除口鼻异物，保证患者呼吸顺畅。

3. 侧卧　当患者昏迷并伴随强烈的鼾声时，表示有舌后坠的发生，可能会堵塞咽喉，出现窒息，要将患者转移至侧卧位。同时还要密切关注患者呼吸、脉搏的变化，有条件的可以吸氧，等待救护车。

（刘奕婷）

7. 为什么说**呼吸**越**顺畅**身体越**健康**

关键词
呼吸困难 呼吸顺畅

呼吸是生命的基础，人体通过呼吸来摄入充足的氧气，只有顺畅地呼吸，才能够保证身体正常运行，如果呼吸系统出现了问题，人体可能会明显感到呼吸困难，严重危害人体健康。

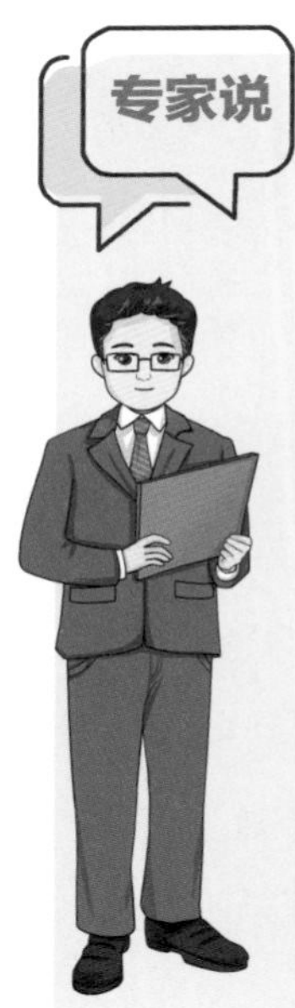

专家说

维持呼吸顺畅的机制

人类的呼吸系统包括了从鼻腔、咽喉、气管、支气管到肺的各级器官（合称呼吸道），以及胸膜和纵隔，它们和血液循环一起完成气体交换的任务。

因为呼吸道和外界直接相通，空气随着呼吸运动不断进出，这也为细菌、病毒的传播提供了条件，然而我们的呼吸系统有健全的防御机制，保证我们可以维持正常的呼吸。这些防御机制包括三道屏障：①鼻毛。可以阻挡细菌、病毒和灰尘等进入上呼吸道。②气管与支气管的上皮细胞。分泌黏液（含多种免疫球蛋白），将病原微生物、灰尘等粘住后，随着黏膜上皮的纤毛运动不断上移，最后咳出体外。③肺泡内的巨噬细胞。可吞噬肺泡中的灰尘等。

如何让呼吸更顺畅

1. 严格戒烟，同时避免吸入二手烟，防止慢性支气管炎、慢性阻塞性肺疾病的发生。

2. 避免一些常见的致病因素，如减少有害气体和有害颗粒的吸入、避免劳累过度、防范上呼吸道感染，注意防寒保暖，不去人群密集的场所，定期接种相关疫苗等。

3. 保证充足的睡眠。

4. 保持营养均衡。可以经常食用橙子、草莓、樱桃、猕猴桃、鲜枣等富含维生素 C 的食物和芝麻、核桃、花生、瓜子等富含维生素 E 的食物，以减轻肺部损伤，保持呼吸系统健康。

5. 适度进行体育锻炼，提高机体免疫力。

6. 每天进行数次深呼吸。深吸一口气，让气体充满肺部，保持几秒钟，随后慢慢吐出，这样可以让肺部得到足够的氧气，保持肺部健康。

7. 积极治疗原发性疾病造成的呼吸困难，如过敏性哮喘患者，应远离过敏原，对于一些心血管疾病患者要早期发现，早期治疗，防止心衰的发生。

（刘奕婷　武留信）

二

肌骨皮肤免疫

8. 为什么老年人容易腰背疼痛

人上了年纪经常会出现腰背疼痛的情况，这类人群常常坐立不安，影响睡眠，严重时甚至无法行走。引起老年人腰背疼痛的原因有很多，除了胸椎、腰椎外伤性骨折、结核、肿瘤等疾病，还常见于劳累，腰背部受凉，跷二郎腿或窝在沙发上看电视等不良姿势，脊椎退行性病变和骨质疏松症等。其中最常见的就是随着年龄的增长会导致骨量流失，造成骨质疏松，多见于绝经后女性和老年男性。

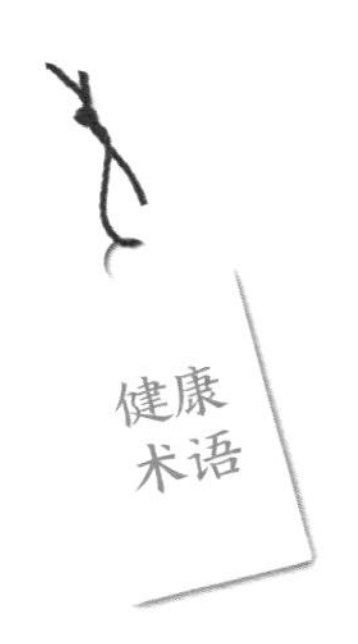

骨质疏松症

骨质疏松症是由于多种原因导致的骨密度和骨质量下降，骨微结构破坏，骨脆性增加，从而容易发生骨折的全身性骨病。

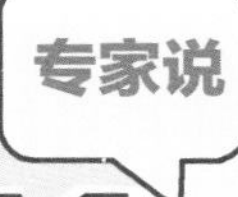

骨质疏松症有哪些症状

流行病学调查显示，骨质疏松症已经成为我国 50 岁以上人群主要的骨健康问题。老年骨质疏松症早期可以无任何不适，或只是活动后有轻微的骨痛，不被人们注意。当疾病逐渐加重时，可出现一系列表现，包括最常见的周身骨痛、背痛、腰腿痛及关节

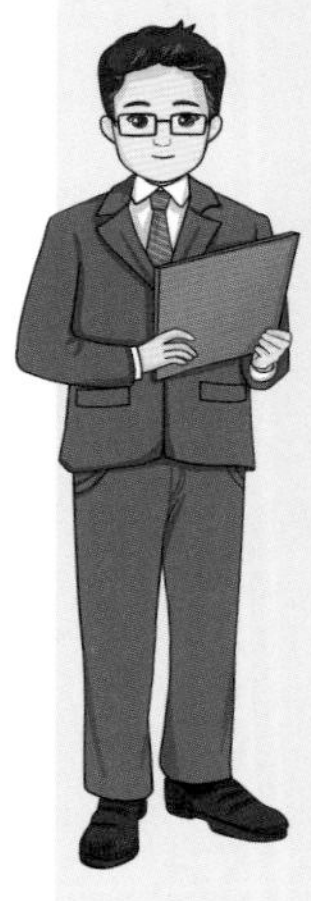

痛，严重时还可出现驼背、身高变矮。患有骨质疏松症的老人在日常生活中稍有不慎（摔倒）都有可能会引起骨折。因此，正确地认识与预防骨质疏松症，防止骨质疏松性骨折具有十分重要的意义。

老年骨质疏松症如何防治

1. 适当的户外运动和充足的日晒时间。每天坚持一定量的户外运动，如打太极拳、散步等，可根据自身情况选择游泳、跑步等有氧运动，通过运动增强肌肉力量，提高身体的平衡力，保持心情愉悦。同时，保证充足的日照时间，可以帮助人体合成足量的维生素 D，促进钙质吸收。

2. 合理饮食，科学补钙。可以提高奶制品、虾皮和豆制品的摄入量，还要保证鸡蛋、瘦肉等优质蛋白的摄入，不要过量饮用咖啡和碳酸饮料，防止加快钙质流失。当食物无法满足身体需求时，可以适量补充钙剂、维生素 D 制剂等。

3. 积极治疗原发病，如糖尿病、类风湿性关节炎等，避免继发性骨质疏松的发生。

4. 药物治疗。在临床医师的指导下使用抗骨质疏松症的药物。

5. 定期体检，进行骨密度检测。

（刘奕婷）

9. 为什么说“人老先老腿”

有一些老年人总是感觉全身无力，双腿沉重，走起路来很吃力，甚至莫名其妙地跌倒，造成骨折等身体的损伤。但是去医院从头到脚检查一遍，却找不到原因。其实，这是一种腿部衰老的表现，与老年人关节的退行性改变有关，很有可能是患上了肌少症。

关键词

腿部衰老　肌少症

肌少症，是一种与年龄增长相关的疾病，以肌肉含量减少、肌肉力量进行性下降、躯体功能减退为特征。研究显示，我国平均每 8 个老年人中就有 1 个人患有肌少症。

肌少症的危害不容忽视，全身肌肉的衰减，不仅降低机体免疫功能，增加感染的风险，还会增加发生骨质疏松症、跌倒、骨折、残疾及过早死亡的风险。因此，早期发现和干预肌少症对提高老年人的生活质量、减少并发症、避免严重后果具有重要意义。

肌少症的发病机制

肌少症的发病机制包括多个方面：①与年龄增长相关的运动能力下降是老年人肌肉量和肌肉强度丢失的主要因素。②老年时期 α 运动神经元和运动单元数量显著减少直接导致肌肉协调性下降，肌肉强度减弱。③与年龄增长相关的激素变化参与肌少症的发病，包括胰岛素、雌激素、雄激素、生长激素和糖皮质激素等。④促炎性细胞因子参与老年人肌少症的发病。⑤肌细胞凋亡与线粒体功能失常和肌肉量丢失有关。

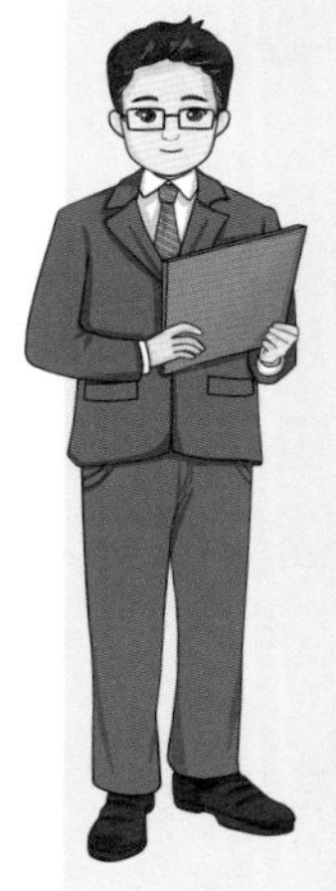

⑥遗传因素。⑦营养因素：老年人营养不良和蛋白质摄入不足可导致肌肉合成降低。

如何预防和治疗肌少症

对于肌少症的预防和治疗，营养干预是基础，运动干预是关键。

1. 保证足够的蛋白质摄入。以优质蛋白为主，如鸡蛋、牛奶、瘦肉、豆制品等食物，定期进行营养筛查及干预，对存在营养不良的肌少症患者在进食的同时应及时补充口服营养制剂。

2. 保证摄入足够的含钙食物。可以减缓骨质流失，防止肌肉萎缩。老年人应多摄入奶制品、豆制品、鱼虾贝类、绿叶蔬菜等富含钙的食物，也可在医生指导下补充适量的钙制剂。

3. 补充足量的维生素 D。维生素 D 可以促进钙的吸收，增加肌肉含量。老年人建议每天日晒 20 分钟，增加皮肤维生素 D 的合成，也可以在医生指导下摄入适量的维生素 D 制剂。

4. 科学运动。运动干预推荐抗阻训练、有氧运动和平衡训练相结合的方法，可增加肌肉含量、肌肉力量，改善运动和平衡能力。抗阻训练主要包括坐位抬腿、静力靠墙蹲、举哑铃、拉弹力带等。常见的有氧运动包括快步走、慢跑、游泳、跳舞、有氧健身操等。平衡训练主要包括瑜伽和太极。老年人的运动因人而异，应该循序渐进，贵在坚持，灵活调整，避免运动损伤。同时应注意减少静坐或静卧，增加日常身体活动量。

（刘奕婷）

10. 为什么每天**补钙片**还是骨折了

关键词

骨骼健康 科学补钙

有些中老年人为了防止骨质疏松，每天都吃钙片，可最终还是发生了骨折。其实道理很简单，我们的骨细胞，在新生的同时也在消耗，单纯地通过喝牛奶、吃钙片来补钙，虽然增加了摄入量，但是新生的骨细胞数量赶不上消耗的数量，所以骨质还是得不到强化。骨骼健康的程度与遗传、饮食、激素、衰老等因素有关，不良的生活习惯，如嗜酒、吸烟、日晒不足、缺乏运动、经常跷二郎腿等不良姿势、长期偏食都会影响骨骼健康。

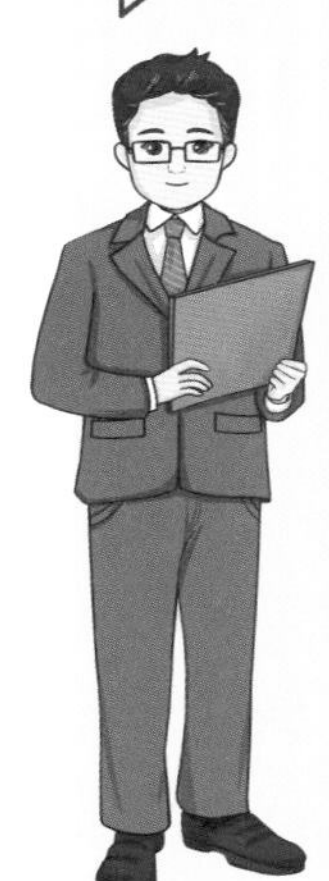

钙、维生素 D、维生素 K、维生素 C 在维护骨骼健康中的联合作用

钙进入人体后，在维生素 D_3 的帮助下，从小肠吸收进入血液。要让血液中的钙精准地进入到牙齿和骨骼等人体所需要的部位，避免在心血管等地方沉积，造成这些部位的钙化和功能衰退，需要维生素 K_2 的引领。

维生素 K_2 通过激活体内谷氨酸和骨钙素这两种蛋白，把血液中的游离钙精准地输送进骨骼，促进骨骼的形成，还可以抑制破骨细胞活性，降低骨丢失，防止补钙不入骨。

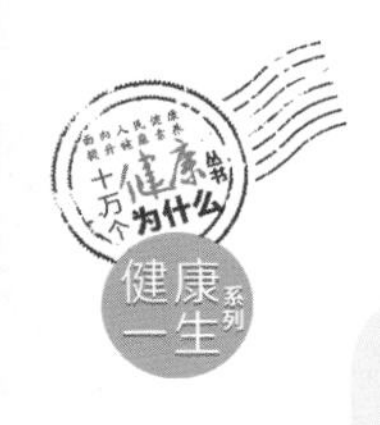

维生素 C 在形成和维护健康骨骼生长过程中也发挥着重要作用。①生成促进骨骼生长的成骨细胞。②抑制溶骨性破骨细胞的繁殖。③合成胶原蛋白。④形成能强壮骨骼的胶原蛋白。

如何保持骨骼健康

1. 科学规律的运动　可以提高骨密度和骨质量，同时增加肌肉力量和平衡能力，降低跌倒和骨折的发生风险。对骨骼最有好处的运动就是抗阻运动，包括坐位抬腿、静立靠墙蹲、俯卧撑、哑铃、杠铃等项目，中老年人要注意避免运动损伤，根据自身情况选择合适的运动强度和时间。

2. 戒烟限酒　吸烟会加速骨质丢失并降低骨密度，过度饮酒会减少骨的形成，加速骨的破坏。

3. 预防跌倒　可以采取一些避免老年人跌倒的生活措施，如使用防滑垫、安装扶手等。

4. 科学补钙。

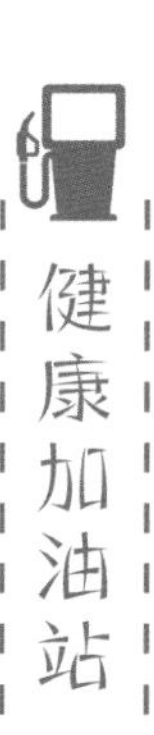

如何科学补钙

1. 补钙首选食补　日常饮食中有很多食物都富含钙质，如奶制品、豆制品、鱼虾贝等海鲜类、芝麻酱、坚果等。

2. 避免过量饮用咖啡及碳酸饮料　以免影响体内钙磷代谢平衡，延缓钙的吸收，造成骨钙流失。

3. 补充微量元素　补钙同时应注意补充促进钙吸收和钙代谢的维生素 C、维生素 D、维生素 K_2 以及微量营养素铁和锌。

4. 吃钙片要注意时间　夜晚骨骼对钙的吸收率最高，最好每晚睡前服用。

5. 适量补钙　不要过量补钙，过量的钙摄入会干扰其他微量元素的吸收和利用，反而不利于健康。

（刘奕婷）

关键词

按压止血　生理性止血

11. 为什么**抽血**检查后**皮肤**会出现**淤青**

在生活中，抽血检查后出现皮肤局部淤青的情况常有发生，有些人认为这是抽血技术不好导致的，其实真正原因是在血液的生理性止血功能完成前，没有进行正确的按压止血，导致皮下出血而引起皮肤淤青。

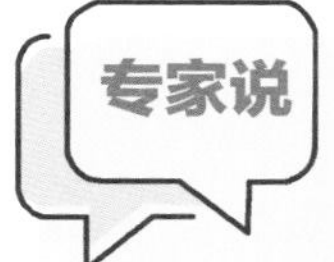

血液是人体与外界联结的纽带，对人体健康具有重要的作用。血液是人体的运输工，它将氧气和营养物质等输送至全身器官，同时将二氧化碳和代谢废物

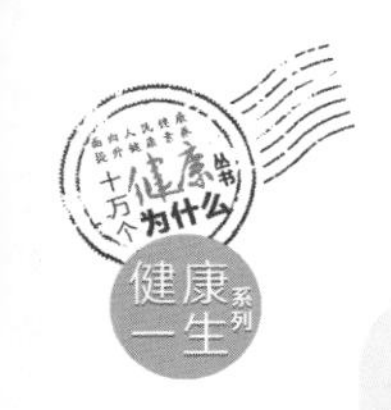

运送到排泄器官。血液也是人体的“调解员”，它能保持身体内环境平衡、维持体温。此外，血液还是人体的幕后保护者，能自行“修补”破损的小血管，抵抗细菌、病毒的侵害，生理性止血功能就是它重要的保护机制之一。完成生理性止血过程需要数分钟，如果在这之前进行了正确的按压止血，就能轻松避免抽血后皮肤出现淤青的现象。

如何正确按压止血：即使用“三指按压法”“拇指握压法”或者“大鱼际按压法”，沿静脉走行在抽血针穿刺点上方 1~2 厘米处按压 5 分钟，按压时要注意，肘部伸直，按压面积要大且力度适中，切勿搓揉。

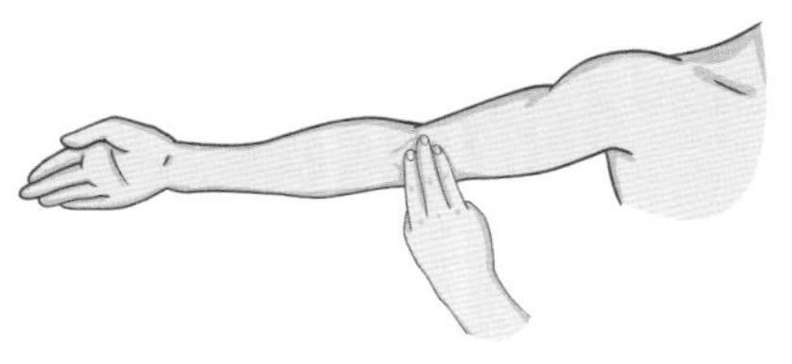

“三指按压法”，即食指、中指、无名指并拢沿静脉走行方向压在穿刺点上方1~2厘米。

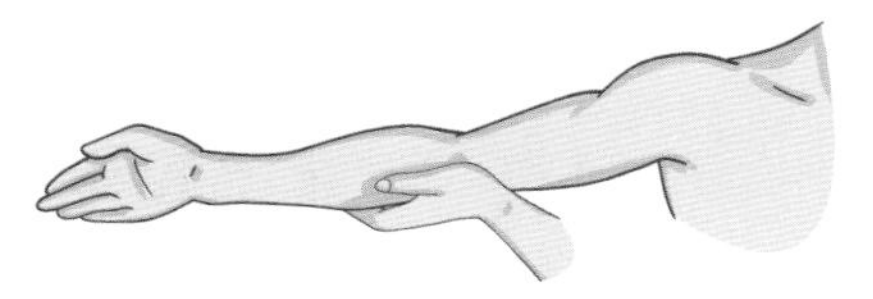

“大鱼际按压法”，即用对侧手大鱼际沿静脉走行方向按压穿刺点上方1~2厘米处。

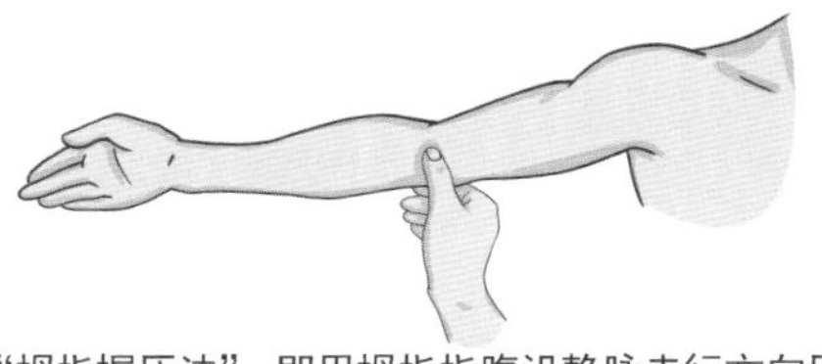

“拇指握压法”，即用拇指指腹沿静脉走行方向压在穿刺点上方1~2厘米处，其余四指握在肘关节上。

健康术语

生理性止血

生理性止血过程类似于生活中水管的修补过程，包括紧急关闭“水阀”、形成合适的“修补材料”和黏合固定。当小血管破损后，血管壁和血小板立即发生反应，引起局部血管收缩，使血流减慢。1~2秒后，血液中的“血小板”迅速识别破口，并聚集在破口周围，形成初步“修补材料”，随后“修补材料”的成分不断增加，破口堵塞越来越牢固。最后，血液中具有“强力胶”作用的纤维组织增生，将“修补材料”进行永久固定，使破损的血管修复如初。

健康加油站

血液的这些功能是由血浆和悬浮于其中的血细胞来完成的，下面带大家认识称为“幕后勇士”的血液。

血浆 是血液的主要成分，包括水、电解质和血浆蛋白等，它参与血液的各项功能。

红细胞 在血细胞中数量最多，形似甜甜圈，主要功能为输送营养和排泄废物。

白细胞 在血细胞中数量最少但种类最多，被称为人体的“防御战士”，擅长运用多种“作战技术”来歼灭“敌人”。

血小板 体积最小，性格最活泼，具有黏附、释放、聚集等生理特性。

健康一生系列

如何避免抽血后皮肤出现淤青

（王建刚　陈妮妮）

关键词

皮肤颜色　疾病信号

12. 为什么说皮肤颜色是健康的一面镜子

皮肤是人体的天然“外衣”，能防御外界有害因素袭击，防止机体水分、营养物质过分流失，从而保护我们的身体。皮肤颜色是由其组成物质的颜色决定的，如黑素细胞、血液颜色等，发生疾病时组成物质发生改变从而导致皮肤颜色的异常。

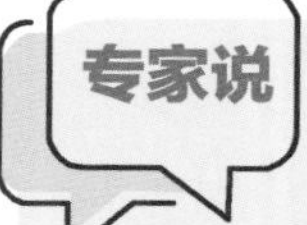

内脏器官的健康状况、精神状态及周围环境都会对皮肤产生影响，一个身体健康、营养状态良好的人，往往面色红润，皮肤光泽且富有弹性；而健康状态不好的人，往往面色憔悴，皮肤晦暗。

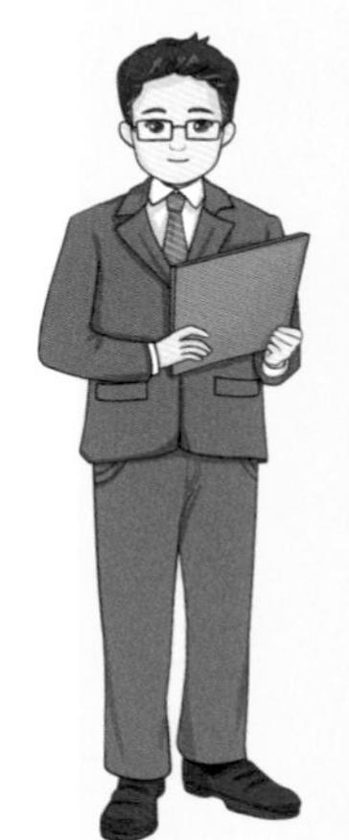

皮肤颜色的几种变化

1. 皮肤变黑　即皮肤色素沉着，是皮肤最常见的一种颜色异常，是因为皮肤中一种叫“黑素”的物质数量增多导致的，究其原因除了皮肤创伤和紫外线照射能直接引起黑素增多，身体出现炎症反应、药物不良反应等原因同样能导致皮肤中黑素增多，而出现皮肤色素沉着。

2. 皮肤变白　俗话说“一白遮百丑”，但不健康的白是疾病的一种表现。如白癜风和白化病患者，因黑素细胞缺失或细胞功能不能发挥作用，导致皮肤黑素减少，皮肤出现不健康的变白。贫血、营养不良、睡眠不足、长期大量吸烟的人，由于皮肤血管中氧气含量不足可导致皮肤外观表现为灰暗、苍白。

3. 皮肤变黄　常见的两个原因，一是由于肝脏疾病导致血清中胆红素浓度升高，皮肤黏膜和其他体液、组织出现黄染。这种黄染首先出现的部位是虹膜、硬腭后部和软腭黏膜上，随着血清中胆红素浓度升高，黏膜黄染会更明显，进而发展为皮肤黄染，类似“金娃娃”，遇到这种情形，提示有严重的肝胆疾病，应该高度警惕，及时就医。二是由于过多食用胡萝卜、南瓜、橘子汁等食物引起血清中胡萝卜素含量升高。这种情况的皮肤变黄首先出现在手掌、足底、前额和皮肤，一般不会出现虹膜和口腔黏膜的颜色改变。

4. 皮肤变红　一是由于先天性皮肤发红、红斑、毛细血管扩张造成的。二是由于后天性的炎症引起的，炎症往往可以有以

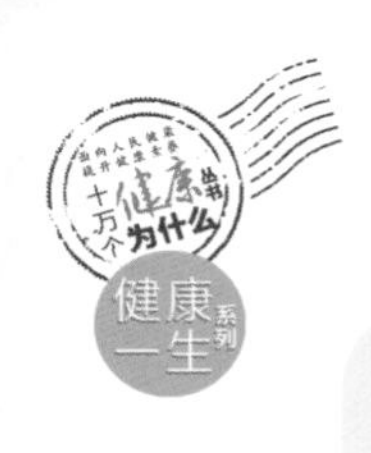

下几种情况：面部脂溢性皮炎或面部银屑病、红斑狼疮。三是由于长期使用激素类药物，导致激素性皮炎，而引起皮肤发红，出现这种情况，一定要到医院查清原因再进行治疗。

（王建刚　陈妮妮）

关键词

免疫器官　淋巴结肿大

13. 为什么淋巴结经常会肿大

当人体受到各类病原微生物、化学药物、外来毒物、异物、机体自身代谢产物、变性坏死组织等有害物质袭击时，由皮肤、黏膜、体液等组成的人体第一、第二道防线没能顺利将其清除，此时由淋巴结等免疫器官和免疫细胞组成的第三道防线便开始加入战斗。

每个淋巴结就是一个小型战场，当免疫细胞把外来入侵者引诱入战场，淋巴结内的免疫细胞数目便会迅速增殖、体积迅速增大，从而引起淋巴结肿大。绝大部分入侵者被消灭后，淋巴结会恢复到以前的大小，少部分被恶性肿瘤细胞战胜的淋巴结，因失去了正常的结构，形成肿块。

淋巴结是人体防御系统中重要的免疫器官，淋巴结肿大是人体抵抗外来入侵者的防御反应，所以发现淋巴结肿大时我们需要正确识别以下情况。

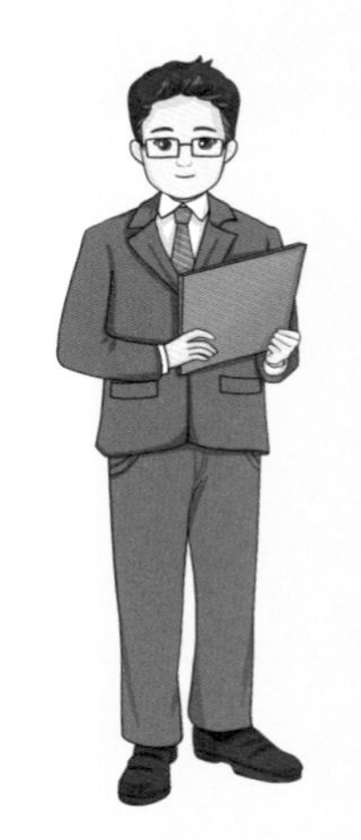

首先，明确淋巴结肿大是发生在局部还是全身。

局部淋巴结肿大最常见的原因是人体局部发生了急、慢性炎症，如淋巴结结核、淋巴结本身损伤。此时，免疫系统会组织所管辖区域的淋巴结展开“局部阻击战”，肿大的淋巴结常见于颈部、腹股沟等部位。在局部淋巴结肿大中有一类需要高度重视的情况，它们往往是肿瘤发生的危险信号，此类淋巴结因为无压痛，容易被忽视。但是它们一般在局部出现、质地坚硬、有橡皮样感、表面可光滑或突起，与周围组织粘连，不易推动。此类肿大淋巴结常见于锁骨上、腋窝、腹膜后、颈部等部位。遇到这种可疑淋巴结应及时到医院就诊，查明原因。

全身淋巴结肿大可表现为全身多处浅表和深部的淋巴结肿大，原因包括感染性疾病和非感染性疾病。常见的引起全身淋巴结肿大的感染性疾病有病毒感染引起的传染性单核细胞增多综合征、艾滋病；细菌感染引起的布鲁氏菌病、血行弥散型肺结核、麻风病等；原虫与寄生虫感染引起的梅毒、鼠咬热、钩端螺旋体病等。引起全身淋巴结肿大的非感染性疾病有结缔组织病，如系统性红斑狼疮、干燥综合征、结节病等；血液系统疾病，如急、慢性白血病，淋巴瘤，恶性组织细胞病等。

其次，发现淋巴结肿大如未伴有身体局部组织感染，应该及时到医院就诊，查明病因。儿童的淋巴结肿大需要到儿科就诊；全身多处淋巴结肿大应到肿瘤科或血液科就诊，有明确肿瘤病史者应到相应专科就诊，合并发热或全身感染应到感染科就诊。

（王建刚　陈妮妮）

14. 为什么免疫力平衡是健康的保障

关键词

免疫力平衡　免疫系统

免疫力是人体对抗外界侵害的“作战”能力，具有预防和治疗疾病的双重作用。免疫力由覆盖全身的免疫系统各司其职、相互补充共同完成，有的负责指挥，有的负责防御，有的负责攻击、有的负责侦查，有的则负责传递信号，其中任何一类出现问题都会导致防卫大军的作战计划无法正常完成，很可能在防御战争中失败，让细菌、病毒、肿瘤细胞等获胜。

如何让免疫力完成阻击“敌人”的任务，需要保持免疫力平衡。免疫力减弱，容易受到外界病毒、细菌侵袭；免疫力过强，也会出现过敏反应从而损害健康。只有在免疫力平衡的情况下，人体才能顺利完成对外来病原微生物和体内有害物质的清除和自我修复。

如何保持免疫力平衡

人体因受到各种不良环境及不良生活方式的影响，如静坐少动、紧张且不规律的生活状态、不合理的膳食模式、烟草酒精滥用、抗生素滥用等，而出现免疫力不平衡的状态。研究表明科学的饮食、合理的运动、健康的心理和充足的睡眠是保持免疫力平衡的四大基石。

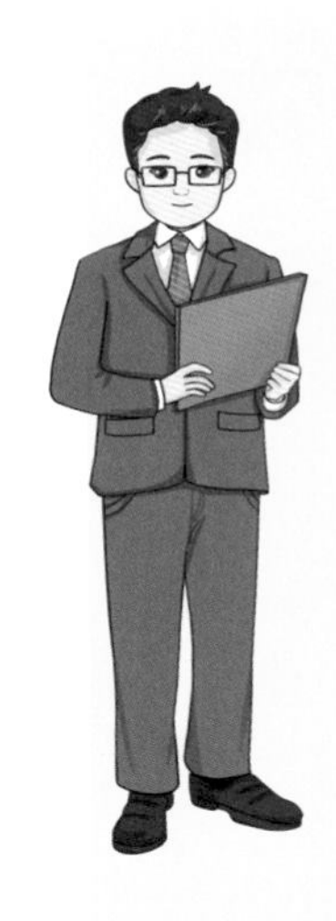

民以食为天，科学、合理的饮食是免疫力的物质保障。正常成年人、学龄儿童和老年人的饮食可参照《中国居民膳食指南（2022）》的饮食原则，疾病人群则应遵照医嘱进行相应的饮食调整。另外，应保证对于免疫功能有特殊作用的维生素和微量元素的正常含量，如维生素 A、维生素 C、维生素 E、维生素 D 以及铁、锌、硒和 β-胡萝卜素等。

“运动是良医”，合理的运动对激发和改善免疫力非常重要，盲目运动则会自伤其身。应根据身体情况制订合理的运动方案，选择合适的运动方式。

心理健康也是健康不容忽视的重要方面。心理上的问题可以引起人体的生理变化，会导致各种心身疾病。比如精神容易紧张的人更容易患上高血压；容易生气、闹情绪的女性是乳腺疾病的高危人群；高压力人群更容易患甲状腺疾病等。所以我们要学会处理心理问题，愉悦自己，保持心理健康。

睡眠被认为是“不花钱的养生保健秘方”。一方面身体的健康成长靠充足的睡眠，另一方面人体各器官、各系统的功能修复也要靠睡眠调节。当你看到这段话时，如果已经过了晚上 11 点，请马上放下书本，钻进被窝，好好睡觉！

（王建刚　陈妮妮）

15. 为什么提高免疫力要 从“肠”计议

关键词

免疫系统　肠道微生态

人体免疫力的强弱取决于免疫系统的功能，而肠道是人体最大的免疫器官，约占全身免疫系统的 70%，所以肠道对提高免疫力能起到非常重要的作用。

在肠道中，决定免疫力功能的核心是肠道微生态平衡，肠道微生态是由肠道与微生物群组成的，肠道的微生物含量占人体总微生物含量的 78%，所以肠道微生态被称为“人体内最大的微生态系统”。

专家说

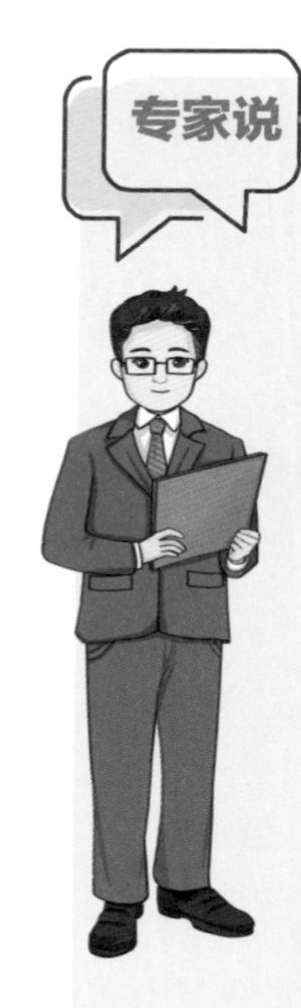

“不干不净，吃了没病”这是人们在多年的实践中得出的经验，这就是肠道微生态的免疫原理。肠道正常微生物群包括致病性微生物群、互生性微生物群、中间性微生物群，它们通过一定的调节机制保持平衡状态。

学术界认为，肠道微生态平衡是改善免疫力的重要举措，如何做能达到肠道微生态平衡，请牢记以下三点。

第一，膳食平衡。肠道菌群更偏好素食主义者，它们喜欢蔬菜、杂粮等富含纤维素的食物，不喜欢大鱼大肉的高热量、高脂饮食。

第二，作息和饮食规律。肠道菌群更喜欢作息规律，饮食规律的人。长期不规律的作息，势必造成肠道菌群失调，引发多种疾病。

第三，额外补充益生菌。食用富含益生菌的发酵食物，如酸奶、豆制品，相当于把益生菌吃进去，在一定程度上也能壮大肠道共生菌群的队伍。

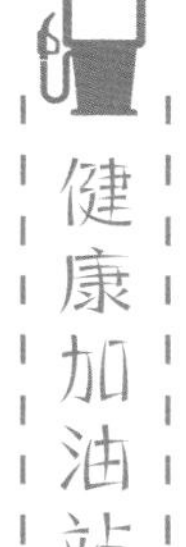

抗生素滥用可引起肠道菌群失调，降低人体免疫力，从而对人体健康造成危害。长期服用、滥用抗生素，特别是广谱抗生素，会抑制肠道菌群生长，产生耐药菌，破坏肠道菌群平衡，对肠道菌群造成严重影响。一定要谨遵医嘱，切忌滥用抗生素，对于正在使用抗生素的人群要尤为注意，服用抗生素的同时可口服乳酶生、B 族维生素及维生素 C 等。

（王建刚　陈妮妮）

三

五官
消化代谢

16. 为什么
口腔中的“小问题”可能会引起全身性的大问题

关键词

口腔健康　全身疾病　牙清洁

洁白的牙齿、健康的牙龈是健康美丽的象征，但是真正拥有的人却很少。小口腔蕴藏大秘密，口腔问题会导致牙齿周围的骨质流失，出现牙齿松动脱落，这是导致成年人牙齿丧失的头号杀手。更可怕的是，口腔里的细菌、微生物会导致牙周疾病，还会随着血液循环游走到全身各个系统，引发更严重的健康问题。

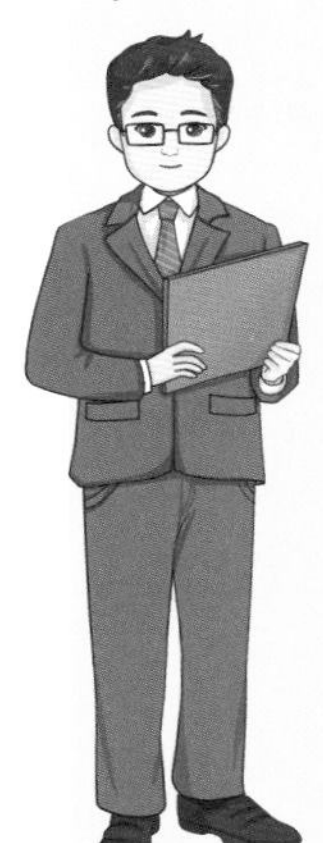

牙齿保护不好，不仅是牙齿松动和脱落那么简单，还可能引起多种疾病。

牙周疾病与心脏病

牙周致病菌及其毒素进入血液循环，入侵血管内皮，最终导致动脉粥样硬化的形成，可使心脏病的发病率提高两倍。一个中度牙周炎患者受感染的牙周组织表面积总和，相当于一个成人的手掌大小！

牙周炎与糖尿病

高血糖会影响牙周组织血管变化及代谢，加重牙周疾病。有些患者牙龈反复红肿，治疗很难见效，可

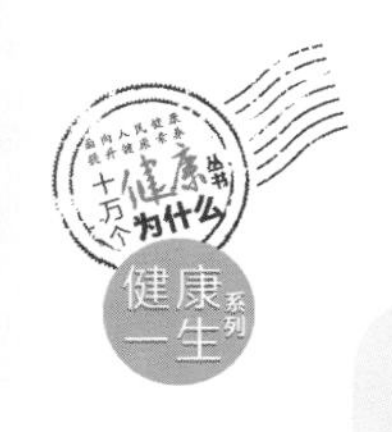

能就是血糖的问题。95% 的糖尿病患者同时患有牙周炎，其中 1/3 的患者至少有一颗牙齿脱落。

牙周炎与胃部疾病

人体的消化系统就是从口腔开始的，牙齿可以把食物撕裂、磨碎。如果牙齿不好，主观上就不想多嚼，很可能“囫囵吞枣”，加重胃的负担。时间一长就会出现咀嚼无力，导致龋齿、牙周炎的出现，并造成恶性循环。此外，龋齿滋生的厌氧菌很容易顺着食管进入胃，引发胃部感染。

牙痛与肾炎

牙周感染、皮肤感染、呼吸道感染、泌尿系统感染在内的一些感染因素还可能诱发肾炎。儿童急性感染后 1~3 周出现急性肾炎的发病率比成年人更高。

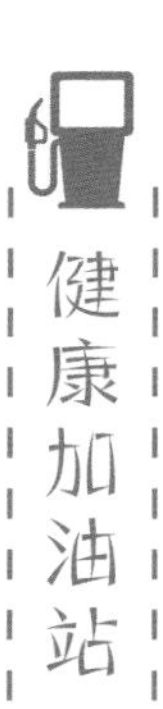

改善口腔健康的措施有很多

1. 养成早晚刷牙的习惯。掌握正确的刷牙方法，选择合适的牙刷和牙膏，每三个月更换牙刷或刷头。

2. 使用清洁口腔小助手。漱口水有助于及时清理口腔内食物残渣，避免病原微生物在口腔内大量滋生。牙线可以帮助清洁刷牙不易刷到的齿间部分，不给躲在牙缝中的细菌留机会。

3. 养成良好的饮食习惯。多吃新鲜蔬菜和水果，少吃糖，做到饮食均衡。饮用碳酸饮料或橙汁后需要及时用清水漱口，避免其中酸性物质破坏牙齿硬组织。

4. 定期进行口腔检查。定期去专业医院进行口腔检查及专业洁牙治疗，接受口腔保健指导和帮助，帮助牙齿和牙龈健康美观。

（王建刚　邓淑文）

17. 为什么“手机控”容易**眼睛干涩**

关键词

眼干燥症　眼部疾病

眼干燥症俗称“干眼症”，就是眼球表面太干燥了。正常情况下，我们的眼球表面覆盖着一层保护及湿润眼睛的泪膜。当泪膜不能形成或遭到破坏时，就会发生眼干燥症。

“手机控”或“低头族”由于太过投入手机内容，常常会忘记眨眼，导致眼球表面泪膜成分和泪液分泌减少，水分蒸发过快，时间一长就容易导致眼干燥症。另外，手机荧光屏存在蓝光辐射和高频闪烁，长时间近距离盯着屏幕看，为了保证视物清晰，眼睛必须不断地调整焦距，时间一长，眼肌会过于疲劳、不适。很多人为了延长手机使用时间，故意调低屏幕亮度或随身携带充电宝，甚至睡前继续玩手机，从而加重干眼症状。

专家说

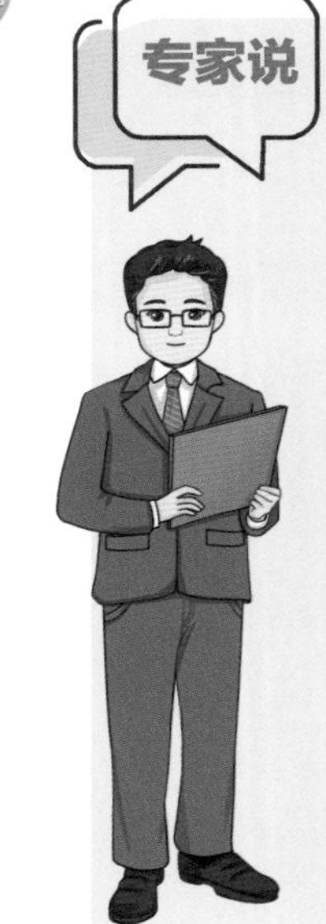

眼干燥症是一种常见的眼科慢性疾病，是由于泪液分泌不足、泪液蒸发过快过多、泪液成分异常等，导致泪膜的稳定性降低，出现眼部不适、眼表病变。

眼干燥症的典型症状包括眼睛干涩、疲劳、异物感，还会出现畏光、怕风、刺痛、眼痒、灼热感、酸胀感等，严重者会出现眼睑红肿、结膜充血甚至角膜溃疡、感染，导致睁眼困难、视力下降等。

如果得了眼干燥症，首先要纠正有可能引起眼睛干涩或最终导致眼干燥症的危险因素；如果有干眼的症状，需要在医生的指导下进行正规治疗。

- 减少手机、电脑等电子产品的使用时间。一般用眼1小时左右就应该休息几分钟，可以闭目休息，可以练习眨眼睛，也可以向窗外远眺。使用电脑时要保持正确的姿势，避免走路或躺着看手机。
- 保证充足睡眠，避免熬夜。适当运动，保持轻松愉悦的心情。清淡饮食，少食辛辣、煎炸、刺激性的食物，少饮酒。
- 多眨眼。眨眼可以使泪水均匀地涂在角膜和结膜表面，保持眼睛湿润。
- 尽量改善工作环境。避免直对空调风口，增加环境湿度，合理使用加湿器。如果尝试上述方法后眼睛干涩的感觉仍不能缓解，应去医院就诊，确诊干眼症及类型，再进行针对性治疗。
- 避免长期配戴隐形眼镜。尽量更换使用周期短的隐形眼镜。
- 补充富含维生素A的食物。

（王建刚　邓淑文）

18. 为什么**耳鸣**是健康的“警报器”

关键词

耳鸣　情绪问题　全身健康

耳边突然响起某种声音，像夏天的蝉鸣，像海浪的呼啸，像电视刺耳的信号声，像心脏的咚咚跳动，这种声音也许转瞬即逝，但身边人却没有听到。这就是下文要说的耳鸣。耳鸣对于患者的日常工作和生活会造成很大影响，甚至还会影响患者的心理健康，长时间心情不佳有导致抑郁的可能。生活中压力过大、睡眠不足或是情绪紧张，都会让患者出现耳鸣症状。

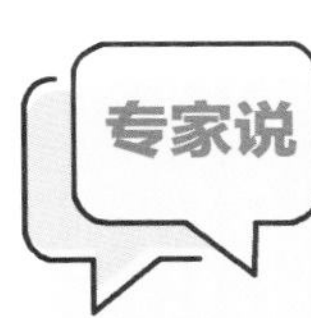

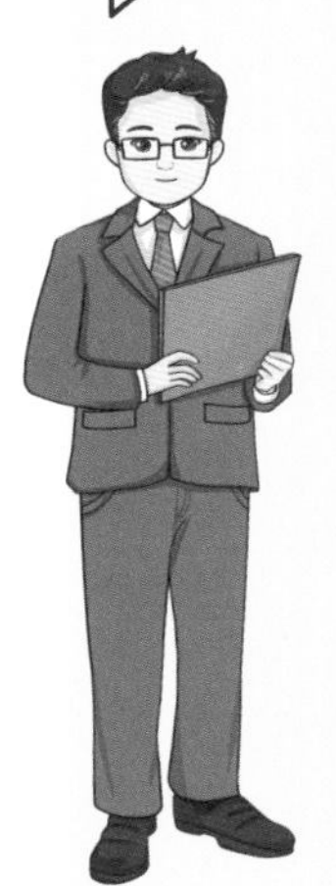

耳鸣是一种常见的临床症状，而不是一种疾病，是指人们在没有任何外界刺激下所产生的异常声音感觉。如感觉耳内有蝉鸣声、嗡嗡声、嘶嘶声等单调或混杂的响声，实际上周围环境中并无相应的声音，只是一种主观感觉。耳鸣可以短暂或持续性存在。很多人都有耳鸣的经历，却查不出耳鸣的原因。耳鸣病因复杂，是常见耳部和全身疾病的早期信号，须重视。

- 可能是心脑血管疾病的先兆　常见的突发性聋，不单是耳朵的问题，更有可能是脑血管意外的先兆。

- 可能是颅内肿瘤　听神经瘤、颅脑外伤等也会导致耳鸣，尤其是单侧耳鸣者更应注意肿瘤等疾病的存在。

● 可能是耳部疾病　耳内异物、炎症肿胀发生阻塞、耳膜充血、鼓膜穿孔、中耳积液或感染、耳硬化等均可发生传导性耳鸣。其特征是耳鸣有节律性，如“隆隆声”“嗡嗡声”且只发生在有耳部疾病的一侧。

● 可能是鼻咽癌　据统计，约有半数鼻咽癌患者有不同程度的持续耳鸣现象。肿瘤压迫咽鼓管开口，导致阻塞，从而引起耳鸣。

● 可能是颈部疾患　颈部肿痛或患有其他颈部疾病，压迫颈动脉时，可引起受压的一侧耳鸣。这种耳鸣的特点是持续性、低音调的，耳鸣的程度可随体位变化而变化。

● 可能是神经衰弱、情绪不稳的表现　神经衰弱、情绪不稳定以及工作中压力大会导致躯体不适，可能引起夜间耳鸣，导致入睡困难。

● 可能是其他全身性疾病　一些全身性疾病，如高血压、冠心病、贫血、高脂血症、甲状腺功能亢进或低下、肾脏疾病、糖尿病、神经退行性变、炎症、外伤、药物中毒等均可引起不同程度的耳鸣，其发病往往与内耳微循环障碍、内分泌失调、毒素吸收以及耳蜗与某些神经通路的异常联系等因素相关。

耳鸣发作首先需要到耳鼻喉科进行就诊。如果因长期耳鸣导致精神心理出现焦虑、抑郁等情绪，应到心理科或精神科就诊。

（王建刚　邓淑文）

19. 为什么**胃健康**主要靠养

俗话说“十人九胃病”。胃病是很常见的，也是很难彻底治愈的病。“万花筒”式的生活，引发了“万花筒”般的胃病。胃是一个重要的消化器官，帮助我们摄入营养。如果我们在生活上杂乱无章，胃也就会生出各种各样的病来。

都说胃病“三分治七分养”。胃病的“七分养”应该在“三分治”的基础上进行，经全面检查确诊后进行系统治疗，并配合调畅精神、规律饮食、戒烟限酒等，才能达到疗效。

关键词

胃健康　饮食健康

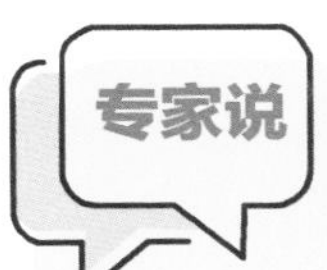

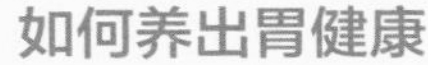

如何养出胃健康

- 吃饭定时定量　上班族“废寝忘食”“大吃大喝”，都会慢慢损伤胃的健康。要做到每餐食量适度，每日三餐定时，到了规定时间，不管肚子饿还是不饿，都应主动进食，避免过饥或过饱，使胃保持有规律地活动。

- 温度适宜　饮食的温度应以“不烫不凉”为度，过烫过冷的食物进入胃部之后，都会刺激胃黏膜，进而引起胃病。

- 细嚼慢咽　对食物充分咀嚼，可使食物尽可能变“细”，以减轻胃的工作负担。避免“狼吞虎咽”或“速战速决”。

- 饮食卫生　不清洁或不新鲜的食物会引起急性

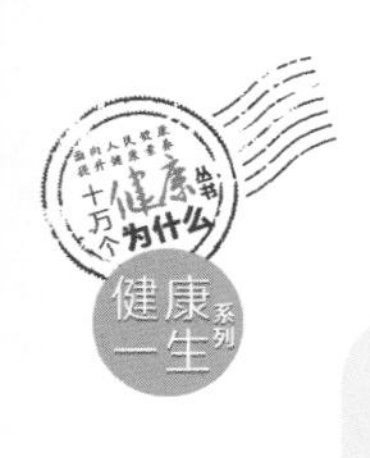

胃炎。幽门螺杆菌是许多慢性胃病和胃癌发生发展的重要致病因子，大多是由于饮食不洁相互传染所致。所以注意饮食卫生非常重要。

- 择时饮水　餐后立即饮水会稀释胃液。最佳饮水时间是早晨空腹时及每次进餐前一小时。汤泡饭会影响食物的消化。

- 饭后莫立走　俗话说，饭后百步走，活到九十九。但这是指在饭后 20~30 分钟后散步，这样有利于食物的消化，绝不能刚吃完饭就立刻走。

- 避免不良刺激　烟酒、辛辣饮食会使胃部血管收缩，影响胃壁细胞的血液供应，使胃黏膜抵抗力降低而诱发胃病。寒冷会使胃的活动减缓或出现胃痉挛，故要保持胃部的温度，不要受寒。

- 注意口腔卫生　唾液经口腔细菌及其酶的作用后，其中的硝酸盐还原成有致癌作用的亚硝酸盐。因此，饭后应漱口。

（王建刚　邓淑文）

20. 为什么有时**情绪波动**会肚子疼

我们的肠道里藏着许多微生物，叫作“肠道菌群”，它们和大脑存在密切的沟通交流渠道，能直接对话。这种密切关系就叫“脑 - 肠轴”。

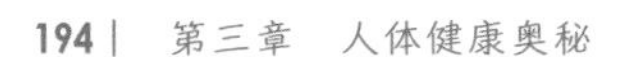

当肠道内共生菌减少，致病菌增多时，人就会感到焦虑、压力大、抑郁，并且容易出现腹痛、腹泻等情况。反过来，当肠道内共生菌增多时，焦虑、抑郁等情绪和过敏症状都会减轻，肠道功能也会得到改善。

当情绪紧张、情绪过度波动的时候，大脑会通过“脑 - 肠轴”影响着肠道和肠道菌群，导致肚子疼、腹泻等消化道的症状。

肠道菌群与中枢神经系统之间还有一条“电话专线”，这条专线由神经、免疫和内分泌共同组成。肠道菌群通过这条专线，影响我们大脑的功能、情绪和行为。简单来说，肠道菌群平衡了，我们的身心健康就有了保证；肠道菌群失衡了，我们的身心健康也要失衡。大脑和肠道之间保持着活跃的双向沟通，肠道菌群通过这种沟通调节着我们的大脑乃至全身。

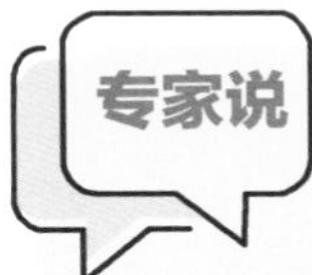

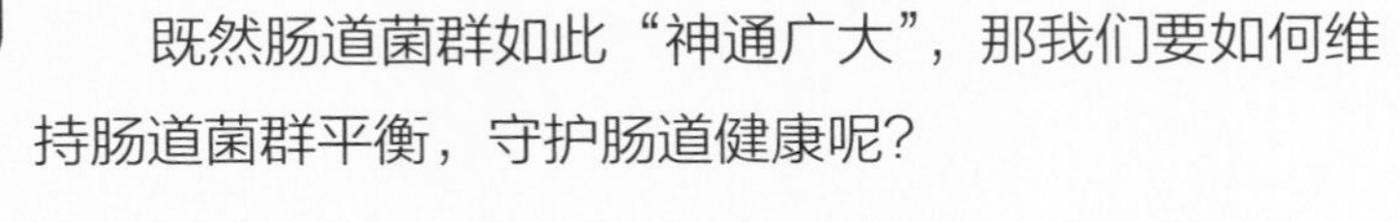

既然肠道菌群如此“神通广大”，那我们要如何维持肠道菌群平衡，守护肠道健康呢？

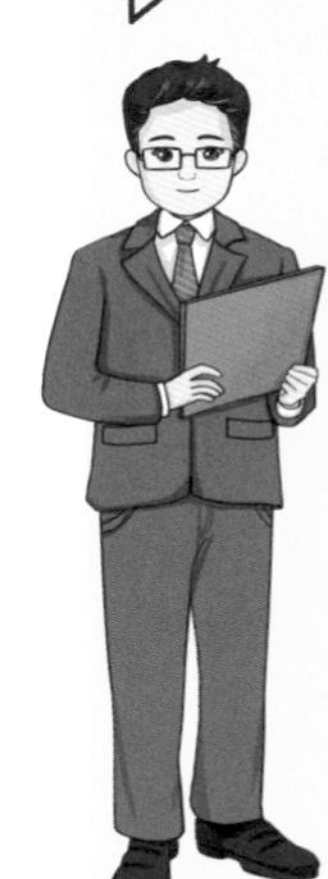

- 多样化饮食　少吃深加工食物、高油高糖食物，多吃粗粮、蔬菜等，给肠道提供足够的纤维素和维生素。

- 规律作息，保证睡眠　我们的身体器官有自己的节奏，肠道菌群也一样。长期日夜颠倒、饮食不规律、缺乏睡眠必然会造成肠道菌群失衡。

- 补充益生菌　酸奶、豆制品等发酵食物富含益生菌，食用它们有助于维持肠道菌群平衡。也可以适

度服用益生菌产品。

• 避免滥用抗生素　使用抗生素不但会诱发耐药菌，还可能对益生菌造成致命打击。

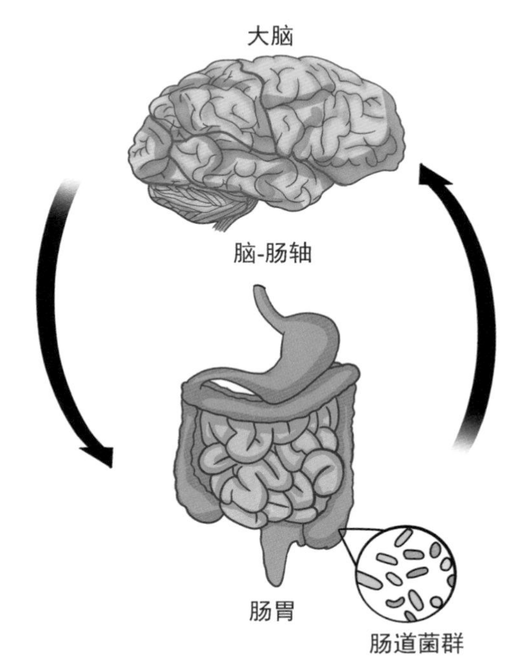

（王建刚　邓淑文）

21. 为什么说 伤肝等于“害命”

关键词

伤肝　肝功能不全

肝脏是人体内脏中最大的器官，成人的肝重量相当于体重的 2%。肝脏在人体内有着代谢、消化、解毒、合成等诸多功能，是人体内的“大型综合化工厂”。肝脏“受伤”后会出现肝功能不全，早期往往没有明显不适，随后逐渐出现食欲减退、恶心、乏力等症状，终末阶段可危及生命。“伤肝就等于害命”，这种说法一点儿也不夸张。

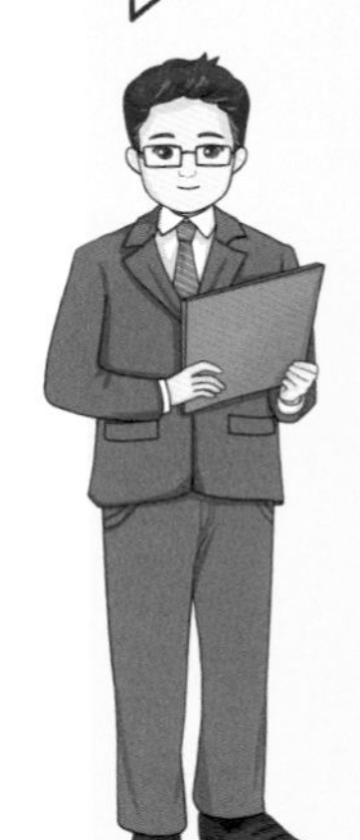

肝脏的主要功能

1. 代谢功能　肝脏能储藏糖原，能调节三大营养物质（蛋白质、脂肪和碳水化合物）的新陈代谢。

2. 消化功能　肝脏能分泌胆汁，辅助脂肪的消化。

3. 解毒功能　肝脏是人体最大的解毒器官。体内代谢产生的毒物和废物，或者吃进去的有害物质，都由肝脏来进行生物转化，让它们变成无毒或者毒性较小的物质，并易于排出，这就是肝脏解毒和排毒的过程。肝脏同时也是药物最主要的代谢器官，肝脏对药物进行生物转化，让药物在人体中发挥治疗作用，并降低药物的不良反应。

4. 合成功能　肝脏能合成和分泌血浆蛋白，合成胆固醇，合成部分凝血因子，维持正常的凝血功能。可以说肝脏是人体内的“大型综合化工厂”。

肝脏损伤难以察觉

肝脏顽强而沉默，人们往往会忽略它所承受的压力和伤害。一方面，肝脏的再生和修复能力很强，是少数能天然更新的器官之一，哪怕切除了大部分肝脏，剩下的肝组织都能再生为一个功能完整的肝脏。另一方面，肝脏没有感觉神经，所以损伤肝脏的行为不会让人感觉到肝脏的不适。如果损伤肝脏的行为持续发生，在不知不觉中肝脏受到的损伤会越来越大，直至超过它自身修复的能力范围，就会出现各种肝功能不全的症状。

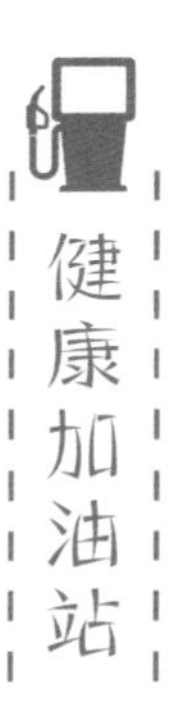

哪些行为会损伤肝脏

常见的损伤肝脏的行为有饮食不均衡、体重超重或肥胖、酗酒、熬夜、滥用药物、食用发霉的花生或玉米等粮食、饮用生水等。

为了养护肝脏，我们应该养成健康的生活方式，定期进行全身体检（含肝脏体检），保养和维护我们体内的“大型综合化工厂”。

（肖渊茗）

22. 为什么**肥胖**人士容易得 **2 型糖尿病**

关键词

腠岛素抵抗 中心性肥胖

随着生活条件越来越好，肥胖的人也开始多了起来。肥胖人群是常见的胰岛素抵抗人群，而胰岛素抵抗恰恰是 2 型糖尿病的根本病因，肥胖和 2 型糖尿病关系密切。

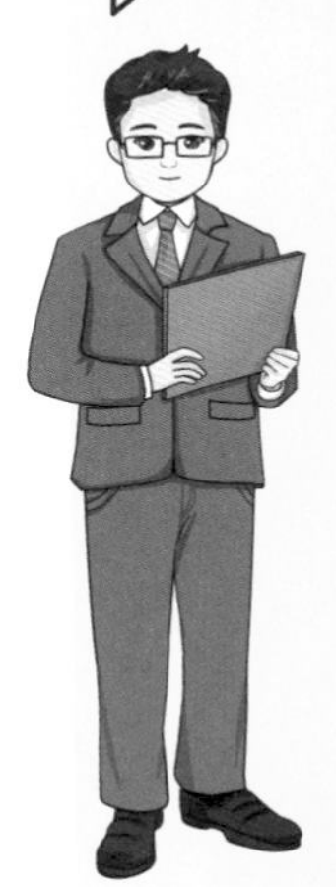

要想弄明白胰岛素抵抗是怎么回事，首先需要了解胰岛素是怎样工作的。

胰岛素好比一把钥匙，能打开细胞的大门，让葡萄糖从血液中进入细胞。进餐后食物被消化分解形成血糖，胰岛素就打开细胞的大门，让葡萄糖由血液中进入细胞、组织和器官，血糖就能降回到正常水平。但是很多因素阻碍胰岛素的开门工作，如遗传因素，肥胖，炎症，氧化应激，精神压力，长期高血糖、高血脂等。如果胰岛素不能顺利开门，血糖进不了细胞，就会在血液中越堆越多，使血糖增高。

胰岛素不能好好控制血糖，长期低效甚至无效工作，这种状态就叫“胰岛素抵抗”。胰岛素抵抗的后果就是血糖升高和出现 2 型糖尿病。

导致胰岛素抵抗的原因有很多，其中最主要的原因就是肥胖，尤其是中心性肥胖。为了应对胰岛素抵抗，我们可以通过改变生活方式来减脂、减重，比如控制膳食的总热量、合理运动、

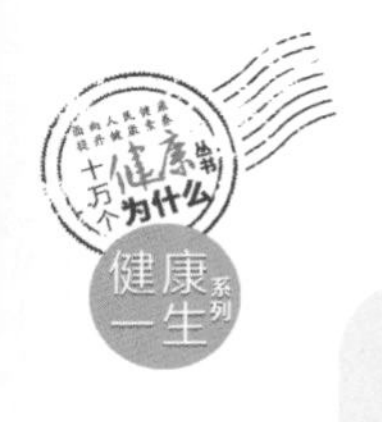

调节心理压力等。健康的生活方式不仅能减轻胰岛素抵抗，还能改善其他心血管疾病的危险因素，是主动健康的必经之路。

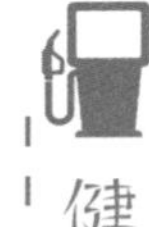

健康加油站

中心性肥胖也叫腹型肥胖，指的是脂肪在腹部堆积，表现为腰围的增加。男性腰围 ≥ 90 厘米或女性腰围 ≥ 85 厘米就叫腹型肥胖。在糖尿病患者中，腹型肥胖患者的比例高达 45.4%。

我们都知道“肥胖是万病之源”，肥胖不是件好事。如果是腰腹部肥胖就更糟糕了，因为腰腹部脂肪不仅会堆积在皮下，更会堆积在腹腔内脏，加重胰岛素抵抗，同时还会增加脂肪肝、血脂异常、心血管事件的发生风险。这也是为什么我们在减脂、减重时，最关注减腰围的原因。

（肖渊茗）

23. 为什么每天**清淡饮食**还是**血脂高**

血浆中的脂肪和类脂肪总称为血脂，主要成分是甘油三酯和胆固醇。过多的血脂在血管内皮沉积，导致动脉粥样硬化，继而引起心脑血管疾病，是影响健康的重要危险因素。

我们常说的“清淡饮食”指的是少油少盐、口味清爽的饮食。光靠“清淡饮食”是很难控制好血脂的，一味追求低脂饮食也是常见的健康误区。合理摄入膳食脂肪，尤其是优质脂肪，不但不会造成高血脂，反而还能起到调理血脂、促进健康的作用。

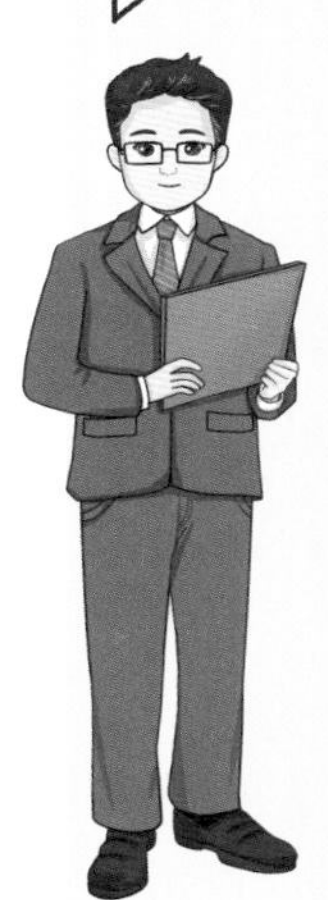

血脂从哪里来

血脂不光来源于饮食，还有相当一部分来源于机体自身的合成。“清淡饮食”一般指的是低油低盐的饮食，只能降低膳食中摄入的脂肪，而不能降低人体自身合成的血脂。

血脂到哪里去

血脂会分解为机体提供能量，也可以转化为组织中的脂肪储存起来。血脂的分解和转化受到激素的调节，比如胰岛素能促进糖转变为甘油三酯，不让甘油三酯分解。人体因为胰岛素水平增高而导致甘油三酯升高，所以血脂是不能通过低脂饮食降下来的。

发现高血脂怎么办

健康的生活方式是控制血脂的首选手段。合理膳食非常重要，适当运动、减脂减重、避免烟酒、心情愉快能保持血脂健康乃至全身健康，很多高血脂通过生活方式的干预即可见效。

如果生活方式干预仍不能降低血脂到理想水平，就需要到医

院就诊了，通过药物进行降脂治疗，少数特别严重的高脂血症患者通过长期药物治疗效果不好的，还可以考虑行部分回肠切除等手术治疗。

值得注意的是，仅仅遵医嘱服药、按时复查是不够的，生活方式干预不可或缺。

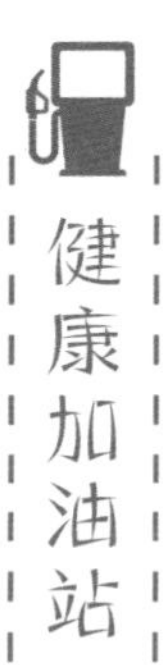

高脂血症的饮食误区

有些人害怕发胖，害怕高血脂，一味追求清淡饮食，谈“脂”色变，反而陷入了误区。脂肪除了能储存能量、保护脏器外，还参与多种人体生理过程，是机体必需的营养素。长期减少脂肪摄入不仅会造成营养不均衡，还会造成代谢和生理机能的紊乱。

我们推荐合理摄入膳食脂肪，尤其是优质脂肪。优质脂肪指的是不饱和脂肪酸，有多不饱和脂肪酸和单不饱和脂肪酸两大类。富含优质脂肪的食物有牛油果、橄榄、亚麻籽、深海鱼类、坚果类等。多食用富含优质脂肪的食物，能改善神经功能，保护心脏、血管和大脑，有利健康。

（肖渊茗）

四

男女
肾脏腺体

健康一生系列

24. 为什么说“小蝴蝶”甲状腺是人体能量“发动机”

关键词

甲状腺 甲状腺激素 新陈代谢

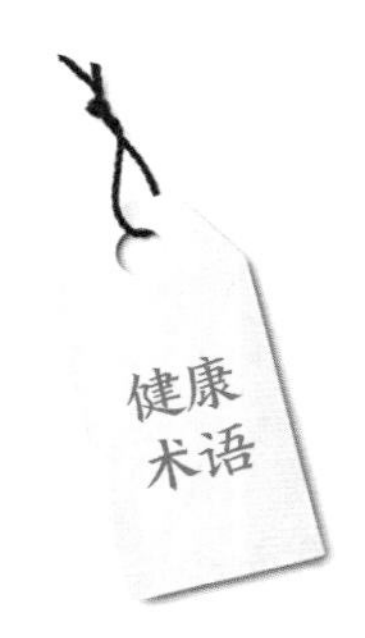

新陈代谢

生命体能够从外界环境中获取营养物质，产生能量，用于维持生命活动并进行自我更新。机体和外界环境进行的物质和能量交换、体内物质和能量的更新过程就是新陈代谢。

有这么一个器官，它的形状就像只小蝴蝶，张开双翼静静地停在气管的前方。它个子不大，但是却推动着全身的能量和物质代谢，这个器官就是甲状腺。

甲状腺是人体最大的内分泌腺，主要分泌甲状腺激素和降钙素。甲状腺激素是一类含碘的激素，能通过影响细胞新陈代谢调节机体功能，是“人体发动机”的动力来源。

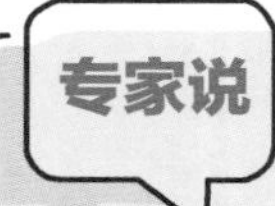

甲状腺激素能刺激细胞内的线粒体和呼吸酶，提高它们的工作效率。线粒体是细胞内进行有氧呼吸、提供能量的场所，是动力和能量的来源。当它开足马力进行工作时，将消耗更多的脂肪，为细胞和机体提供更多的能量和热量。正常工作状态下的甲状腺能让人体精力充沛，堪称人体能量的“发动机”。

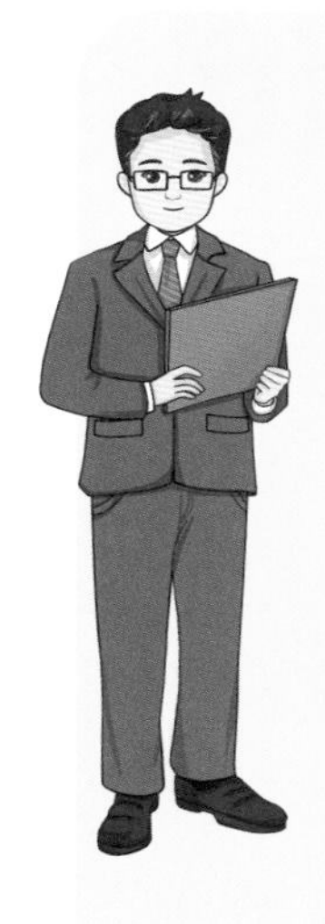

当“发动机”出现故障时，人体就会生病。我们常听说的“甲亢”，就是“甲状腺功能亢进”的简称，相当于“人体发动机”输出功率过大，机体产生了过多的、不必要的能量和热量，就会出现怕热、出汗、亢奋、易激怒、心慌、心脏负担加重等症状，也会因为消耗了过多的营养物质而出现进食增多却消瘦的反常现象。而“甲状腺功能减退”简称“甲减”，相当于“人体发动机”输出功率不足，机体会出现怕冷、虚胖、乏力、反应迟钝、情绪淡漠等表现。

甲状腺激素除了能推动物质和能量代谢，还能促进人体生长和发育，调节全身神经系统、心血管系统和生殖系统的功能，作用范围十分广泛。

另外，甲状腺还能分泌降钙素。降钙素与甲状旁腺激素、维生素 D_3 共同调节人体钙、磷的代谢活动。人体的内分泌系统是一个整体，各种内分泌激素维持着微妙的平衡，精确调控着机体的各项功能与活动，维持着人体健康与精力充沛的状态。

（肖渊茗）

25. 为什么一泡尿的颜色也有大学问

关键词

尿液颜色　尿液浓缩

用肉眼观察尿液的颜色，我们会发现其一般是淡黄色的，颜色的深浅和尿液浓缩程度有关。比方说，在出汗多的夏天，如果没有及时补充水分，尿液就会因为浓缩而使颜色变深。在这种情况下，尿色变黄就是在提示身体该补水了。相反，摄入水分多时，尿液就会因为稀释而使颜色变淡，这些情况都是正常的。

实际上，尿液的颜色远不止淡黄色，还可能出现红色、蓝色、绿色、褐色、白色等。这些都是不正常的颜色，可能是机体出现健康隐患的预警，需要引起我们的重视。所以说一泡尿的颜色中有大学问，它能反映人体健康或疾病的不同状态。

专家说

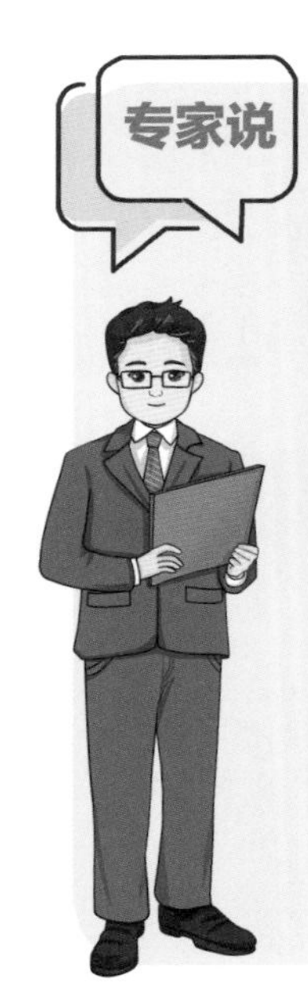

最常见的异常尿液颜色就是红色了，红色的尿液通常意味着出现了血尿。血尿就是指尿液中含血，微量的血尿直接用肉眼是看不出来颜色变化的，如果每升尿液中的含血量达到 1 毫升，尿液就会出现淡红色像“洗肉水”一般的颜色，肉眼就能看出来了。

血尿是泌尿系统疾病或全身性疾病的表现，需要及时到医院就诊。服用某些药物（如苯妥英钠、柔红霉素）也会使尿液变成红色。除了疾病和药物外，食用了富含色素的食物也会让尿液变成红色，比如稍微多吃一些红心火龙果，尿液可能就会变红了，这种由于食物引起的尿液颜色变红是不需要诊疗的，停止摄入这类食物，尿液的颜色很快就会恢复正常。

尿液还可能出现其他一些颜色，主要是由于服用药物引起的。排除了药物的影响，就要考虑中毒、疾病的因素。比如发生黄疸时，除了皮肤、巩膜的颜色会变黄，尿液也会变黄。发现尿液颜色异常，首先要想想自己是否因为使用了某种药物而造成尿液颜色改变，如果不是则需要及时就诊。常见的尿液颜色改变的原因见下图。

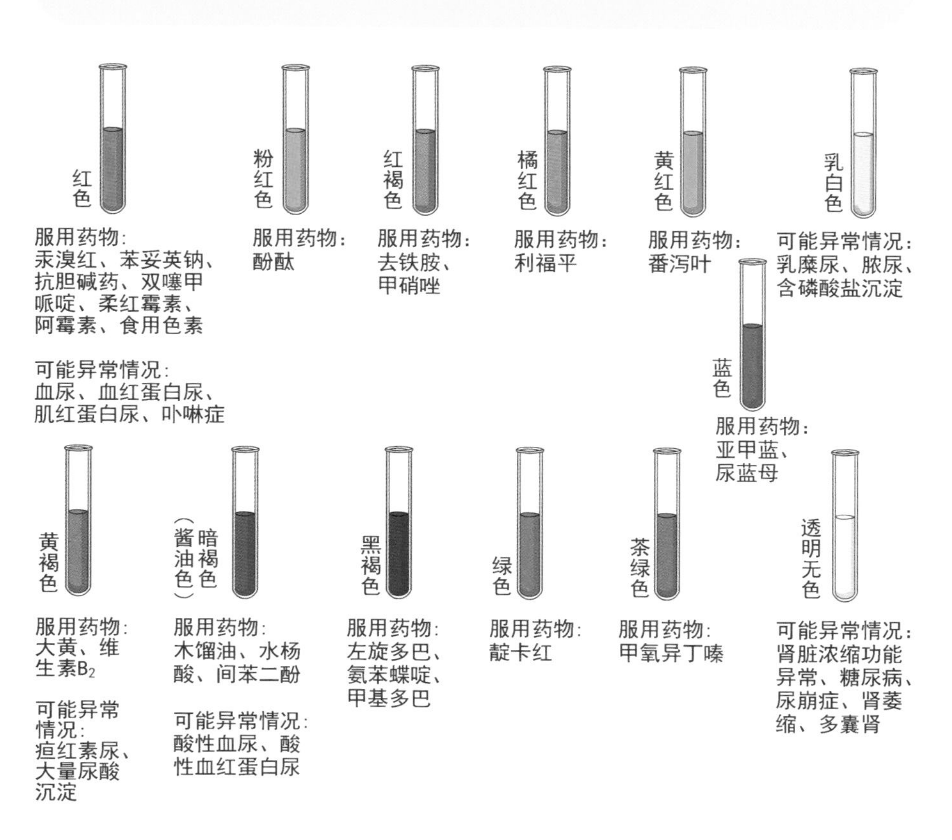

（肖渊茗）

健康一生系列

26. 为什么人体需要清理“垃圾”

关键词

排泄　肾脏功能

在生活中，垃圾每天都会产生。为了维持起居环境的整洁，我们会定期清理垃圾。我们的机体在生命活动中也会不断产生垃圾，需要清理和排出体外。这些垃圾和废物有些是新陈代谢的产物，也有些是细胞更新形成的废物。

人体需要不断清理“垃圾”，以保持机体内环境的整洁和健康。如果人体内的“垃圾”不能及时被清除，这些垃圾就会妨碍各器官和系统的正常运转，甚至会产生对人体有害的毒素。人体将“垃圾”——分解代谢的终产物，排出体外的过程称为排泄。人体负责排泄工作的主要是泌尿系统，代谢废物大约 80% 是通过泌尿系统排泄的，大多以尿液的形式排出体外。

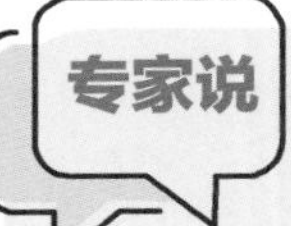

泌尿系统中最重要的器官是肾脏，肾脏如同人体的净水器，维护着人体洁净平衡的生理环境。如果人的肾功能发生某些障碍，不能及时将溶于水的代谢废物排出体外，就会导致中毒，甚至死亡。

很多因素都会影响肾脏的功能。一般来说，高龄，具有慢性肾脏病家族史，吸烟，肥胖，患有高脂血症、糖尿病、高血压的人更容易出现肾功能障碍。肾脏保健可以从下列几个方面着手。

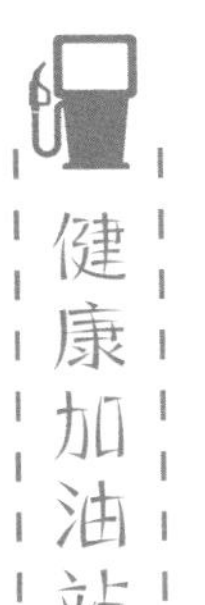

1. 注意补充水分，养成正确喝水的好习惯。

2. 通过合理膳食、加强体质锻炼、规律作息、戒烟戒酒、保持健康心态等途径提高自身免疫力，增强抗病和抗感染能力。

3. 应在医生的指导下使用药物，不滥用补品和保健品。

4. 如果患有高血压、高血糖、高脂血症，应积极治疗，控制“三高”。

5. 定期体检，及早发现各种健康隐患。

健康加油站

肾脏的其他功能

肾脏的功能除了主打清理体内“垃圾”之外，还有着维持体内酸碱平衡、调节体内环境稳定的功能。另外，肾脏还有内分泌功能，能通过分泌激素调节血压和血液成分。中医认为肾主水，肾脏确实是能保持生命源泉洁净的重要器官。

（肖渊茗　张红玲）

27. 为什么**男性**上了年纪容易**夜尿增多**

关键词

前列腺增生　排尿异常

很多上了年纪的男性会出现夜尿增多的情况，经常要起夜小便。除此之外还可能有尿频、尿急、排尿困难等“男”言之隐。为什么男性上了年纪，容易出现这些症状？原来是前列腺增生惹的祸。

前列腺是男性生殖系统的一部分，形似栗子，主要功能是构成后尿道和分泌前列腺液。当发生前列腺增生时，增生的腺体压迫后尿道，使尿道伸长、弯曲、变窄，尿道阻力增加，引起排尿困难。

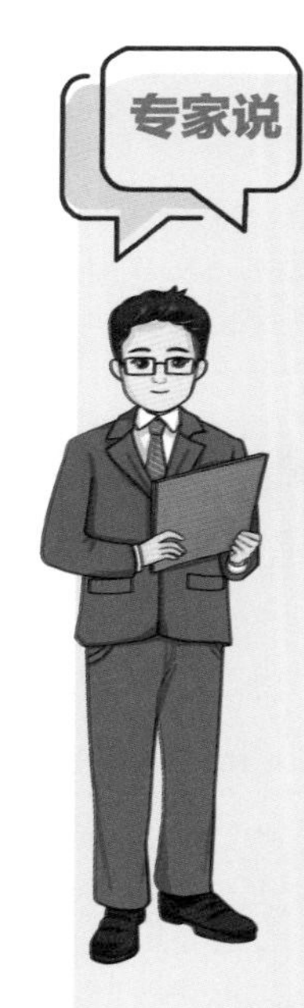

专家说

前列腺增生是一个进展非常缓慢的过程，常伴随男性的后半生，引发中老年男性的排尿障碍。随着年龄逐渐增大，出现前列腺增生的男性也越来越多。40岁以下的男性，出现前列腺增生是很少见的，部分男性50岁以后可能会出现不同程度的增生症状，在60岁以上的男性中50%的人患有前列腺增生，而到了80岁患病率直升到80%以上。

尿频是前列腺增生最常见的早期症状，夜间更为明显。正常情况下，夜间起夜排尿应不超过2次，3次或以上就称为夜尿增多了，总是频繁起夜对睡眠质量会造成很大的影响。

排尿困难是前列腺增生最重要的症状，其病情发展缓慢。典型表现是排尿迟缓、断续、尿流细而无力、射程短、终末滴沥、排尿时间延长。如梗阻严重，残余尿量较多时，常需要用力并增加腹压以帮助排尿，排尿终末常有尿不尽感。

虽然前列腺增生随着年龄增长难以避免，但是我们可以延缓它的进展，让下坡路走得更平缓。有研究表明，糖尿病、心脏病等也会增加前列腺增生的发病风险，应该积极控制。除了年龄外，肥胖也是前列腺增生的诱发因素。合理膳食，适当运动，减脂减重，有利于降低前列腺增生的发生风险。

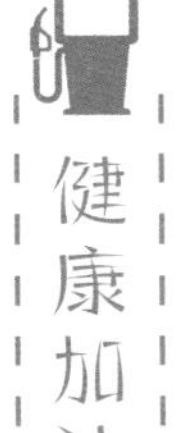

生活中的注意事项

避免熬夜和不规律作息；合理膳食，坚持运动，避免久坐；限制烟酒和咖啡的摄入，烟酒和咖啡具有利尿和刺激作用，可以引起尿量增多、尿频、尿急等症状。为控制夜尿增多，可以在白天多饮水以补充充足的水分，晚上就要减少饮水量了。

（肖渊茗　张红玲）

28. 为什么男性的平均寿命比女性短

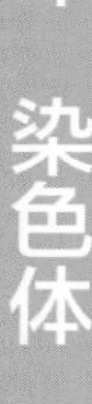

平均寿命　染色体　雄激素

根据第七次全国人口普查资料显示，2021 年我国平均预期寿命达到 74.83 岁，其中男性寿命为 72.38 岁，女性为 77.37 岁。不难发现，男性平均寿命比女性短约 5 年。

是什么“偷走了”男性的寿命？男性和女性的性染色体存在差异，激素分泌不同，所以男性和女性在体质和生理上是不一样的。除此之外，男性和女性的生活习惯也大不相同，这些是造成男性比女性平均寿命较短的主要原因。

男女寿命有别的主要原因

首先，男性的性染色体是 XY，而女性的性染色体是 XX。在增龄衰老的过程中，Y 染色体的丢失会对健康造成损伤，反而是 X 染色体对健康有保护作用。在动物界中也存在同样的规律，许多物种的雌性比雄性活得更久。

其次，男性的雄激素主要是睾酮，它虽然能使年轻的男性更强壮，但也会让男性在老年时期更易患上心脏病、高血压、动脉硬化，甚至是癌症等疾病。而女性的雌激素能保护心血管、抗炎抗氧化、稳定血糖血脂和保护骨骼。

再次，端粒的长度控制着寿命。

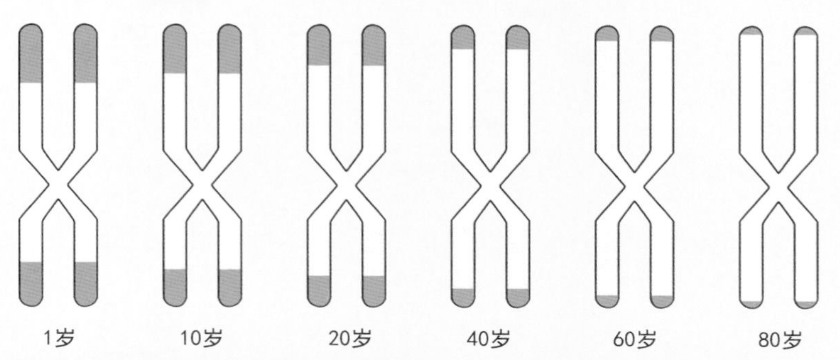

染色体末端的端粒会随着年龄增长而损耗，其长度控制着寿命。男性的雄激素会加速端粒缩短，而女性雌激素则能减慢端粒的缩短。

另外，女性每月的月经能增强机体的耐受性，增强女性的造血能力，在逆境中也更容易生存下来。

除了上述这些天生的因素之外，两性的性格和生活习惯也有着很大的差异。在面对着工作和生活压力时，女性更倾向于用倾诉、流泪等形式宣泄情绪和压力，而好强的男性却往往选择抽烟酗酒等不良方式，或默默承受压力。精神压力、吸烟、酗酒都是健康杀手，这些都在不知不觉中影响着男性的健康和寿命。

如何避免寿命被“偷走”

先天因素是无法改变的。但是在健康和寿命这回事上，三分天注定，七分靠打拼。世界卫生组织的报告数据显示，在影响健康的因素中，生活方式占60%，健康的生活方式是男性朋友延年益寿的关键。

1. 戒烟酒　烟酒是引发多种疾病的危险因素。

2. 多运动　运动是对疾病最好的预防，也是调节情绪的好

方法。建议每周至少累计进行 150 分钟以上中等强度运动。

3. 发泄情绪　及时与其他人分享自己的痛苦和不堪，帮助减轻负面情绪。

4. 健康饮食　饮食要注重营养均衡，粗细搭配。

5. 增强保健意识　定期体检，不舒服的时候要及时就医。

（肖渊茗　张红玲）

29. 为什么**女性**更容易出现**尿失禁**

有不少产后妈妈都会有这样的尴尬经历：拎个重物，抱下宝宝，几声咳嗽，甚至打个喷嚏，小便都会不由自主地溢出来。还有一些中老年女性有着这样的困扰：走路时下体不知不觉有东西掉出来，两腿之间有异物感。这些都是盆底肌功能障碍的表现。

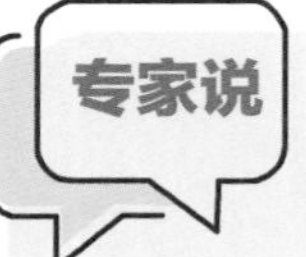

什么是盆底肌功能障碍

盆底就是骨盆的底部，被一些肌肉群封闭着。这些肌肉群就叫盆底肌，它们犹如一张“吊网”，盆腔内

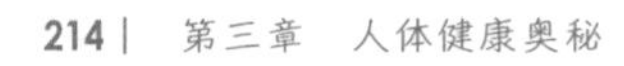

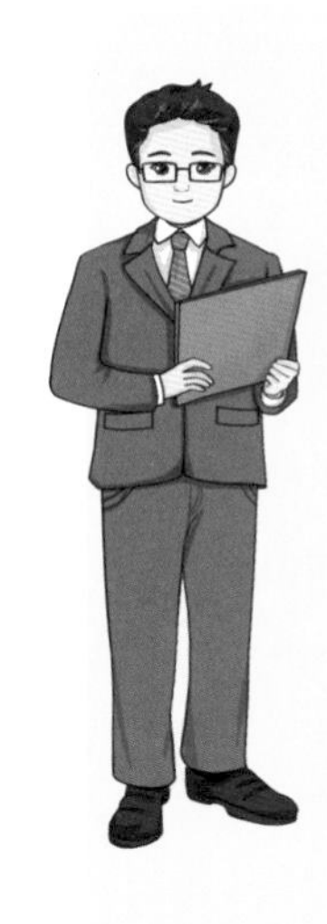

的脏器被这张“网”紧紧吊住，从而维持正常位置以便行使其功能。一旦这张“网”弹性变差、“吊力”不足时便会导致“网”内的器官无法维持在正常位置，从而出现盆底肌功能障碍。

盆底肌功能障碍的女性容易出现压力性尿失禁，表现为腹腔内的压力增加时，盆底肌兜不住膀胱，就会出现不自主的漏尿现象，常发生在咳嗽、打喷嚏、跑跳时。盆底肌功能障碍严重时，盆腔脏器甚至会发生脱垂，如子宫脱垂、阴道壁膨出、膀胱、直肠脱垂等。

盆底肌功能障碍的原因

最常见的造成盆底肌功能障碍的原因就是怀孕分娩了。怀孕分娩由于腹压增加，盆底肌被持续牵拉着，就像橡皮筋被越扯越松，最终失去弹性。盆底肌失去弹性了，“网”也就兜不住了，盆腔内的脏器纷纷下垂移位。产后的妈妈们很多都会出现尴尬的压力性尿失禁，就是这个原因。

除此以外，随着年龄的增长，特别是女性在绝经以后，盆底肌衰老萎缩，会加剧盆底肌松弛，盆底肌功能障碍就更严重了。

那么，终身不生育的女性或是男性，是不是就不会出现盆底肌功能障碍了呢？盆底肌功能障碍并非产后女性的专利，慢性的咳嗽、腹腔积液、肥胖、持续负重或者慢性便秘，都可以造成腹腔的压力增加，也会导致盆底肌功能障碍。

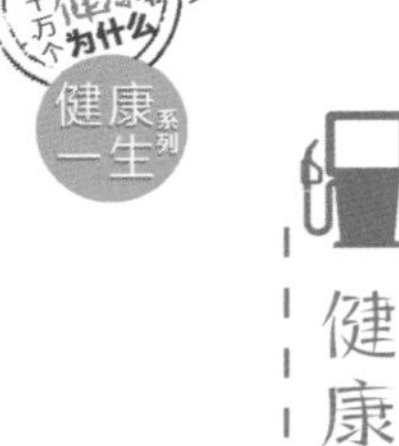

健康加油站

怎样进行盆底功能康复

凯格尔运动能改善盆底肌功能障碍，做起来也很简单，有意识地交替缩肛与放松就可以。刚开始每天坚持锻炼 2~3 次，每次持续 3~5 分钟。盆底肌得到锻炼以后，功能也能逐渐恢复。如果 2~3 个月的锻炼还没有明显改善，那么就需要就医了。

（肖渊茗　张红玲）

关键词：雌激素　卵巢养护

30. 为什么说养好卵巢，女人更漂亮

光滑的皮肤、窈窕有致的身材，散发着迷人的荷尔蒙气息，彰显着女性的健康与美丽。女性朋友都希望自己更年轻漂亮，那么就一定要好好养护自己的卵巢。健康的卵巢不仅能让女性有生育功能，也能让女性保持年轻态、维持健康和美貌。

雌激素的生理功能

生育期的卵巢具备内分泌功能，能分泌雌激素和孕激素。雌激素对女性来说是非常重要的一种激素。

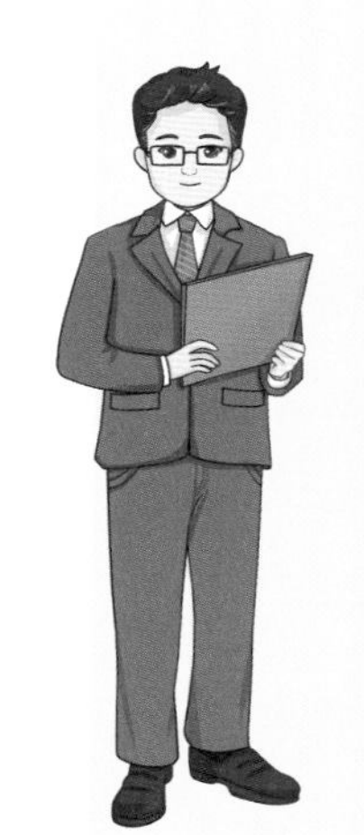

雌激素的主要功能是促进生殖器官的发育，形成月经，促进排卵，孕育宝宝。

除此之外，女性朋友们都关心的皮肤和身材，也和雌激素有着密切关系。雌激素能保持女性皮肤细腻，减少腹部和内脏脂肪堆积、减轻水肿，让女性保持较好的身材和体态。

更重要的是，雌激素还有益于女性的健康呢！

雌激素能保护女性的血糖、血脂和血管健康，预防心脑血管疾病；雌激素能促进骨质代谢，维持女性骨骼强健；雌激素还参与神经细胞的生长、分化，增强记忆力，提高女性的学习能力。

卵巢养护小妙招

既然雌激素这么重要，那么作为雌激素来源的卵巢，可得好好养护了。下面是保护卵巢的小妙招，大家一起学起来吧！

1. 建议在最佳受孕年龄生育，并且进行母乳喂养。

2. 保持规律卫生的夫妻生活。

3. 营养均衡，别太胖或太瘦。

4. 适当运动。

5. 坚持每年体检。

6. 保持充足的睡眠。

7. 保持心情轻松愉悦。

健康加油站

在中国传统膳食中，豆制品花样繁多。以黄豆为原料制成的豆浆、豆腐等豆制品是深受人们喜爱的美食。黄豆中富含大豆异黄酮，这是一种天然雌激素，能起到和人体雌激素类似的作用，也能保护心血管、维护骨质等。在膳食中适当摄入豆制品，获得天然植物雌激素，对女性来说是有益于健康与美丽的。

大豆虽好，但不宜多吃哦！正常人群在膳食中摄入大豆是没有问题的。但是患有雌激素相关疾病，如妇科肿瘤的女性要注意避免过多摄入。

（肖渊茗　张红玲）

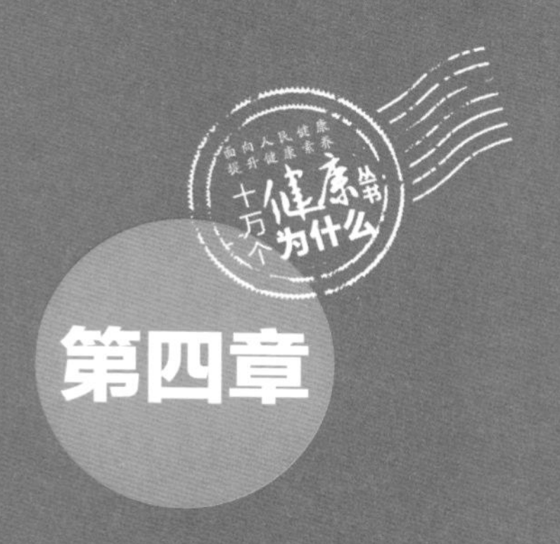

第四章

健康体检筛查

一

体检筛查前奏
——项目要“量体裁衣”

1. 为什么成年人要坚持

年度健康体检

关键词

健康体检 体检频次

谈到年度健康体检，很多人不屑一顾，“自己的身体自己知道，别没事找事了”“体检查出来的都不是大毛病，查了也白查”“不查没病，一查都是病，千万别给自己添乱了”。显然，他们并没有弄清楚年度健康体检的重要性。健康体检可以帮助我们发现健康隐患、疾病线索，实现早筛查、早评估和早干预的目的。有基于多项研究的荟萃分析证实，坚持年度健康体检能使成年人的死亡率降低 45%。

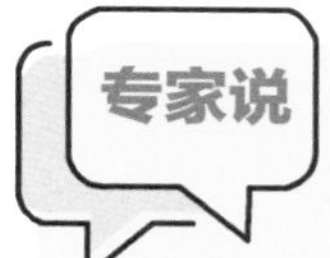

年度健康体检筛查的目的

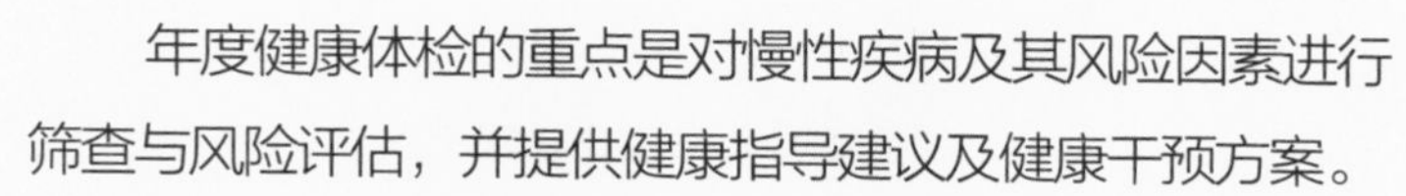

年度健康体检的重点是对慢性疾病及其风险因素进行筛查与风险评估，并提供健康指导建议及健康干预方案。

对于当下“未病”人群，它可以帮助了解健康风险，可通过阻断风险远离疾病。

对于“欲病”人群，它可以捕捉疾病信号，通过提前干预将“疾病”消灭在摇篮中。

对于“初病”人群，它可以帮助判断疾病严重程度，及时治疗阻断疾病进一步发展。

对于“已病”人群，它可以及时监测相关指标，做好疾病管理，预防并发症的发生。

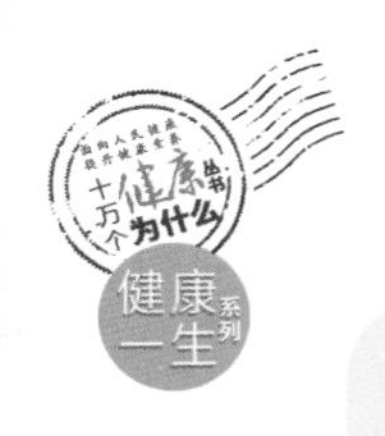

可以说，年度健康体检筛查是在帮助我们“算好健康账，守好健康本”。

哪些人更需要进行年度健康体检

一类是亚健康人群　非健康非疾病的“中间状态”者，频繁出现头痛、疲倦、乏力、周身不适，记忆减退，情绪低落者。

二类是慢性疾病高风险人群　有不良生活方式者，如吸烟、饮酒、缺乏体育锻炼、饮食失衡等；有慢性疾病家族史者。

三类是慢性疾病人群　“三高”（高血压、高血糖、高血脂），心脑血管疾病，慢性阻塞性肺疾病者等。

四类是特殊人群　老年人、妇女、职业病人群等。

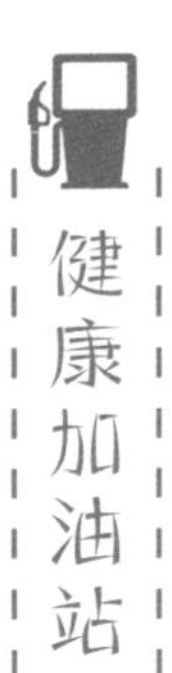

健康体检与疾病检查是一回事吗

健康体检针对的是全人群，是对全身健康状况和重要组织脏器的综合筛查和评价，筛查面广，但筛查深度较为粗浅。疾病检查则针对的是已有明确症状的“初病”或“已病”人群，主要聚焦在身体某一系统（如呼吸系统、血液系统、消化系统等）或某一组织器官上（如心脏、肾脏、肺脏、胃肠等），筛查面较窄，但“刨根问底”，筛查深入且细致。因此，健康体检与疾病检查不是一回事。

（王雅琴）

2. 为什么要选择适合自己的**体检项目**

关键词

体检项目　个性化

“既然体检，就要把所有项目都查一遍”，这样的心态是很不可取的。检查项目何其多，一次体检不可能做完所有，而且同类检查根据自己的需求择其一即可。所以体检项目需要科学选择。

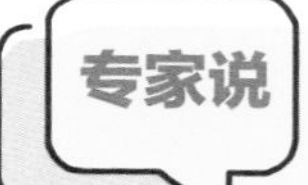

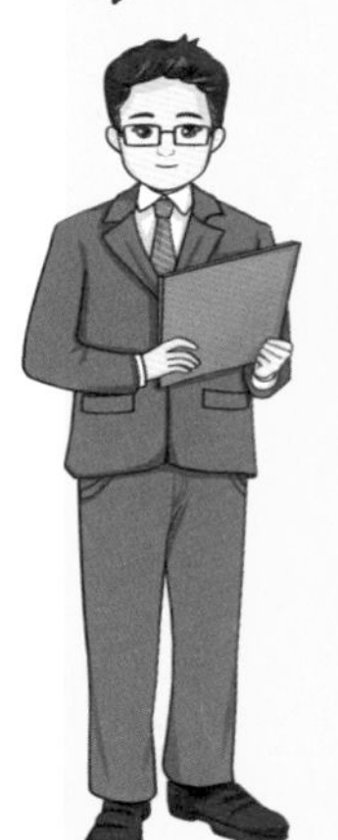

体检项目要个性化

每个人都是独一无二的。世界卫生组织研究发现，在影响人体健康的因素中，行为和生活方式占 60%，遗传占 15%。因此，选择体检项目需要根据“出生”（遗传和家族病史）和“表现”（病史、行为、生活方式和近期状态），以及您的健康诉求，“量身定制”体检项目。

个性化体检项目选择的三大依据

1. 依据“个体因素”　个体因素可按年龄、性别，不同年龄人群筛查的侧重点不同。年轻人主要是先天性疾病、传染病和亚健康的筛查；中年人着重于各类慢性疾病的风险筛查；老年人更侧重慢性疾病及其并发症的筛查。女性偏重于筛查“两癌”，即乳腺癌和宫颈癌。男性侧重于前列腺等生殖器官的筛查。其他个体因素也不能忽视，粉尘接触多或吸烟人群要注意呼吸系统的筛查，酗酒、应酬多的人群选择肝脏疾病和心血管病变的筛查。

2. 依据“个体状态” 个体状态主要指近 3 个月是否出现过身体不适，以及以前检查发现过的问题。如大小便习惯、颜色或形态的改变，没有原因的暴瘦，曾经体检发现过的血糖异常、乙型肝炎等，都是选择体检项目的依据。

3. 依据“个体病史” 根据往年体检发现的异常结果，以及已经确诊的疾病，选择相应的检查项目。如果您不能确定，在选择体检项目时可带上历年的体检报告、检查结果，和医师商量一起确定体检项目。

个体化体检项目“1+X”选择技巧

中华医学会健康管理学分会推荐“1+X”模式选择体检项目。“1”是指基础体检项目，每年不变，连续动态检查评估。“X”是指专项检查项目，可根据情况选择一项或多项专项检查。

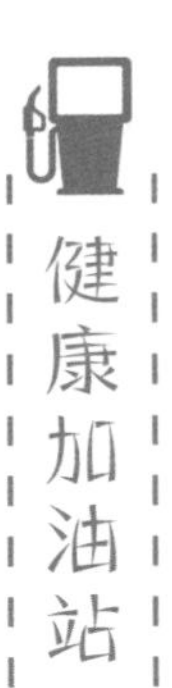

“1+X”体检项目组合

基本体检项目“1”	一般检查	身高、体重、腰围、臀围、血压、脉搏
	物理检查	内科、外科、妇产科、眼科、耳鼻喉科、口腔科
	常规检查	血常规、尿常规、粪便常规
	生化检查	肝功能、肾功能、血脂、血糖等
	辅助检查	心电图、超声、X 线检查

续表

专项检查项目“X”	心脑血管疾病风险筛查	高血压风险筛查(20岁以上)
		冠心病风险筛查(40岁以上)
		脑卒中风险筛查(40岁以上)
		外周血管病风险筛查(50岁以上)
	糖尿病风险筛查	2型糖尿病风险筛查(35岁以上)
	呼吸系统风险筛查	慢性阻塞性肺疾病风险筛查(50岁以上)
	慢性肾脏病风险筛查	慢性肾脏病风险筛查(40岁以上)
	恶性肿瘤风险筛查	肺癌(40岁以上)
		乳腺癌(35岁以上女性)
		宫颈癌(21岁以上女性)
		结直肠癌(45岁以上)
		胃癌(40岁以上)
		前列腺癌(45岁以上男性)

（林艳辉）

3. 为什么**体检前**要先做**调查问卷**

“为什么做体检还要填健康问卷”“为什么健康问卷这么长”“太浪费时间了，填问卷会泄露我的个人隐私吗”，在日常体检过程中，

人们经常会有类似的疑问。实际上健康问卷就好比是我们看病时医生的问诊，可以帮助医生更好地了解我们的生活习惯、家族史、疾病史、药物史等健康问题，其提供的健康信息等同于仪器检查，可以撑起健康体检信息的半边天。

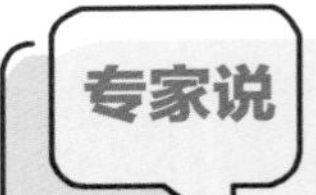

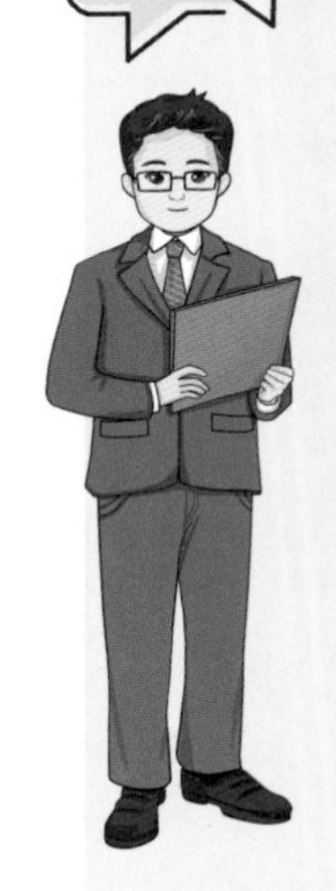

健康问卷对于体检有哪些价值

1. 健康问卷有利于医师准确掌握个体健康基本信息，体检前订制个性化体检项目，实现健康体检的精准筛查。

2. 健康问卷通过多维度信息采集，结合体检中的检验结果，有利于医师预测未来的高血压、糖尿病、冠心病、脑卒中、肿瘤等主要慢性疾病的患病风险。

3. 健康问卷信息提供了详尽的个体生活方式信息，有利于医师追溯不良健康问题的根源，并提供个体化健康管理方案。

健康问卷包含哪些内容

健康问卷除基本信息采集外，主要包括健康史、躯体症状、生活方式和环境健康、心理健康与精神压力、睡眠健康、健康素养等多维度信息。其中，健康史内容包括家族史、现病史、过敏史、用药史、手术史、生育史等。躯体不适症状主要是针对当下不适的症状与体征，如心血管系统、呼吸系统、消化系统、泌尿系统等。生活方式和环境健康包括饮食、吸烟、饮酒、运动锻炼、环境健康风险等。心理健康与精神压力主要包括情绪、精神压力、焦虑抑郁状态等。睡眠健康包括睡眠时间、睡眠质量、睡眠障碍及其影响因素等内容。健康素养包括健康理念、健康意识、健康知识和健康技能等。

如何填写健康问卷

现在各地健康管理（体检）机构均采用电子化的健康问卷，会在体检前 3~7 天通过短信或社交软件等方式推送问卷，在填写过程中，需要认真理解题意，内容尽量真实、准确、完善，切记不能随意乱填，也不要漏填，否则会影响医生对健康信息的准确判断。同时，体检者的隐私保护是每个健康管理（体检）机构应尽的职责和义务，一旦出现隐私泄露，是要承担相应法律责任的，所以有法律的护航，我们大可不必担心。

（王　军　武留信）

4. 为什么高血压、糖尿病患者要做**专项风险筛查**

关键词

高血压　糖尿病　专项风险筛查

随着人们健康意识的不断提高，越来越多的人认识到体检的重要性，对于有高血压、糖尿病等慢性疾病的患者而言，应该如何选择体检项目呢？我们的健康状况受年龄、性别、既往病史、家族背景等因素影响，因此每个人进行体检的侧重点也不尽相同。

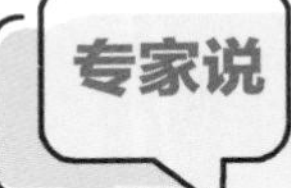

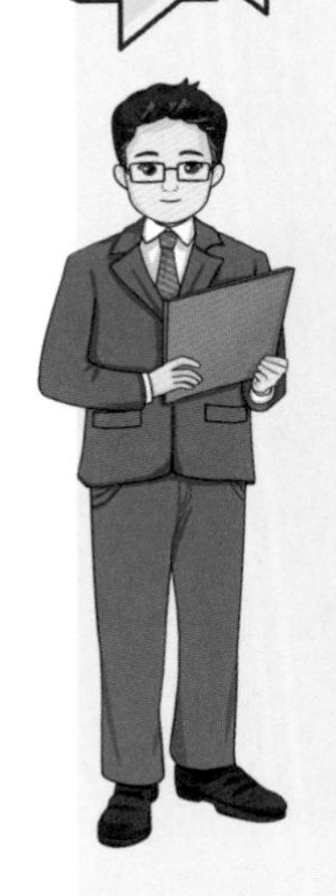

高血压、糖尿病患者的体检项目和普通人的一样吗

体检一定要有针对性，无基础疾病的普通人体检的目的在于筛查疾病，而已经有基础疾病的患者体检的重点之一在于评估已有疾病会带来什么样的危害。因此，高血压、糖尿病这类患者体检时，不能进行“套餐”式体检，需要主动告知自己的疾病史及用药情况，以便医生量身定制适合自己的“个性化”体检项目。

高血压、糖尿病患者的体检项目如何体现“个性化”

高血压和糖尿病都是常见的慢性疾病，两者均会导致动脉硬化，引发脑卒中、心肌梗死、慢性肾脏病、失明等。此类患者体检的重点在于评估是否存在心脑血管等重要脏器的损害，是否需要干预或者评估现有治疗的效果。因此，除了基础体检项目外，还应增加一些有针对性的专项体检项目。例如高血压患者可以增加心脏超声检查，评估心脏的结构和功能是否改变；增加颈动脉超声、动脉硬化检测，可以评估外周血管硬化情况。糖尿病患者可以增加糖化血红蛋白检查，评估近 2~3 个月血糖控制情况；尿微量白蛋白可以了解是否引起肾脏损害；眼底照相检查可以评估血管硬化程度等。

健康加油站

个性化健康体检应该注意什么

个性化健康体检需要注意以下两个方面：①个性化体检不能追求大而全，应做到少而精，有的放矢。项目选得少，容易漏检，没查到隐藏的疾病；选得过多，超出预算，会出现过度检查。②很多疾病是全身性的病理改变，所以个性化体检不是孤立进行某个项目检查，而是结合基础检查进行，即“1+X”模式。

（王　军　武留信）

关键词

冠心病　冠脉CT血管成像

5. 为什么冠心病筛查推荐做冠状动脉 CT 血管成像

冠心病即冠状动脉粥样硬化性心脏病，是由于向心脏提供血液的血管（冠状动脉）发生粥样硬化引起的狭窄、阻塞或痉挛，使心肌发生缺血、缺氧甚至坏死，出现胸闷、胸痛等症状，严重者可危及生命。因此，冠心病的早期识别和筛查意义重大。

心电图是冠心病初筛常用的简便方法，当冠心病出现心肌缺血症状时，心电图可表现为缺血性 ST 段改变，但在非发病时期，其心电图检出率仅为 30%~50%，也就是说一半以上的患者心电图表现正常。因此，仅仅依靠心电图检查，想要达到精准筛查出冠心病是十分困难的。冠状动脉造影是诊断冠心病的金标准，但因其有创、费时、价格昂贵等特点，限制其用于人群的筛查。冠状动脉 CT 血管成像技术（俗称“冠脉 CTA”）是一项无创、安全、快速的检查方法，已逐渐成为冠心病早期筛查和随访评估的重要手段。

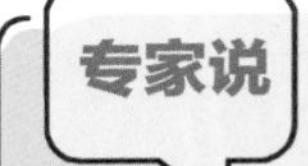

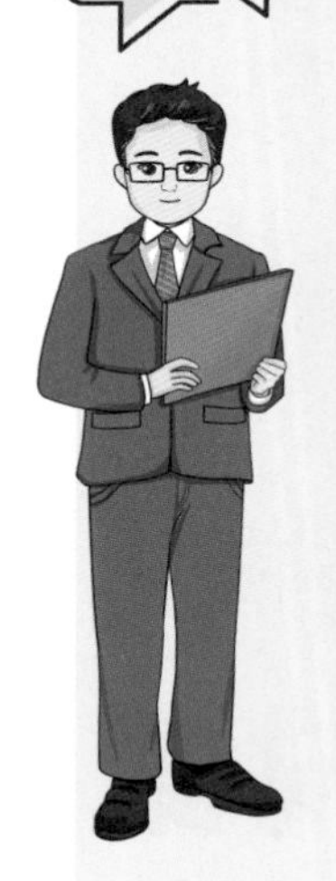

冠脉 CTA 与普通 CT 有什么不同

两者有相同之处，也有不同之处。相同之处在于操作流程相似，都需要在 CT 检查床上平躺 15 分钟左右。而不同之处在于冠脉 CTA 检查时，需要注射造影剂，然后根据造影剂的显影来评估冠状动脉的情况，而部分人群对造影剂有过敏可能，所以冠脉 CTA 检查前患者需要签字同意，了解并同意承担相应风险，同时需要患者家属陪同。如果冠脉 CTA 检查发现冠状动脉存在狭窄可能，则需要进一步完善冠状动脉造影检查来确诊。

哪些人群适宜做冠脉 CTA

1. 无症状的冠心病高危人群，包括有冠心病家族史、肥胖、吸烟、血压、血糖及血脂异常等人群。

2. 活动后有胸闷、胸痛、气促等症状，可疑冠心病者。

3. 不愿意接受冠脉造影者。

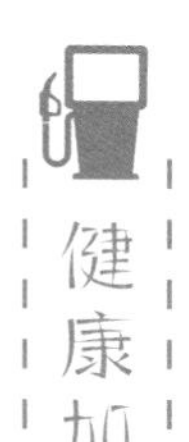

冠心病的危险因素

危险因素是指与某种疾病发病率增高相关的个体固有的生理、心理因素或生活环境中的其他因素。目前认为，冠心病的危险因素包括不可改变的和可改变的。不可改变的危险因素有性别、年龄、种族、家族史。可改变的危险因素有超重 / 肥胖、高血压、血脂异常、高血糖 / 糖尿病、吸烟、不合理膳食、缺少运动等，危险因素越多，发生心血管疾病的可能性越大。

（王　军　武留信）

关键词　健康体检　癌症筛查

6. 为什么有人年年**体检**还是得了**癌症**

随着生活水平的提高，人们的健康意识不断加强，健康体检已成为大多数人每年必做的功课。但有人明明年度体检结果都很正常，却在体检后的短期内被诊断为癌症，大家不禁质疑体检的准确性。其实不然，体检未筛查出癌症，究其原因是没能进行早期特异性癌症筛查。

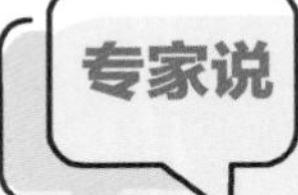

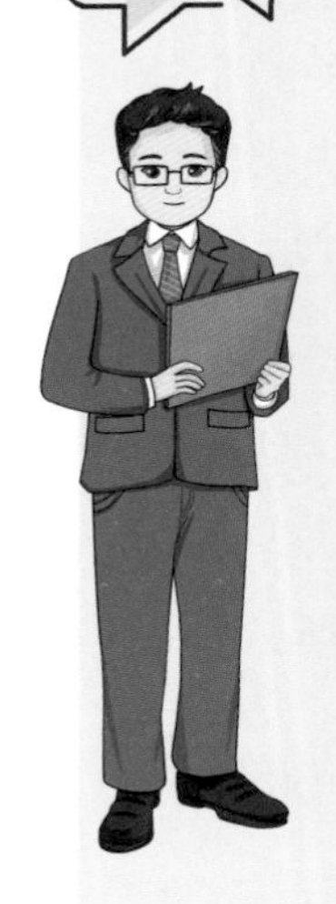

基础健康体检项目不能等同于癌症筛查

基础健康体检项目有血压，心电图，血常规，尿常规，粪便常规，血液生化（肝肾功能、血糖、血脂），腹部超声，胸部影像学检查等，这些检查项目确实能帮助我们了解人体最基本的健康状况和重要脏器功能，但与癌症早期的精准筛查相差甚远。例如人体肿瘤从一个正常的组织细胞演变成一个直径 0.5~1 厘米的实体瘤，大概需要 8~10 年，在这一阶段进行基础健康体检，因癌症筛查项目少，检测率低，难以筛查出早期癌症。此外，健康体检中经常检测的肿瘤标志物，其筛查准确性也不尽如人意。特别是在癌症早期，癌细胞分泌产生的肿瘤抗原浓度较低，以致血液中无法检测到，所以即使肿瘤标志物检测正常，也不代表当下一定没有癌症隐患。因此，癌症筛查是针对特定肿瘤“量身定制”的模式，必须先依据肿瘤家族史、不良生活方式等特定的风险评估，来精准地选择早癌筛查项目。

癌症筛查怎么做

做癌症筛查，首先要结合家族史和个人情况，看自己是哪种癌症的高危人群，从而有针对性地选择相关检查项目。

癌症高危人群筛查汇总表

名称	高危人群	初步筛查推荐
肺癌	**40~80 岁且符合下列任意一条** 1. 累计吸烟指数≥20 包年 2. 环境或职业暴露(氡、硅、镉、砷、铍、铬、镍、石棉、柴油烟雾、煤烟、放射性元素等) 3. 一级亲属肺癌家族史 4. 合并慢性阻塞性肺疾病、弥漫性肺纤维化或陈旧性肺结核 5. 既往恶性肿瘤史 6. 长期吸入二手烟、长期暴露于厨房油烟中	胸部低剂量螺旋 CT
肝癌	**男性 45~74 岁,女性 50~74 岁,且符合下列任意一条** 1. 乙型肝炎病毒表面抗原阳性 2. 丙型肝炎病毒感染史 3. 肝硬化病史 4. 一级或二级亲属有肝癌史	肝脏彩超+甲胎蛋白检查
胃癌	**40 岁以上且符合下列任意一条** 1. 胃癌高发地区人群 2. 幽门螺杆菌感染者 3. 既往患有慢性萎缩性胃炎、胃溃疡、胃息肉、手术后残胃、肥厚性胃炎、恶性贫血等胃的癌前疾病 4. 胃癌患者一级亲属 5. 存在胃癌其他风险因素(如摄入高盐、腌制饮食、吸烟、重度饮酒等)	胃镜检查
结直肠癌	**40~74 岁且符合下列任意一条** 1. 一级亲属有结直肠癌史 2. 本人有癌症史(任何恶性肿瘤病史) 3. 本人有肠道息肉史	肠镜检查

续表

名称	高危人群	初步筛查推荐
结直肠癌	4. 同时具有以下两项及两项以上者 (1)慢性便秘(两年来每年便秘超过2个月) (2)慢性腹泻(近两年来腹泻累计持续超过3个月,每次发作持续时间1周以上) (3)黏液血便 (4)不良生活事件史(发生在近20年内,并在事件发生后对调查对象造成较大精神创伤或痛苦) (5)慢性阑尾炎或阑尾切除史 (6)慢性胆道疾病史或胆囊切除史	
前列腺癌	1. 年龄>50岁的男性 2. 年龄>45岁且有前列腺癌家族史的男性 3. 年龄>40岁且基线前列腺特异性抗原>1μg/L的男性	前列腺彩超+前列腺特异性抗原检查
乳腺癌	**女性35~69岁之间或具有以下任意一条** 1. 月经初潮时间早、绝经年龄晚者 2. 未婚、未育、未哺乳者 3. 绝经后肥胖者 4. 长期精神压抑、心情郁闷者 5. 头胎足月产年龄超过35岁者 6. 雌激素替代治疗者、长期口服避孕药者 7. 乳腺手术或胸部放疗者 8. 有乳腺癌家族史者 9. 乳腺肿物或乳头溢液者 10. 有乳腺导管或小叶中重度不典型增生病史者、既往钼靶致密型乳腺者	乳腺彩超+钼靶X线检查
宫颈癌	1. 高危型HPV感染者 2. 具有HIV感染史或者性传播疾病史 3. 过早开始性生活、有多个性伴侣 4. 吸烟者 5. 既往因子宫颈癌及癌前病变接受过治疗者	宫颈细胞学检查+HPV检查

（林艳辉　陈　茗）

7. 为什么女性要重点
筛查“两癌”

关键词

乳腺癌　宫颈癌

“两癌”是指乳腺癌和宫颈癌，是女性高发的两种癌症，是危害女性健康的两大杀手。中国是乳腺癌发病率增长较快的国家之一，且呈现年轻化趋势；而宫颈癌的发病率在女性高发恶性肿瘤中，仅次于乳腺癌，位居第二。这两种癌症在早期几乎没有症状，不少患者在发现时已经是中晚期，且五年生存率明显低于早期发现者。通过定期专业筛查，发现“两癌”的蛛丝马迹，及时进行干预，不仅确保整体预后好，同时可以避免很多并发症，提高女性生存质量。

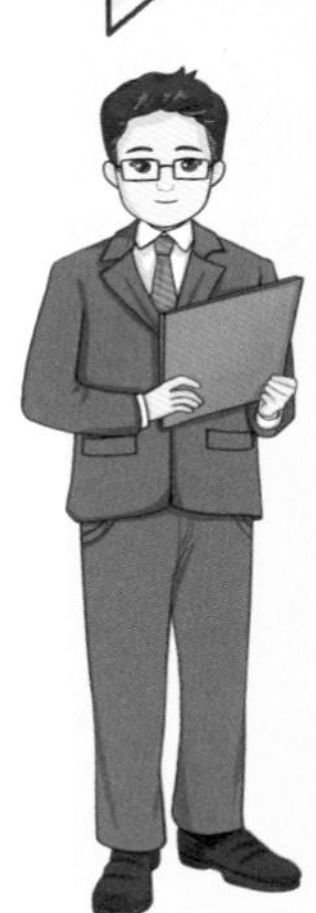

认识女性“两癌”

正常的人体细胞像遵纪守法的公民一样，通常在按部就班地生活和工作。正常的乳腺上皮细胞在异常激素水平、肥胖、不良生活方式等致癌因子长期刺激下不断地适应和变化，当刺激积累到一定程度，超过细胞自我修复限度，就会发生癌变。还有一些乳腺上皮细胞，由于先天性的“质量一般”，导致对致癌因子更敏感，从而更易发展成为乳腺癌。而宫颈癌的发生，常伴有高危型 HPV 持续感染，使宫颈鳞状上皮细胞过度增殖甚至失控；同时，HPV 病毒还可使正常细胞中抑制癌症的基因失活，从而使感染进一步持续；在早

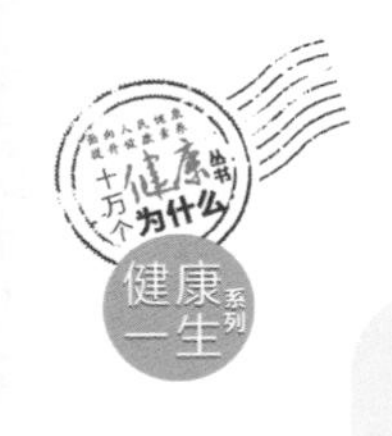

产、多产、性生活紊乱及其他疾病的多重刺激下，加速了病变的发生和发展。

女性“两癌”筛查的方法

适龄（35~64 岁）妇女通过接受乳腺触诊、乳腺超声和乳腺钼靶检查进行乳腺癌筛查，对于高危人群还可采用乳腺磁共振检查，通过这些检查能够初步判断乳腺是否有肿瘤存在，通过乳腺影像学分级判断良恶性概率。宫颈癌的筛查主要是通过宫颈液基细胞学检查，来看一下宫颈脱落细胞中是否有癌细胞。如果宫颈液基细胞学检查有异常细胞，还需进一步做宫颈活体组织检查，来确诊是否有宫颈病变。

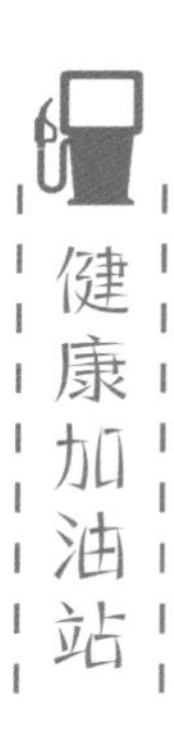

这些人更容易患乳腺癌

1. 有乳腺癌家族史者（母亲、女儿、姐妹中有乳腺癌患者）。

2. 月经初潮过早者（<12 岁），绝经较晚（>55 岁）。

3. 晚育及未哺乳者。

4. 长期服用外源性雌激素者。

5. 携带乳腺癌易感基因者。

6. 活检证实有乳腺导管（或小叶）不典型性增生者。

7. 其他，如绝经后肥胖、缺乏运动、吸烟等。

这些人更容易患宫颈癌

1. 高危型 HPV 持续感染者。
2. 性生活过早者。
3. 多个性伴侣或性伴侣有多性伴者。
4. 早婚、早育、多孕、多产者。
5. 个人卫生习惯不好者。
6. 免疫力低下、使用免疫抑制剂者。
7. 有宫颈癌家族史者。
8. 有宫颈癌前病变史者。
9. 其他，如长期口服避孕药、营养不良、吸烟等。

（林艳辉　杨赛琪）

8. 为什么有些人**体检**推荐做**胃肠镜检查**

根据国家癌症中心发布的数据，我国癌症发病率前六位有三个来自消化道，分别是结直肠癌、胃癌和食管癌。由于消化道肿瘤早期症状不明显，单纯通过症状很难去甄别，因此早期发现存在困难，大多数发现时已是晚期，治疗效果差，死亡率高，严重威胁我们的生命健康。而胃肠镜检查是通过高清摄像头认真“审视”消化道管腔及黏膜，可以在早期发现消化道病变，所以健康体检中胃肠镜检查成为筛查消化道肿瘤的利器。

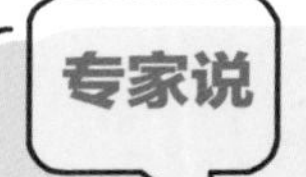

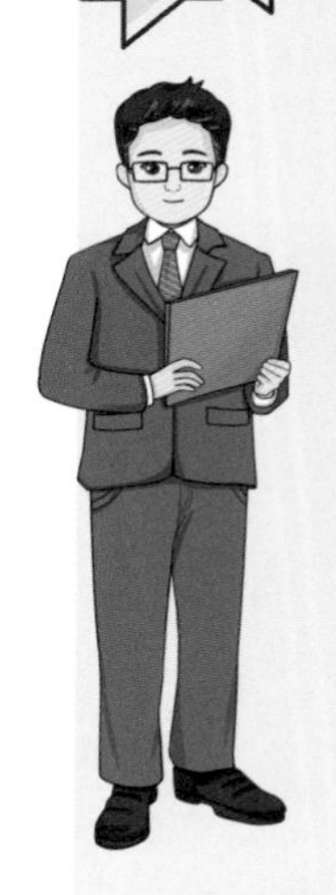

粪便检查没有问题还要做胃肠镜

虽然粪便常规检查也是消化道肿瘤初筛的手段之一，但只有当肿瘤破溃合并消化道出血，出血量达到 5 毫升时，粪便常规中隐血检查才会呈现为阳性，并且检查准确性与采集方法也密切相关。因此，粪便隐血阴性结果不代表消化道就一定没有问题。粪便常规检查只能用作大样本人群的肠道肿瘤初筛，消化道肿瘤的高危人群还是推荐胃肠镜检查，作为主要筛查手段。

胃肠镜检查怎么做

胃肠镜均是一根直径约 1 厘米的细长可弯曲的软管，管子前端是一个灯泡和高清摄像头。胃镜长度约 1.1 米，检查时把内镜从嘴伸入，医生可通过摄像头观察食管、胃、十二指肠管腔及黏膜病变情况。而肠镜长度约 1.5 米，检查时把内镜从肛门伸入，主要用于观察肛门、直肠、乙状结肠、降结肠、横结肠、升结肠以及回盲部管腔及黏膜病变情况。检查过程胃镜 5~10 分钟，肠镜 10~15 分钟，无痛胃肠镜麻醉苏醒 5~10 分钟。检查时胃肠镜还能进行活检，对各种出血病变进行止血治疗，取胃内异物、小息肉等。

进行胃肠镜检查时要做哪些准备工作

检查当天需禁食，检查前 4 小时禁饮。肠镜检查前一天还需服用泻药，以保证胃肠道内没有食物残渣而影响检查效果。在检查前 20~30 分钟服祛泡剂，可以使附于黏膜上的泡沫破裂消失，视野更加清晰。胃镜检查前 5 分钟口服局部麻醉药（利多卡因），以减少咽部反应，使进镜顺利，减少不适。检查时侧卧位在检查床上，胃镜检查医生会将专用一次性胃镜咬口置于口腔，为胃镜检查入口通道。如是无痛胃肠镜，护士会先打留置针，方便麻醉师静脉注射药物，并监测相关生命体征。

健康加油站

胃肠镜检查后的注意事项

1. 通常检查后 2 小时可进食，饮食要清淡，食用易消化食物，避免辛辣、热烫、刺激性食物，以免刺激黏膜。24 小时内不饮酒、不驾车、不进行高空作业。

2. 如行息肉切除术后，需要多休息、少活动，根据息肉数量及大小遵医嘱禁食禁饮 24 小时、48 小时或 72 小时后方可进流食（汤水无渣），3~5 天后过渡至半流质（稀粥、面条等）再逐渐替换成普通饮食。

3. 检查后可能会出现咽部不适、上腹部不适，轻微腹胀、腹痛，一般在短期内可自行缓解。也可通过腹部顺时针环形按摩等方法促进排气，待气排出后症状逐渐缓解。个别情况下，检查后 1~2 小时内肛门处可有微

痛或异物感，一般无须特殊处理，可逐渐自行缓解。

4. 如出现剧烈腹痛、腹胀、呕血、便血、发热、黑便等症状，需要及时就诊。

（王雅琴　韩娉怡）

关键词

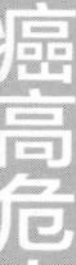

低剂量螺旋CT　肺癌高危人群

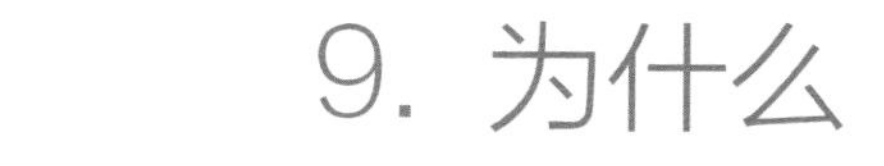

9. 为什么肺癌筛查推荐做 CT

肺癌早期没有症状，所以想通过症状来发现早期肺癌是非常困难的。肺癌筛查不等同于一般体检，很多人都抱怨年年体检年年正常，但是晚期肺癌还是找上门。这是因为一般的体检只是做胸部 X 线检查和肿瘤标志物，但这两项检查是无法发现早期肺癌的。对于肺癌的高危人群，正确的肺癌筛查方法应当是每年进行一次胸部低剂量螺旋CT，这是目前已知发现早期肺癌最好的筛查方法。

肺癌的危险因素

肺癌如此可怕，那么肺癌又是如何导致的呢？

吸烟及二手烟是引发肺癌的主要因素，该观点在医学界已得到公认。除了吸烟之外，外界环境如石棉、

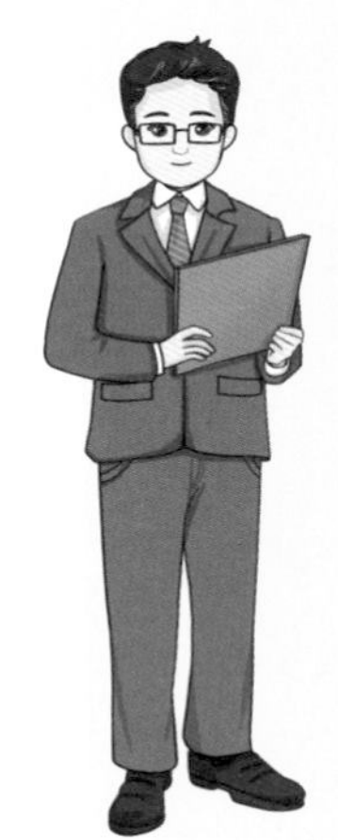

氡、铍、铬、镉、镍、硅、煤烟和煤烟尘暴露以及慢性阻塞性肺疾病等也会引发肺癌。烟草燃烧释放的尼古丁、焦油以及外界环境中的石棉等物质都属于高致癌物，这些高致癌物可以引起细胞基因突变，使正常的细胞变成癌症细胞。此外，家族遗传因素，尤其是一级亲属肺癌家族史，是肺癌发生的重要危险因素之一。

如何降低肺癌的发病风险

首先，戒烟以及避免被动吸烟是降低肺癌发病风险最重要的手段。其次，避免石棉、氡、铍、铬、镉、镍、硅、煤烟和煤烟尘暴露等外界环境因素也可以降低肺癌发病风险。此外，国内外多项研究证实，合理的体育锻炼、新鲜蔬菜和水果的摄入也可降低肺癌的发病风险。

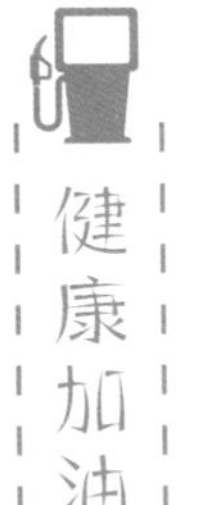

检查发现肺结节怎么办

肺结节指的是肺内小于 3 厘米的占位性病变，可以是单个也可以是多个。肺结节不是肺癌，肺结节有良性也有恶性。在我国肺结节的发生率可达到 20% 左右，其中诊断肺癌的肺结节占 0.54%，大多数为良性病变。肺结节是良性还是恶性，要结合高危因素、家族史、临床症状、影像学特点以及术后病理综合考虑。如果检查发现肺结节，应带上详细的影像资料去医院就诊。

（王雅琴　李彦秋）

健康一生系列

10. 为什么**体检**要查**肺功能**

关键词

肺功能 肺部疾病

“已经做了胸部 X 线或者 CT 检查，就不用再做肺功能检查了吧”在健康体检时，总有人这样认为。实际上，肺部影像学检查和肺功能检查是两回事儿，如果把肺部看作一辆车，影像学检查是了解车的“零件”是否正常，而肺功能检查则是了解这辆车的性能是否完好。

肺功能检查是了解呼吸功能最直接的手段，它无创、无痛、无辐射，只需要在医生的指导下做几次吸气、呼气动作即可，整个过程一般 5~10 分钟。肺功能检查可以早期发现呼吸系统病变，是诊断慢性阻塞性肺疾病的金标准，也可以用于鉴别呼吸困难的原因，还能评估肺部疾病的严重情况以及治疗效果，所以它是呼吸系统疾病常用的检查之一。

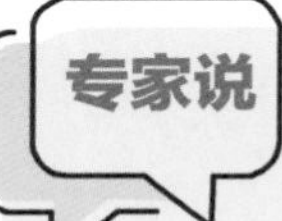

肺功能检查主要查什么

肺功能检查主要包括对肺通气功能和肺弥散功能的检查。肺通气功能是肺脏与外界间的外循环，而肺弥散功能是肺脏与体内间的内循环。

1. 肺通气功能可检测人体呼吸时气道是否通畅，有无气流受阻或受限。一般看报告单上的第一秒用力

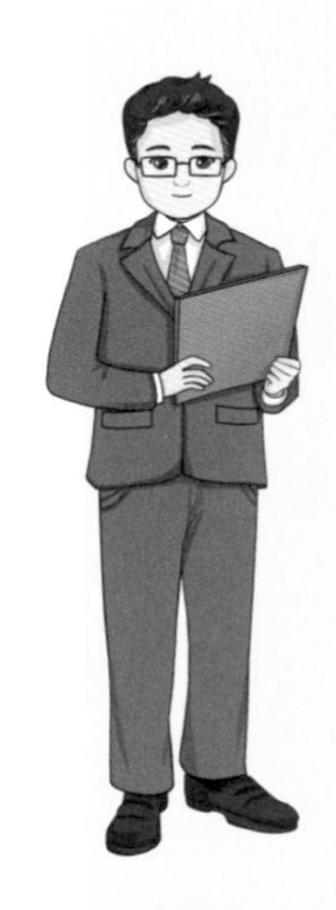

呼气容积（forced expiratory volume in one second，FEV1）指标。如果 FEV1% 预计值小于 80%，提示可能肺通气功能受损。

2. 肺弥散功能是评价肺部二氧化碳与氧气的交换效能，主要参考指标为肺一氧化碳弥散量（diffusion capacity for carbon monoxide of lung，DLCO）。如果 DLCO% 的预计值小于 80%，提示肺弥散功能存在障碍。

哪些人群需要做肺功能检查

有些人觉得自己呼吸功能很正常，不需要做肺功能检查，其实不然。由于人体存在代偿作用，在疾病早期即刚刚发生肺功能受损时，人体不会有明显的感觉和症状，当出现气促、呼吸困难等症状时，肺功能可能已经明显下降，此时治疗难度大、效果差、预后差。因此，及时进行肺功能检查，实现呼吸疾病的早诊早治十分必要，我们要像重视血压一样重视肺功能检查。

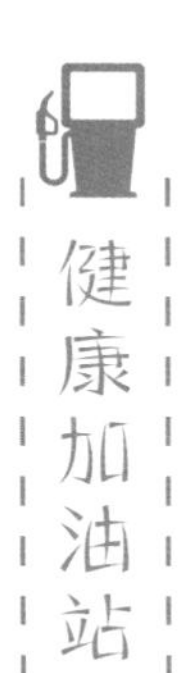

需要及早进行肺功能检查的人群

1. 长期吸烟或被动吸烟者。

2. 有慢性阻塞性肺疾病（肺气肿）家族史者。

3. 因工作或生活原因长期接触污染气体、粉尘等有害物者。

4. 反复上呼吸道感染或长期慢性反复咳嗽、咳痰，疑有慢性支气管炎、支气管哮喘等病者。

5. 存在气促、胸闷、呼吸困难等症状，尤其是活动后症状加重者。

6. 拟行胸部或上腹部手术，需要肺功能检查判断其手术耐受性及术后发生并发症的可能性者。

（王雅琴　胡新智）

二

体检筛查进行时
——准备要“未雨绸缪”

健康一生系列

11. 为什么健康体检前没准备好会影响**体检结果**

关键词

检前准备 体检结果 准确性

众所周知，在做任何事情之前，要做充足的准备工作，否则很可能事倍功半，结果与预期相差甚远。健康体检同样也不例外。体检之前的饮食起居、服药情况、体力活动等对体检结果影响甚大，有时甚至造成“假性异常结果”或遗漏了重要的健康信息，导致体检后可能需要再次复查或者进一步检查。所以说，体检前我们要还原最真实的身体状态，以确保体检结果的准确性。

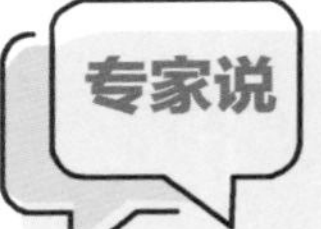

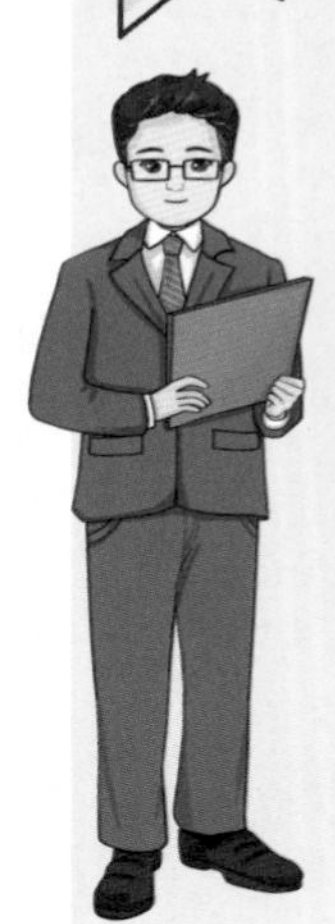

为什么说体检结果也会“说谎”

1. 空腹血糖　清晨采血检测前，一般需要禁食至少 8 小时，因此体检前一天晚上 8：00 以后就不能进食了（可以饮水），否则可能导致空腹血糖检测结果过高。当然如果长时间未进食，譬如超过 18 小时，或者早上剧烈活动以后过度饥饿，也可能会出现空腹血糖过低的情况，从而导致体检结果不准确。

2. 血脂　如果体检前大量饮酒、进食大量肉类或其他高脂饮食，均可能导致血脂检查结果过高。

3. 肝功能　体检前几天过量进食高蛋白或剧烈运动后，均可引起血氨增高。如果体检前几天大量饮酒可引起转氨酶和 / 或胆红素增高。体检前连续熬夜，也可能导致转氨酶增高。剧烈运动后，血液浓缩可能导致血清总蛋白增高。

4. 肾功能　体检前几天摄入过多高嘌呤食物，如啤酒、海鲜、动物内脏，均可能导致血尿酸升高。

5. 血压及心率　体检前连续熬夜、睡眠质量不好、剧烈活动、过度紧张、吸烟、饮茶或咖啡，均可导致体检时血压和心率升高。

体检的目的是要给身体做一个全面的“检修”，所以既不能为了体检刻意改变既往的饮食起居习惯，为了“漂亮”的体检结果自欺欺人；又不能不拿体检当回事，肆无忌惮地过度饮食，体检前保持日常生活状态即可。

让体检说“实话”，体检前的准备小贴士

体检前的准备事项

时间	饮食起居	药物	衣物	其他
体检前3~5天	保持日常饮食状态，避免熬夜	规律服用药物	无特殊	无特殊
体检前1~2天	不饮酒 体检前一天晚上8：00以后禁食	规律服用药物	无特殊	避免剧烈运动，保证充足睡眠；建议体检前一晚洗个澡
体检当日清晨	禁食(可饮少量白开水，量不宜超过200毫升；如已预约胃镜检查，请勿饮水)，不吸烟，不饮茶和饮料，避免晨练	日常空腹药物规律服用；日常非空腹药物请随身携带，待空腹体检项目完成后用餐时服用	轻装上阵，着宽松衣物和易穿脱的鞋子	尽量不佩戴饰品，尤其是金属物件
女性体检准备	体检前3天内避免同房或阴道上药；如有妇科宫颈癌筛查项目(有性生活史者建议做)，需要避开生理期，至少月经干净3天以后；如有性激素检测项目，建议选择在生理期的第3~5天抽血			

（王雅琴）

12. 为什么有些**体检项目**必须**空腹**完成

关键词

空腹　体检

全身体检前通常建议空腹 8~10 小时，这是因为进食会影响血糖、肝功能、腹部超声、胃肠道等检查的结果。

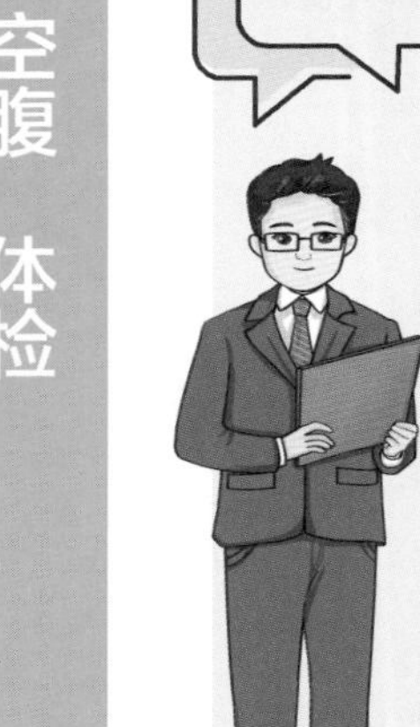

为什么全身体检需要空腹完成

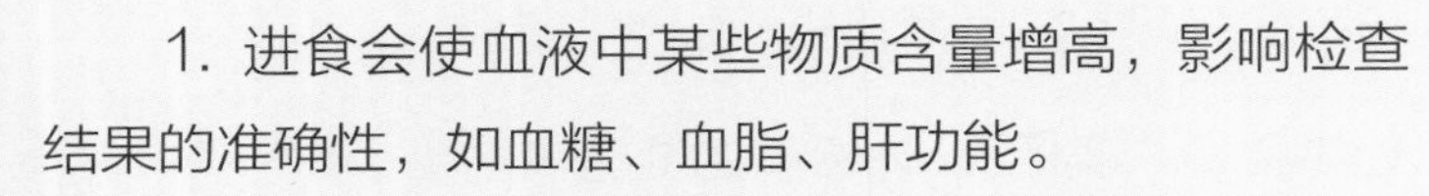

1. 进食会使血液中某些物质含量增高，影响检查结果的准确性，如血糖、血脂、肝功能。

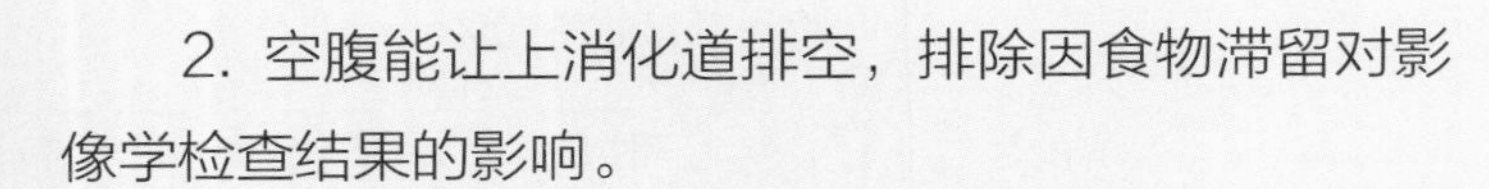

2. 空腹能让上消化道排空，排除因食物滞留对影像学检查结果的影响。

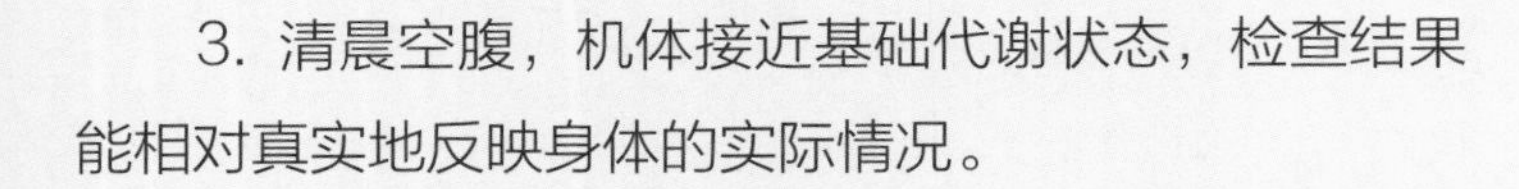

3. 清晨空腹，机体接近基础代谢状态，检查结果能相对真实地反映身体的实际情况。

体检要空腹，并不是不吃药

某些体检项目确实要求空腹，但是对于糖尿病、高血压、冠心病等慢性疾病患者要区别对待。贸然停用药物，可能会有风险，如血压骤升、心肌缺血等。

1. 可空腹用药　降压药，可在平时服药时间用少量水送服降压药，体检正好可以了解血压是否达标。

2. 非空腹用药　降糖药，不能在空腹状态下服用，一般在餐后或进餐时服用。体检时，一定随身带上降糖药，完成空腹检查项目后，及时进餐服药。其他平日规律服用的药物，建议体检时随身携带，体检开始前咨询医生是否需要服用，什么时候服用。

体检前不能大量喝水，并不是不能喝水

体检前喝少量的水，比如为了服药，是没有问题的。那么，少量的水是多少呢？什么样的水能喝呢？

少量的水是指不超过 200 毫升的白开水或矿泉水。切记，一定不能喝饮料、酒、茶、咖啡、奶制品，因为这些含糖、蛋白质或咖啡因的饮料可能使血糖骤然升高，影响肝功能等检查结果。

有些抽血检查不需要空腹

凝血功能、糖化血红蛋白、血常规、红细胞沉降率、甲状腺功能、风湿免疫等检查并不需要空腹。

健康加油站

体检空腹项目禁食多长时间合适

医学上的“空腹”不是随便说说的，不同的检查空腹时间也不相同。抽血化验的空腹要求前一天晚餐后禁食 8~10 小时以上，次日上午最佳抽血时间是早上 6：30~9：30，最迟不要超过 10 点。因为空腹超过 12 小时，身体内分泌激素可能影响血糖、转氨酶、尿酮体等生化指标变化，不能准确地反映身体状态，失去了检验的意义。

（林艳辉）

健康一生系列

13. 为什么有些人在体检抽血时会突然晕倒

关键词

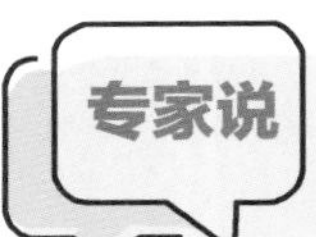

晕针 晕血

健康体检中心的抽血室经常会出现这样的场景，一位非常健康的彪形大汉在静脉采血过程中，突发两眼发黑，头昏，出汗，心慌，心悸，呼吸困难，紧接着意识丧失，晕倒在地。上述场景就是典型的晕针、晕血症状，是健康体检过程中常见的不良反应，晕针、晕血并不会对生命安全造成影响，在短时间内可以恢复。但是，如果不能及时给予针对性护理，也存在并发其他不良事件的风险。

专家说

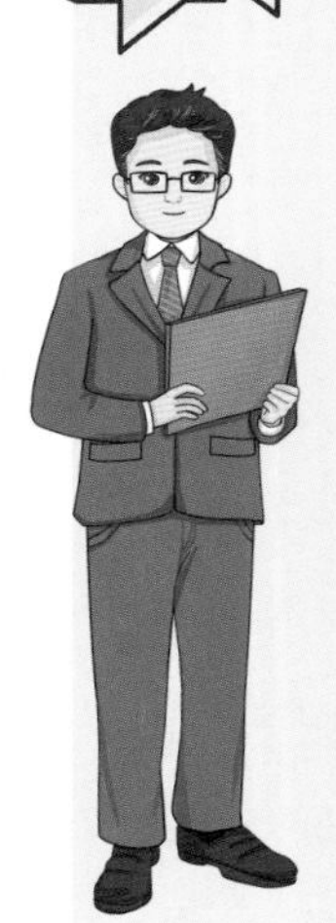

什么是晕针、晕血

从医学的角度讲，晕针、晕血主要是由于外界强烈刺激如采血部位的疼痛，或精神过度紧张导致人体中“迷走神经”活跃，引起外周血管扩张，心脏的回心血量骤然减少，脑部供血不足而导致的血管性晕厥，主要表现为突发性、短暂性的意识丧失，一般持续3~5分钟，随后可自行缓解。

晕针、晕血是什么原因导致的

1. 生理因素　如处于疲劳或饥饿的状态下抽血。

2. 心理因素　对抽血心怀恐惧，情绪过度紧张。

3. 环境因素　环境嘈杂拥挤，室内空气流动性差，尤其在闷热的季节或低气压、狭窄拥挤的空间。

4. 年龄　中青年人对外界比较敏感，对疼痛也有较强的反应。

如何有效预防晕针、晕血

晕针、晕血并不可怕，它是人体的正常保护反应。如果您曾经有过晕针、晕血的经历，可以在采血前提前告知医务人员；在采血过程中，移开视线，不注视穿刺部位，分散注意力，比如主动谈话等。有晕厥先兆时可以通过深呼吸来调节；采血完成后不要立刻起身，以免晕倒摔伤，静坐或躺着休息一会儿，也可以喝温开水或糖水以缓解焦虑、紧张的情绪。

发生晕针、晕血怎么办

一般发生晕针、晕血都是在医院接受采血的时候，所以意外发生时，基本会有医务人员帮忙处理，不必太担心。首先，平躺，移至通风相对良好的地方。及时清除口腔内的异物或痰液，以免发生呛咳。解开颈部纽扣，抬高下肢，增加脑部供血。有条件的可给予小流量吸氧。一般几分钟就能自然苏醒。对于体弱、高龄、有心脏病的采血者，还必须注意预防心绞痛、心肌梗死和脑血管意外的发生，同时注意监测生命体征。

（王雅琴　陈　茗）

14. 为什么 **留取粪便标本**时有讲究

粪便常规　标本要求

在检验科标本收集窗口，经常遇到检验科医生不厌其烦地询问受检者或家属“大便留多长时间了”“如何留取的”“有没有接触吸水的东西”。医生为什么会问这些问题呢？当然是有原因的，如果留取粪便标本没有符合检验要求，比如标本已隔夜、标本受到其他杂质干扰、提取标本时选错“位置”，可直接影响检验结果的准确性，进而影响医生对疾病的诊断。

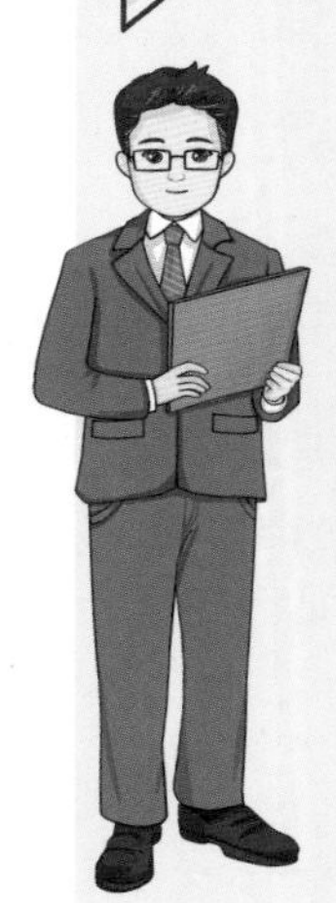

粪便标本的留取大有讲究

粪便常规是三大常规检验项目之一，通过检验结果可以了解消化道及肝、胆、胰等器官有无病变。

肠道的肿瘤、炎症或息肉等均可使肠道黏膜损伤，导致有黏液渗出、毛细血管破裂等，进而导致粪便有血丝、黏液或脓液，所以在留取粪便标本时，应挑取有这些异常外观的部位送检。

消化道有寄生虫感染时，粪便中会夹杂寄生虫或虫卵且分布不均匀。因此，为了提高其检出率，宜取材多一些。

维生素 C、铁剂、肉类、肝、血、富含叶绿素的蔬菜及含铁食物能使大便隐血试验为假阳性。所以，尽量在留取标本前 3 天禁用该类食物。

若粪便标本中混入尿液、植物、泥土、污水等杂质，它们中含有的有形成分、植物种子、花粉、真菌孢子等极易干扰检验结果。因此，粪便采集盒应当干净，不得从便池、地面上舀取。

尿不湿、卫生纸、棉签等吸水性材料可影响细胞等有形成分，进而影响结果准确性，所以还需选择无吸水或渗漏性容器采集粪便。

长时间不送检，会使粪便中细胞成分破坏分解。因此，尽量在留取后 2 小时内完成检验。

（林艳辉　杨赛琪）

关键词 晨尿 尿常规

15. 为什么健康体检时小便标本最好留取**晨尿**

健康体检时，很多受检者不清楚尿液检查为什么最好留取晨尿。这是因为小便很容易受诸多因素干扰，如特殊食物、药物、污染物、

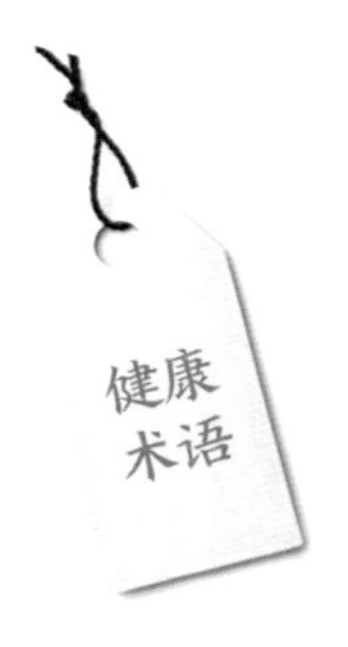

二次晨尿

二次晨尿是在排出第一次晨尿后，2~4 小时之内排出的第二次小便标本，其间不能进食、不可饮水、避免运动。

运动等，所以尿液标本留取是否得当直接影响检查的结果。而经过一夜的休整，清晨身体处于空腹阶段，基础状态平稳，使尿液不易受影响，且尿液在膀胱内存留的时间较长，各种尿液成分相对浓缩，因此，晨尿相比其他时段的尿液，能更加真实地反映客观问题，有助于提高临床检测的准确性。

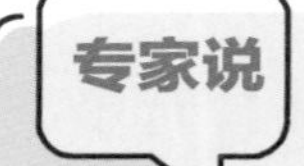

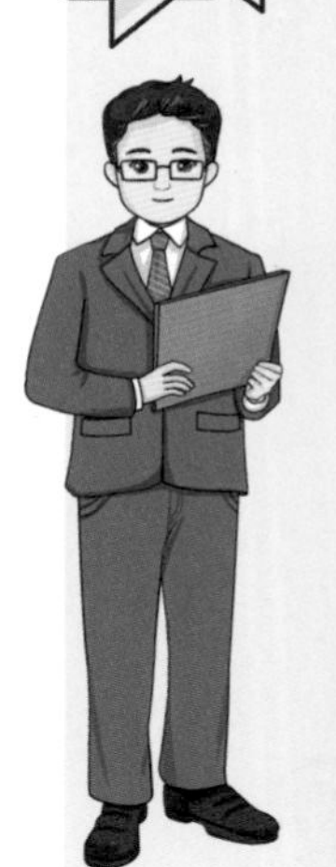

为什么健康体检要做尿检

尿是人体新陈代谢后由泌尿系统产生并排出体外的液体排泄物，里面含有人体代谢的废物，主要成分包括水分、葡萄糖、蛋白质、无机盐以及一些小分子颗粒物质。在病理条件下，尿中可以出现红细胞、白细胞、管型、乳糜颗粒，甚至细菌和病毒等。通过对尿液中各种成分的检查分析，可以发现泌尿系统疾病及某些全身性疾病，因此在健康体检中留取小便做尿常规检查是基础必检项目。

没尿做检查可以大量喝水促进排尿吗

虽然短时间内大量饮水可使尿量增加，但主要增加的是水分，尿液被稀释，尿液当中的白细胞、蛋白、红细胞等成分浓度降低，甚至出现假阴性的结果，这些均会影响医生对检验结果的判定。

留尿有哪些注意事项

1. 在检查前避免大量饮水、剧烈运动。

2. 在留取第一次晨尿困难的情况下，可以留取二次晨尿，二次晨尿也能比较准确地反映尿液的基本状况。

3. 避免粪便、精液、阴道分泌物等污染尿液，女性避开月经期。

4. 留取中段尿，而不是开始和末尾的尿液。

5. 容器必须清洁，一般采用医院提供的一次性容器，且拿容器时，手指避免接触容器内部。

6. 主动说明服用的药物，如维生素 C 可能影响尿常规检查的结果。

7. 收集新鲜尿液，最好在 2 小时内送检。

（林艳辉　韩娉怡）

16. 为什么有些人在家**血压**正常，体检时却高呢

关键词

体检　白大衣高血压

有些朋友平常在家量血压都好好的，可是体检时测量血压就会升高，这是怎么回事呢？一方面，体检时出现血压升高很可能与测量不规范有关；另一方面，有些人看到穿着白大衣的医生，就会不由自主地紧张起来。这种只局限在诊室测量时血压升高，而诊室外的动态血压监测或家庭自测血压却是正常的现象，在医学上称为“白大衣高血压”。

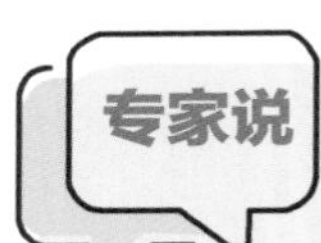

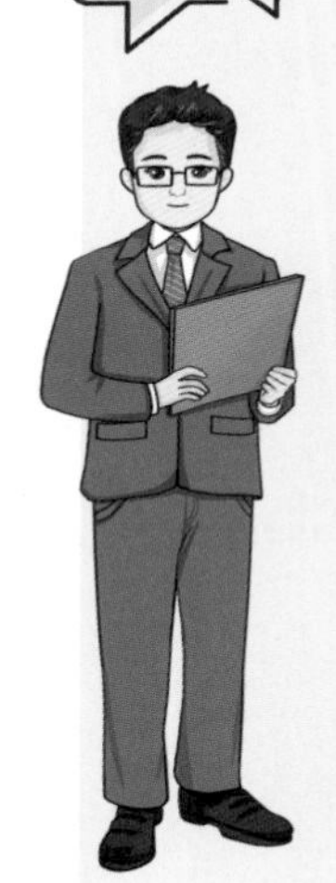

什么是白大衣高血压

白大衣高血压是被检查者看到穿着白大衣的医生精神会变得紧张，体内就会分泌一种叫儿茶酚胺的物质，这种物质会使人心跳加快，外周血管收缩，血流阻力增加，从而导致血压增高。通俗地讲，白大衣高血压就是因为见到医务人员紧张导致的。

医学上白大衣高血压的界定标准为：在未服用降压药物状态下，不同时间出现 3 次及 3 次以上医生诊室测量时血压升高（诊室血压收缩压>140mmHg 和 / 或舒张压>90mmHg），而诊室外或家庭自测血压白天正常（血压<135/85mmHg）或 24 小时动态血压全天正常（血压<130/80mmHg）。

白大衣高血压需要治疗吗

白大衣高血压可能是处于正常血压与高血压之间的一种中间状态，预警提示日后有持续性高血压的风险。因此，如果只是单纯的白大衣高血压，一般不需药物治疗，建议积极地在生活方式上进行干预，同时 3~6 个月动态监测血压水平。但如果合并肥胖、高脂血症、高血糖、动脉粥样硬化等心血管危险因素或心血管靶器官损害等，建议积极就医，遵医嘱进行相应的药物干预。

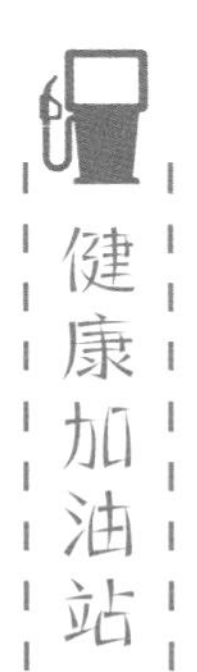

如何进行自我家庭血压监测

1. 血压计的选择　使用经过国际标准方案认证的上臂式家用自动电子血压计，不推荐腕式血压计、手指血压计、水银柱血压计进行家庭血压监测。电子血压计使用期间应定期校准，每年至少 1 次。

2. 血压测量方案　对初诊血压高或血压不稳定的人，建议每天早晨和晚上测量血压，每次测 2~3 遍，取平均值。建议连续测量家庭血压 7 天，取后 6 天血压平均值。血压控制平稳且达标者，可每周自测 1~2 天，早晚各 1 次。最好在早上起床后，服降压药和早餐前，排尿后，固定时间自测坐位血压。

3. 血压记录　详细记录每次测量血压的日期、时间以及所有血压读数，而不是只记录平均值，应尽可能地向医生提供完整的血压记录。

（王　军）

17. 为什么有些 B 超检查前要憋尿

并非所有的 B 超检查前都需要憋尿。B 超检查是否需要憋尿，取决于检查哪个器官。一般情况下，经腹部做泌尿系统、前列腺、子宫、卵巢等盆腔器官检查时，都需要憋尿。憋尿可以使上述盆腔器官显示得更加清楚，所以受检者在进行 B 超检查前需要大量饮水，使膀胱充盈起来，在做完检查后需要立即排尿，避免长时间憋尿对膀胱造成影响。

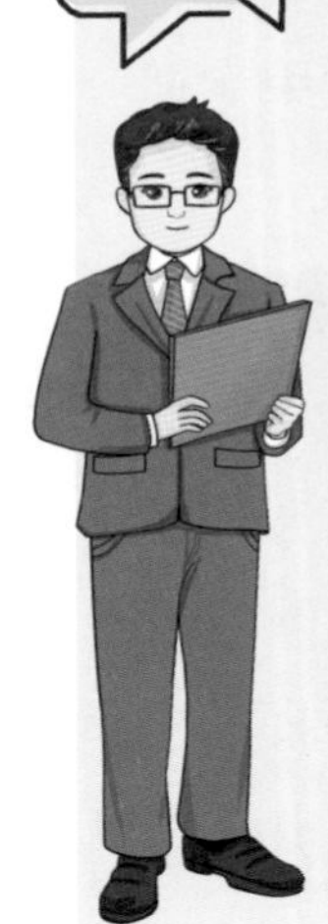

为什么经腹做盆腔器官的检查需要憋尿

B 超检查前憋尿的目的是使膀胱充盈，这样才可以在超声下更加清楚地显示膀胱。同时因为从腹壁由外向内，膀胱在前，子宫、前列腺等在后，膀胱没尿时，上面的肠道会往下坠，不仅阻挡超声波视线，肠内的气体还会干扰检查。对于腹壁脂肪较多的女性，也需要依靠充盈的膀胱将过厚的腹壁与子宫分离，才能够使子宫充分暴露在超声下。而且，膀胱里的尿液可以成为很好的声窗，使膀胱后方的结构显示得更加清晰。

怎么快速憋尿

憋尿有技巧。在做 B 超检查前半小时到 1 小时，快速大口喝 500 毫升水。如果等到快做 B 超检查时才喝，尿液无法快速产生。炎热的夏天容易出汗，因此需要喝更多的水。

憋尿憋到什么程度最好

一般情况下，将手按在下腹部，能感受到下腹部隆起，膀胱的充盈量基本就能满足 B 超检查要求。可有时明明已经尿急，医生却说“尿液不够，再憋”，这是因为当子宫底部位置较高时，检查时需膀胱有更大的充盈量。

但是，尿憋得太多，子宫及前列腺等脏器受膀胱挤压，反而不利于超声检查；憋得太多还能造成肾脏假性积液，给检查造成干扰。所以有些人检查完了，需要把尿排完再检查，以判断是真积水，还是假积水。

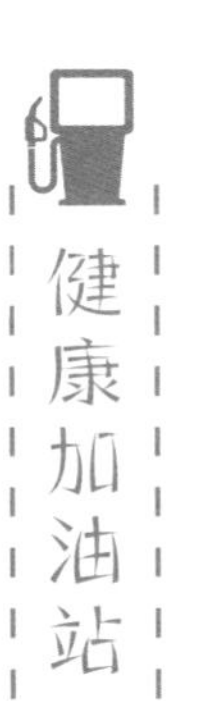

经腹部和经阴道的 B 超有哪些区别

经腹部和经阴道盆腔 B 超各有利弊。经腹部的 B 超可以显示膀胱以及盆腔深处，能看到的范围更大。而经阴道的 B 超可以对子宫附件区域及盆腔的细微病变显示得更加清楚，且不需要憋尿。但无性生活史以及阴道出血等一些特殊情况无法做经阴道的 B 超。为了更加清楚地显示盆腔的所有脏器，常规体检可选择以上两者联合。

（林艳辉　李彦秋）

18. 为什么胸部影像学检查前要去除身上金属物件

关键词：胸部影像学检查 金属物 辐射

日常在进行胸部影像学检查时，很多患者或体检者经常会质疑医生“不就拍个片子，为什么还要脱内衣，取项链，甚至换衣服这么麻烦”殊不知，此举是保障胸部影像学检查质量的关键因素之一。如果检查前未摘除身上的饰品，尤其是金属物，这些体外异物跟医生要重点观察的骨质或肺组织重叠，很可能出现“伪影”，导致误诊，或因金属物件的遮挡，导致漏诊。所以在胸部影像学检查时，去除体外异物是必须的。

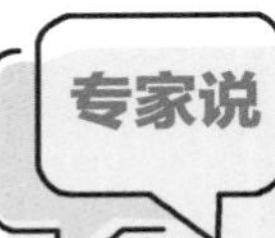

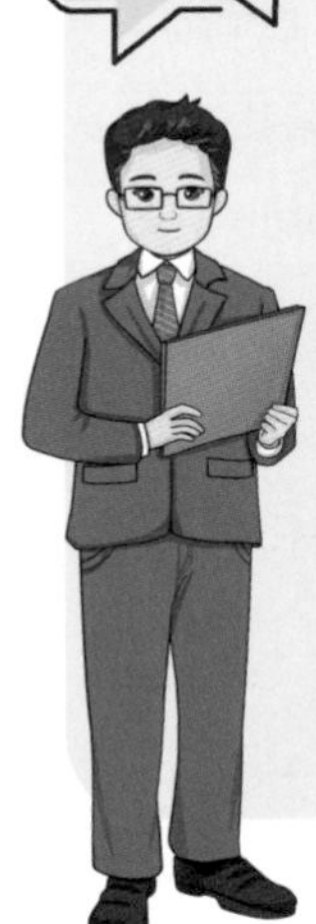

胸部影像成像原理

X 线是一种穿透性很强的射线，能够穿透人体组织，临床利用 X 线筛查胸部疾病，就是利用了这种神奇的穿透作用。X 线在穿透人体时，会被含钙质成分（骨骼）、水分（血液）、软组织（肌肉）等不同密度和厚度的组织吸收，导致成像在胶片上的 X 线量出现差异，这种差异就会形成不同阴暗或黑白灰度的对比影像，以辅助医生筛查肺部病变。

胸部 X 线和胸部 CT 成像的区别

胸部 X 线是一种二维的重叠影像，相当于把“面包压扁了看”。而胸部 CT 又名“X 线计算机断层摄影”，原理同胸部 X 线，是利用 X 线对胸部进行断层扫描，可以获得完整的三维图像，相当于“把面包切成片看”。两者各有优点，胸部 X 线对肋骨、脊柱等骨骼显像有独特优势，而胸部 CT 则是微小病变和隐蔽部位病变的筛查利器。

胸部影像学检查时，为什么要配合做呼吸的“三气”动作

与拍照一样，当按下快门的瞬间手抖了一下，拍摄出来的照片就会模糊不清，同样胸部影像检查时，吞咽或呼吸也会造成运动伪影，干扰成像，导致图像模糊。因此，胸部检查时要配合做好吸气（深吸气以使肺尽可能充满气体便于观察）——屏气（5~7 秒确保拍摄时的静止状态）——吐气（检查完毕，正常呼吸），以便快速、高质量地完成检查，避免补拍。

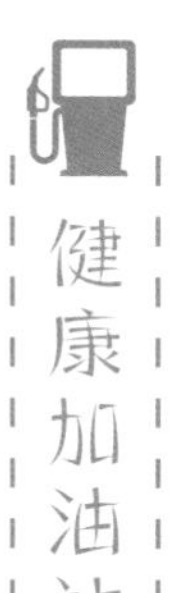

一年接受多少辐射剂量是安全的

放射影像具有生物效应，超过允许剂量的照射可导致放射性损伤，故应重视防护。常规医院的放射影像室都会采用高密度物质（如含铅的墙体、防护服、眼罩、颈套等）作为屏蔽物，遮挡人体的敏感部位，以防止放射损伤。

关键词

磁共振检查　禁忌证

此外，国际放射防护委员会指出，单个组织或器官辐射剂量的限值是 50 毫希 / 年。而医院常规胸部 X 线单次射线量大约为 0.02 毫希，常规剂量螺旋 CT 和低剂量螺旋 CT 扫描的射线量分别约为 6 毫希和 1 毫希。

但值得注意的是，并非接受超过辐射剂量限值就一定会致癌，国际放射防护委员会指出，即使接受了 100 毫希 / 年的辐射照射，其致癌效应还是很低，所以只要做到合理检查、分次分阶段，放射科检查并没有那么可怕。

（王雅琴）

19. 为什么有些人不适宜做**磁共振检查**

磁共振成像（magnetic resonance imaging，MRI）是很普及的影像学检查方法之一，对软组织有良好的分辨率，没有电离辐射风险。因此，它对脑组织病变、关节软组织、生殖系统、乳房、骨盆及膀胱等疾病的早期诊断、疗效观察具有极大的优越性。

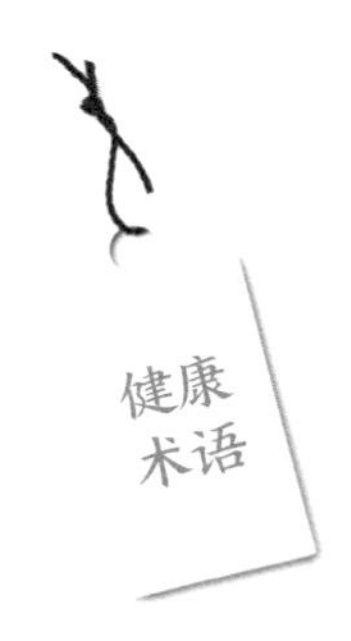

MRI

磁共振成像利用身体进入磁场后体内氢离子运动成像，扫描速度快、组织分辨率高、图像清晰，可帮助医生“看见”不易察觉的早期病变，是肿瘤、心脏病及脑血管疾病早期筛查的利器。

做 MRI 检查需要慎重选择

MRI 检查没有辐射，精准度高，但是并不适用于所有人群。以下几种情况要在医生指导下慎重选择。

1. 由于强磁场的原因，MRI 对体内有磁性金属的特殊患者不能适用。因此，安装心脏起搏器、血管夹、人工心脏瓣膜、义齿、支架、神经刺激器、胰岛素泵等患者，选择 MRI 检查时要慎重。

2. MRI 检查时间长，20 分钟以上，噪声大，对于躁动、呕吐、意识不清、幽闭恐惧症患者，要慎重选择。

3. 对于胃肠道疾病的诊断不如胃肠镜直观清晰。

4. 对于肺部疾病检查不如 CT 清楚，CT 对肺部进行横断面扫描，能够清晰地显示肺纹理、肺血管、肺结节影像。

5. 磁共振血管成像（magnetic resonance angiography，MRA）检查不如 CT 血管成像真实，MRA 是模拟合成的血流成像，不是血管的真实显影。

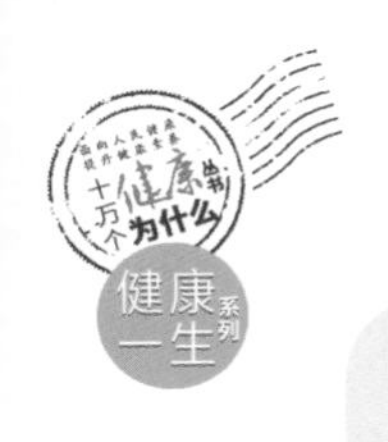

如何选择恰当的影像检查

众所周知，影像检查中，MRI 检查是最贵、最费时的，那是不是最贵的就是最好的？最费时的检查最仔细？其实不然。在诊疗过程中，需要医生根据病情选择最适合的检查手段，千万不要让自己的臆想干扰了医生的思路。

最基本的选择原则是，软组织、神经病变首选 MRI，外伤、骨折首选 CT，胃肠不适选择胃肠镜，腹腔脏器检查首选超声或 CT。

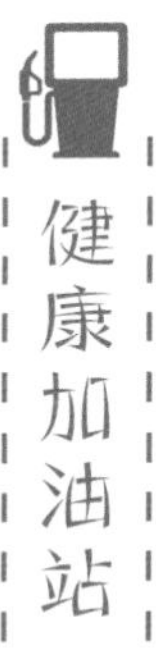

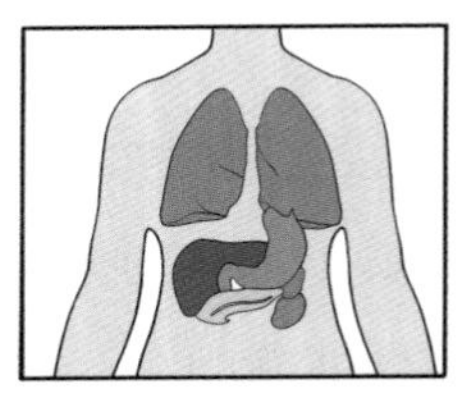

上腹部（肝、胆、脾、胰等）检查
- 检查前可饮足量水，使胃与肝脏界限更清楚
- 检查需要空腹

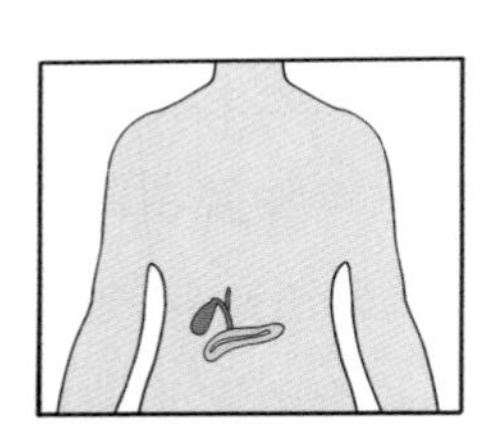

胰胆管检查
- 检查当天禁食禁水，防止胃肠道内水分过多
- 检查前需要少量饮水，增强胆道周围的成像

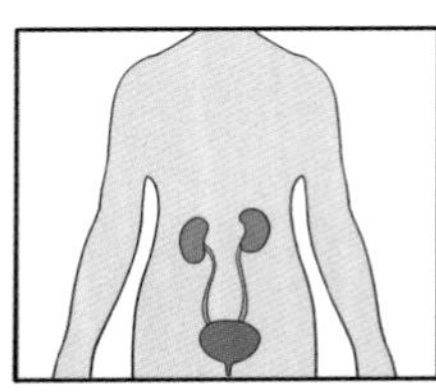

泌尿系统检查
- 检查前可饮足量水，使胃与肝脏界限更清楚
- 检查需要空腹

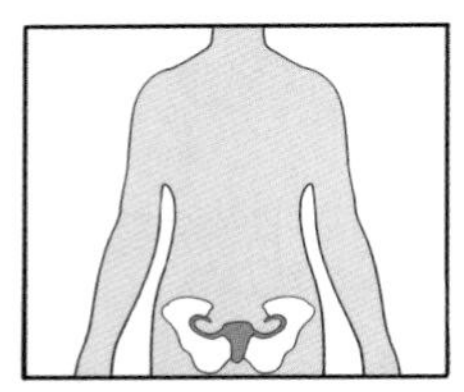

盆腔检查
- 检查前需要憋尿
- 女性如有宫内节育器，需要在检查前取出

磁共振检查注意事项

（林艳辉）

20. 为什么“穿肠过肚”的**肠镜检查**前要清洗好肠道

关键词

肠镜　肠道准备

肠镜检查是发现肠道肿瘤最重要的手段。肠道是大便形成和储存的部位，要想看清楚肠道内壁黏膜的情况，必须把大便排干净。因而肠镜检查前清洗肠道至关重要。

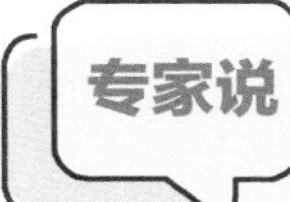

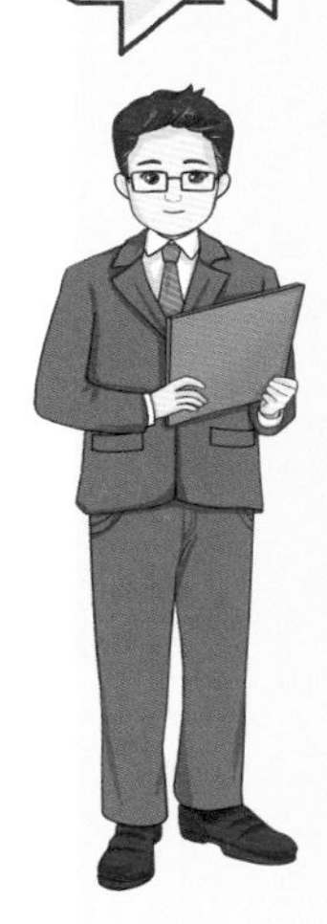

肠镜检查前怎么吃

1. 检查前 1 天　肠镜检查前合理的饮食限制可以减少肠道残留粪便，从而提高肠道清洁程度。检查前 1 天建议低渣、低纤维饮食。建议进食肉、鱼、白面包、面条、稠米粥、奶酪、浅色果汁、鸡蛋羹等，避免纤维含量较高的水果、蔬菜及全谷类食物，避免有颜色的食物，如黑木耳、黑芝麻和红心火龙果等。

2. 检查当天：禁食　如果不能耐受饥饿，容易发生低血糖者，可以准备棒棒糖、糖果等能溶解且无渣的食物备用。

如何服用泻药达到清洗肠道要求

最为理想的肠道清洁剂为聚乙二醇制剂，安全性高、对肠道吸收及分泌功能无明显影响，不会导致水和电解质紊乱。检查前一天晚上 9：00 开始做肠道准备，泡一盒聚乙二醇电解质，溶

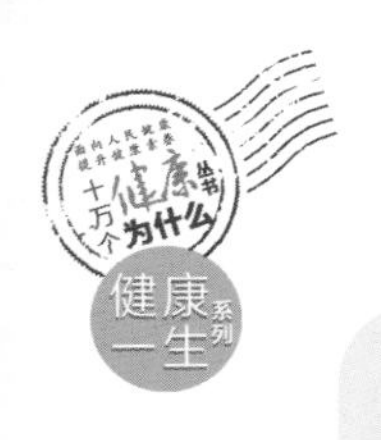

解于1 000毫升水中，30分钟之内喝完。如预约上午做检查者，检查当天早上5：00再泡两盒，溶解于2 000毫升水中，40分钟之内喝完；如预约下午做检查者，则检查当天早上9：00泡两盒，溶解于2 000毫升水中，40分钟之内喝完。

服用泻药后会出现腹泻，通常在7~10次，一定要注意观察每一次大便的情况。肠道清洁标准“大便呈无色稀水样，没有固体粪便”。如果为长期便秘者，饮食准备天数需适当延长及根据医嘱酌情增加泻药用量。

哪些人需要肠镜检查

如果您年龄大于40岁或有不良的生活习惯（吸烟、饮酒、久坐少动）或大便带血、大便变细，不明原因的腹泻、便秘等情况，或有肠癌家族史、肠息肉手术史、有肠炎病史，建议肠镜检查。

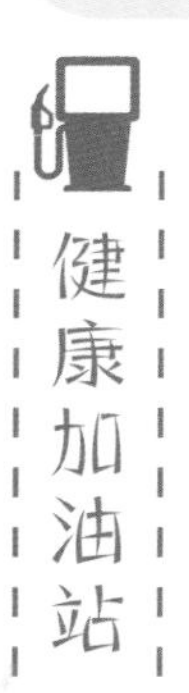

肠镜检查是提早发现肠癌的首选方法

肠镜检查是筛查肠癌无可替代的检查方法。一般从癌前病变到大肠癌，中间会经过10年左右的发展时间。所以，在这段时间里，是完全可以在癌前息肉进展为大肠癌之前发现并清除它们。

肠镜检查不仅可以清晰地观察肠道，并可在直视下钳取可疑病变组织进行病理学检查，有利于早期及微小病变的诊断，还可对部分肠道病变进行微创治疗，因此，及早进行肠镜检查尤为重要。

（王雅琴　陈　茗）

三

体检筛查完结时
——结果解读要“科学精准”

21. 为什么体检后推荐看 **健康管理门诊**

关键词：健康体检　健康管理门诊

越来越多的人选择了健康体检，然而很多人取回体检报告后将其束之高阁，这是典型的“检而不管”。体检只是健康评估的一种手段，健康管理门诊则会深入分析，发现潜在的健康风险及疾病，并提供相应的专业咨询和治疗建议，最终改善健康状况。

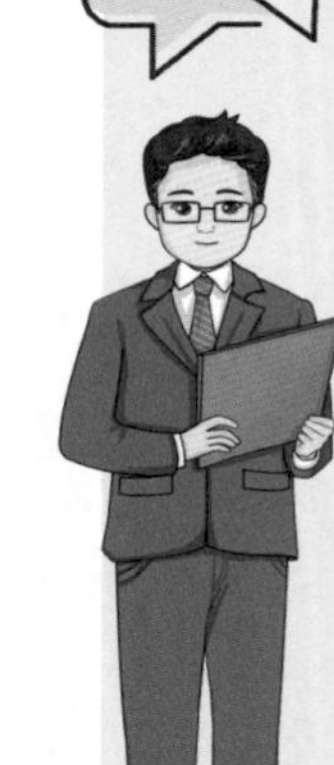

什么是健康管理门诊

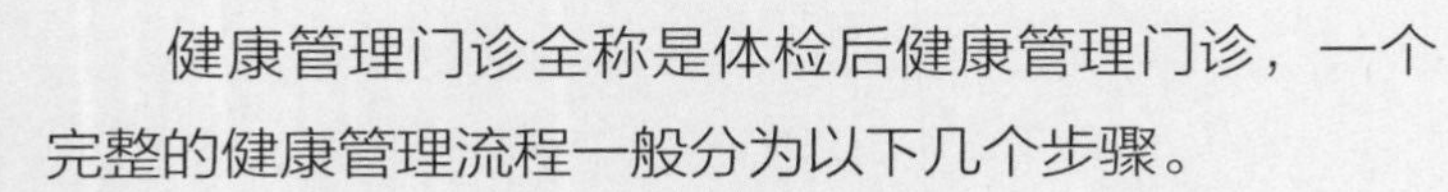

健康管理门诊全称是体检后健康管理门诊，一个完整的健康管理流程一般分为以下几个步骤。

1. 健康评估　对身体各项指标、生活习惯、疾病史、家庭史等进行综合评估，确定隐患和风险因素。

2. 健康分析　对评估结果进行分析，制订个性化的健康管理计划。

3. 健康干预　根据个性化的健康管理计划，进行相应的健康干预，包括饮食健康、运动健康、心理健康等方面。

4. 健康监测　进行定期健康监测，跟踪健康状况，及时对疾病风险进行干预和治疗的调整。

健康管理门诊的意义

健康管理门诊内容广泛，它不局限于某一专科疾病，而是综合考虑各种影响健康的危险风险和慢性疾病，给出包含药物、营养、运动、心理在内的综合处方。同时，还要指导受检者如何看懂自己的体检报告，怎么管理自己的健康问题，如何做自己健康的第一责任人。例如一位糖尿病前期的中年人，健康管理门诊医师需要结合他的体重指数、腰围、血脂、血压、家族病史、糖尿病相关检查结果以及生活工作状态等，给出适合他本人的综合处方，包含每日热量的摄入限定、运动模式，并指导他定期监测各指标，以及各指标的近期目标值和终极目标值。

通过合理的健康管理可以预防疾病的发生，减轻疾病带来的负担，同时让我们对自己的身体状况更加清晰明了，更有自信面对未来的挑战。

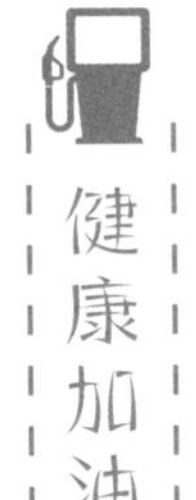

全生命周期健康管理

全生命周期管理是指在一个人从出生到死亡的整个生命周期，对人体进行定期评估、定期分析和定期管理。在全生命周期管理过程中，尤其要重视早期健康管理，不同年龄段人群，早期健康管理的侧重点也不同。在幼儿和青少年时期，重点关注遗传和生长发育问题；在青壮年时期，应格外关注生活方式和精神压力等问题；中老年时期则重点关注心脑血管疾病、糖尿病、呼吸系统疾病等慢性疾病。在管理慢性疾病的同时，还要高度重视防癌和防跌倒。

（王　军）

22. 为什么尿检能查出肾脏疾病

关键词

尿沉渣　肾脏疾病

尿常规是医院的常规检验项目，和粪便常规、血常规并称为“三大常规”。因为尿液主要是通过泌尿系统产生，产生的过程包括肾小球滤过、肾小管重吸收，然后经过集合管、肾盂再到达膀胱，最后经由尿道排出体外。所以大多数肾脏疾病或多或少会有尿常规的异常，比如患有肾病综合征、IgA 肾病、慢性肾功能不全等肾脏疾病其尿常规常有异常表现。

然而，有的时候尿常规是正常的，最后还是被查出有肾病甚至肾脏衰竭，这又是怎么回事呢？原来，除了尿常规以外，还需要结合进一步的尿沉渣、肾功能和泌尿系统影像学检查对肾脏疾病进行综合诊断。此外，尿常规还对糖尿病、血液病、肝胆疾病，甚至流行性出血热也有较好的辅助诊断价值。

如何看懂尿常规检查

小小的尿检，包含了很多健康信息，因此肾内科或泌尿外科医生常常形象地形容尿常规为肾脏疾病的一面“镜子”，为什么呢？

1. 了解尿白细胞和细菌计数。当两者都高于正常值，特别是合并尿频、尿急、尿痛等尿路刺激症状时，往往提示泌尿系统感染，仅仅是尿白细胞增高也见于某些肾小球肾炎。

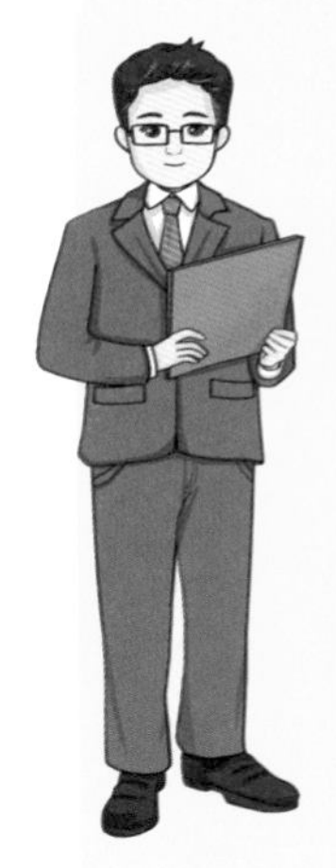

2. 重视血尿和蛋白尿。肾脏受损伤时血尿和蛋白尿这两项常常结果异常。血尿分为肉眼血尿和尿潜血异常，蛋白尿可表现出尿中泡沫增多，有时外观呈“啤酒花”样，久久不消散，蛋白尿是肾脏损伤后的结果，反过来尿蛋白也会进一步损伤肾脏，导致肾脏疾病加重恶化。所以，当出现持续血尿和蛋白尿时一定要重视，尽早明确诊断并采取有效治疗措施，避免肾衰竭的产生。

3. 尿比重、酸碱度。尿比重、酸碱度过低，通常是大量饮水或者是肾功能受损的表现，也有可能是尿液浓缩所致或者是糖尿病肾炎、肾病综合征等。尿的 pH 降低一般是见于酸中毒、高热、痛风、糖尿病，以及口服酸性的药物等。尿的 pH 升高常见于碱中毒、尿潴留、膀胱炎、使用利尿剂等，要进一步进行检查，明确病因。

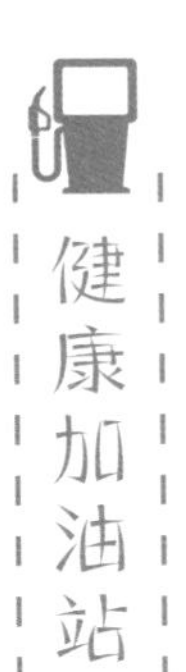

小小尿检大大作用

肾脏作为人体主要的代谢“排毒”器官，尿常规异常除了能较好地反映肾脏疾病，还能预警非肾脏疾病。在糖尿病酮症酸中毒、呕吐、腹泻、饥饿等情况下，可出现尿酮体阳性；在黄疸、重症肝炎等情况下，可引起尿胆原阳性。其他疾病所致的黄疸和溶血，可出现尿胆红素呈阳性。

（林艳辉　杨赛琪）

23. 为什么血常规检查能发现**贫血**

关键词

血常规　贫血

贫血是指人体外周血液里红细胞低于正常范围，世界卫生组织常用血常规中血红蛋白浓度来定义贫血的程度。因此，简单的血常规检查能发现您是否存在贫血。

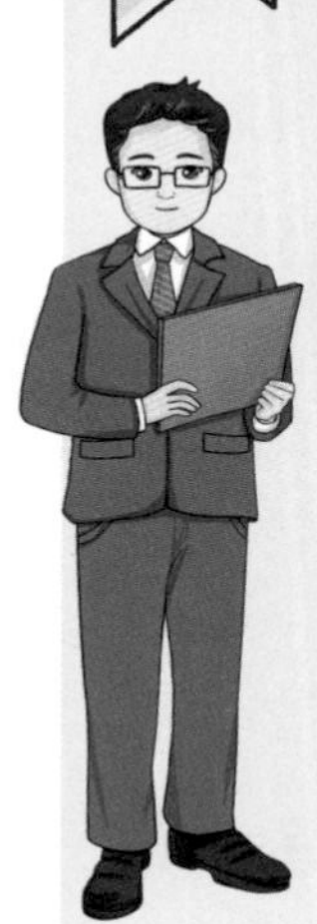

拿到血常规结果后怎么判断有无贫血

拿到血常规结果后判断有无贫血首先看红细胞计数及血红蛋白的值，尤其是血红蛋白，如果降低，可初步判断贫血可能。我国海平面地区，成年男性 Hb＜120g/L，成年女性（非妊娠）Hb＜110g/L，孕妇 Hb＜100g/L 即为贫血。再结合平均红细胞体积（MCV）、平均红细胞血红蛋白量（MCH）、平均红细胞血红蛋白浓度（MCHC）还可以初步判断贫血的原因和贫血程度。

1. MCV、MCH、MCHC 均正常，表明红细胞体积正常，是正细胞性贫血，常见原因为再生障碍性贫血、急性失血性贫血、大多数溶血性贫血、白血病等。

2. MCV 及 MCH 降低，而 MCHC 正常，表明红细胞体积变大，是大细胞性贫血，常见原因为巨幼红细胞贫血等。

3. MCV及MCH降低，表明红细胞体积变小，如MCHC正常是单纯小细胞性贫血，常见原因为慢性感染、炎症、肝病、尿毒症、癌症、风湿病等导致的贫血；如MCHC也降低是小细胞低色素性贫血，常见原因为缺铁性贫血、铁粒幼细胞性贫血等。

发现贫血该怎么办

贫血不是一种独立疾病，而是一种临床综合症状。体检发现贫血可能会是很多重大疾病的前兆，如血液病、恶性肿瘤、慢性感染、风湿性疾病、肾脏病变、肝病、垂体或甲状腺功能减退等都可能导致贫血。一旦发现贫血，必须及时就诊查明原因，根据病因尽早进行有针对性的治疗，以免耽误病情，导致严重后果。

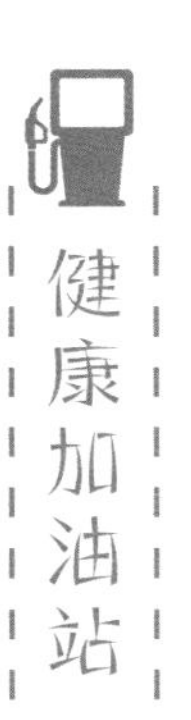

贫血的严重程度如何划分

根据血红蛋白浓度值可以将成人贫血分四度。

轻度贫血　男性：90<Hb<120g/L　女性：90<Hb<110g/L（非妊娠期）或90<Hb<100g/L（妊娠期）

中度贫血　60≤Hb≤90g/L

重度贫血　30≤Hb<60g/L

极重度贫血　Hb<30g/L

（林艳辉　韩娉怡）

健康一生系列

24. 为什么说大便检查结果异常可以作为**胃肠道疾病**的线索

关键词

粪便隐血　胃肠道疾病

粪便常规可以明确患者粪便中是否有红细胞、白细胞、虫卵等。白细胞主要提示是否有肠道感染，红细胞提示有无肠道黏膜损伤，而虫卵则明确有无寄生虫感染。此外，如果粪便隐血试验阳性，常提示有消化道出血（出血量常在 5~10 毫升），需要警惕消化道肿瘤。因此，粪便常规检验对诊断胃肠道肿瘤、胃肠道传染病、胃肠道寄生虫病、判断胃肠道及附属腺体的消化吸收功能，均有一定的应用价值。

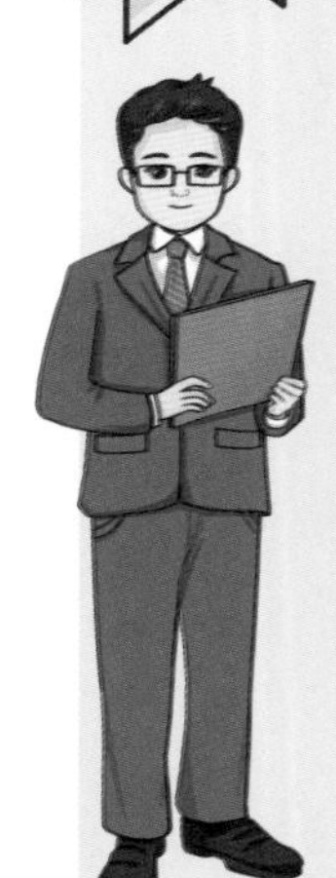

粪便常规检验结果学问多

粪便颜色可以反映诸多消化道疾病，如胆道阻塞可出现白色便，阿米巴痢疾可出现果酱便，而黑色便常见于消化道出血等。

不同粪便性状常提示不同消化道问题，如肠道炎症会出现黏液便，霍乱可出现米汤样便，血便多为痔疮或结肠出血等。

显微镜下，肠道炎症、寄生虫病可看到白细胞；痢疾、溃疡性结肠炎、结肠癌、直肠息肉等导致的肠道出血可见红细胞；而钩虫、蛔虫、蛲虫和鞭虫等肠道寄生虫感染，在显微镜下可以看到寄生虫或虫卵。

粪便隐血试验或 OB 试验阳性常提示可能有消化道出血，常见的疾病就包括消化性溃疡、胃癌、炎症性肠病、结直肠癌等。

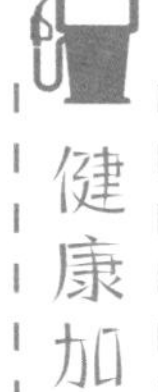

健康加油站

正常人的粪便是什么样子的

正常人大多每天排便一次，量为 100~300 克，随进食量、食物种类及消化器官功能状态而异。喜食细粮及肉食者，粪便细腻而量少，喜食粗粮及蔬菜者，因纤维素多使粪便量增加。正常成人的粪便排出时为黄褐色圆柱形软便，婴儿粪便呈黄色或金黄色糊状便。久置后由于粪便中胆色素原被氧化可致颜色加深。正常粪便因含蛋白质分解产物而有臭味，肉食者味重，素食者味轻。

（王雅琴　杨赛琪）

关键词

体重　内脏脂肪

25. 为什么有些人“肥胖”但体重正常

在“胖人”居多的现代社会里，很多人非常关注自己的体重。那为什么体重正常时也会被诊断为肥胖呢？因为单纯的体重指标并不能衡量身体的脂肪含量和分布，还需要结合其他指标，如体重指数、腰围等综合评估肥胖状况。

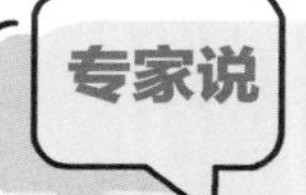

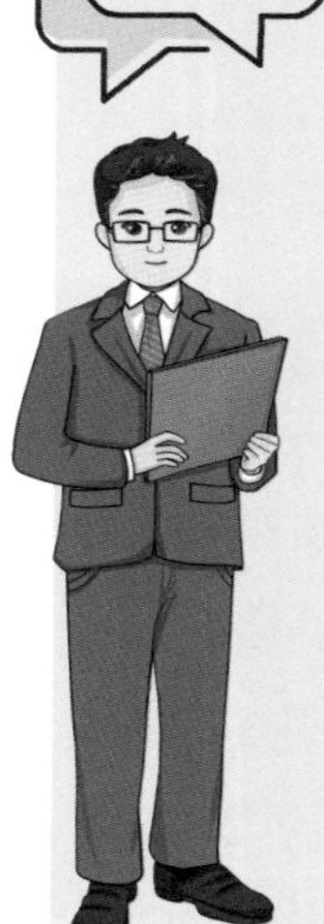

肥胖是机体内过量的脂肪堆积，是体内脂肪，尤其是甘油三酯积聚过多而导致的一种状态。它是体内脂肪组织积蓄过剩的状态。

肥胖的定义方式

1. 体重指数（body mass index，BMI）　BMI=体重/身高^2（kg/m^2）。中国人BMI正常范围18~24kg/m^2，BMI＜18kg/m^2属于低体重，24~28kg/m^2，属于超重，BMI≥28kg/m^2属于肥胖。

2. 腰围　女性≥85厘米，男性≥90厘米，即使体重正常也诊断为肥胖，这种肥胖被称为“腹型肥胖”。腰围越大，患高血压、糖尿病、高脂血症等疾病的危险性也越大。

3. 体脂率（body fat ratio，BFR）　指人体内脂肪重量在人体总体重中所占的比例，它反映人体内脂肪含量的百分数，是目前评价肥胖的最准确方法。人体成分分析可以检测体脂率，家用智能体重测量仪也可粗略估计体脂率。

体脂率=1.2×BMI+0.23×年龄−5.4−10.8×性别（男为1，女为0）。正常人的体脂率：男性为15%~18%，女性为25%~28%；BFR＞30%诊断为肥胖。相同的BMI，体脂率越低，说明脂肪越少，肌肉含量越高，更有助于减脂塑形。

因此，肥胖需要综合分析，尤其是某些特殊群体。如肌肉发达的运动员，BMI 可能超出正常范围，但实际上体脂率正常。而对于老年人来说，即使 BMI 正常，也可能肥胖，因为肌肉组织不断减少，脂肪含量增加超出了体脂率正常范围。

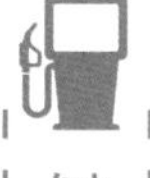

健康加油站

超重或肥胖的危害

肥胖已被世界卫生组织认定为疾病。肥胖也会引发一系列健康问题，例如增加高血压、糖尿病、高脂血症、冠心病、心肌梗死、脑卒中、部分肿瘤等多种慢性疾病的风险，肥胖也可导致社会和心理问题，增加居民卫生保健服务成本，造成医疗卫生体系的负担加重。

（王　军）

关键词

高血压　血压升高

26. 为什么体检单次血压升高不能**诊断为高血压**

很多人既往没有高血压，体检偶然发现血压升高就会非常焦虑，“我患了高血压病吗”，实际上，一次血压升高不能简单地诊断为高血压。

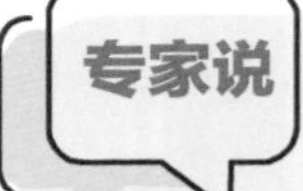

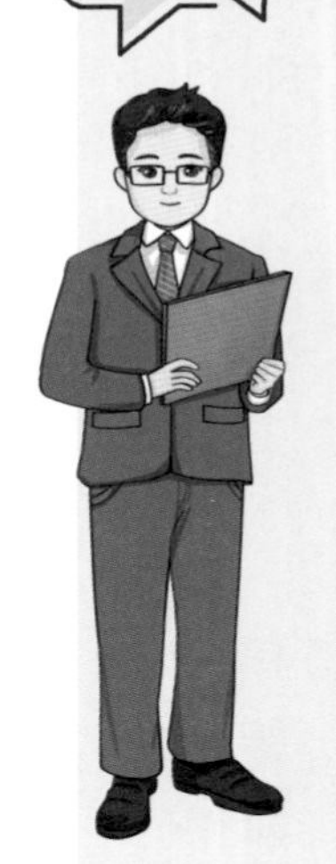

单次血压升高不一定是高血压

熬夜、失眠、情绪激动、压抑郁闷、过量饮酒，甚至憋尿、运动后、疼痛、紧张、焦虑等因素都可能导致血压一过性升高。因此，体检时发现血压升高，通常建议休息半小时后复测。如果复测血压正常，考虑血压升高与情绪紧张、测量血压之前活动等情况有关。但如果复测血压仍然高于正常，则需要警惕高血压的可能，建议进一步检查，如 24 小时动态血压监测，以明确高血压诊断。同时，还需要排除可能引起继发性血压升高的其他疾病。

高血压的诊断标准

《中国高血压防治指南》于 2023 年更新指出，在未使用降压药物的情况下，3 次诊室血压值均高于正常，即诊室收缩压（俗称“高压”）≥140mmHg 和 / 或舒张压（俗称“低压”）≥90mmHg，而且这 3 次血压测量不在同一天内，才可诊断为高血压。因此，不能根据一两次血压高，就轻易确诊高血压病。高血压是导致脑卒中、冠心病、心力衰竭等疾病的重要危险因素。高血压的病因不明，和遗传因素、年龄及不良生活习惯等许多因素有关。

如何预防高血压

1. 合理膳食　减少钠盐摄入（摄入量<5g/ 日），增加钾摄入，减少饱和脂肪和胆固醇的摄入。

2. 控制体重　使 BMI＜$24kg/m^2$；腰围：男性＜90 厘米；女性＜85 厘米。

3. 戒烟　避免被动吸烟。

4. 限制饮酒。

5. 增加中等强度的运动　每周 4~7 次；每次持续 30~60 分钟。

6. 减轻精神压力，保持心理健康。

（王　军）

关键词

心电图　心肌缺血

27. 为什么说心电图提示“心肌缺血”不一定是冠心病

体检时心电图提示“心肌缺血”是否就是冠心病呢？当然不能这么说，心电图上的“心肌缺血”是指心电图中出现某些特殊的图形变化，并不一定是真正意义上的心肌缺血。

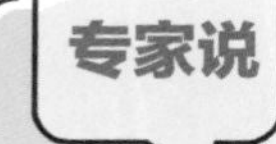

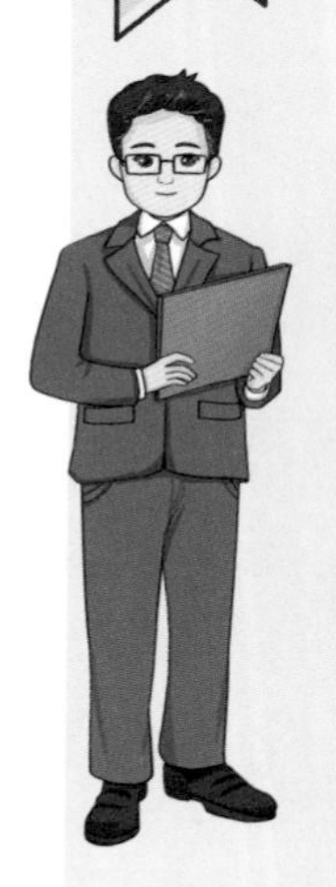

心肌缺血的表现

心肌缺血时大多会出现胸闷、胸痛、呼吸困难等症状，最典型的就是运动引起的心前区不适，多为紧缩感或者压迫感，往往在运动停止后可缓解。心肌缺血的症状个体化差异明显，部分人甚至无明显症状，也有人会出现牙痛、胃痛、颈部不适等。

心电图提示“心肌缺血”不一定是真正的心肌缺血

心肌缺血会引起缺血区域的心电活动变化，可以通过心电图记录到。然而约 20% 的正常人心电图检查也可能提示“心肌缺血”，这可能与劳累、睡眠不足、失眠、精神紧张、自主神经功能紊乱、更年期、肥胖、怀孕以及其他疾病等相关。心肌缺血需要结合心电图和患者的病史、症状、危险因素以及其他检查结果综合判断。

专家提醒：①心电图正常并不能完全排除心肌缺血，部分人患冠心病后心电图仍然是正常的；②心电图出现 ST-T 改变并不等于患上了冠心病；③出现心肌缺血症状要及时就医。

冠心病的诊断

对于有心肌缺血表现或经风险评估有冠心病危险的人群，如高血压、糖尿病、高脂血症、吸烟、肥胖等，可通过常规的心电图和心脏超声来筛查有无冠心病，但敏感性和特异性都有限。运动平板心电图通过运动增加心肌耗氧量可以提高冠心病的诊断，但有较多的禁忌证。冠状动脉 CT 血管成像具有无创、简单快速、相对安全的特点，可用于中低危人群的筛查，对于症状典型或者高危人群可以通过“金标准”冠状动脉造影检查来明确或诊断。

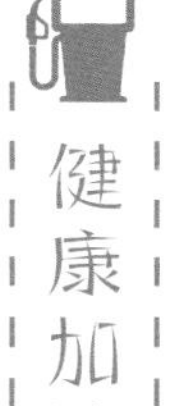

健康加油站

心肌缺血的本质就是心肌的氧供应和氧需求之间的不平衡引起的，既可以是因为心脏的血管堵塞、痉挛导致的“供应不足”，也可以是因为剧烈运动、劳累等心肌耗氧量增加导致的“消耗过多”，或者两者兼有。

（王　军）

28. 为什么体检发现**血糖升高**不能小觑

近年来高血糖凭借自身“超高”的发病率和不断攀升的患病人数与“高血压”及“高血脂”合称“三高”，使血糖成为健康体检中重要的检测指标。当空腹血糖>6.1mmol/L，餐后 2 小时血糖>7.8mmol/L，就提示“血糖升高”，进行进一步的检查和评估就很重要了。

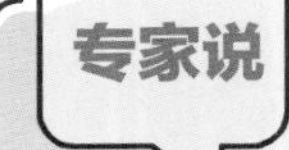

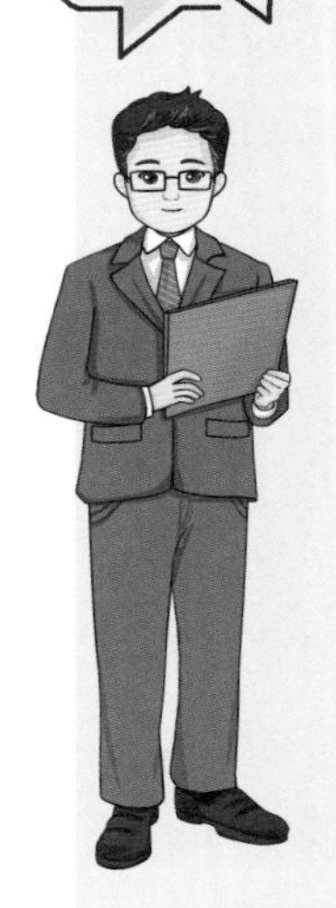

血糖为什么会升高

血糖是血液中葡萄糖的浓度，是维持身体正常生理功能所需能量的来源之一，主要来自饮食中的碳水化合物。当摄入较多的碳水化合物或某些原因导致胰岛细胞功能障碍时，胰岛素的分泌会减少，血液中的葡萄糖不能有效地利用和储存，就会出现高血糖。

高血糖与糖尿病

高血糖包括糖尿病前期和糖尿病。糖尿病前期是指血糖已经升高，但还没有达到糖尿病诊断标准，介于正常与糖尿病之间的一种状态，也就是空腹血糖＞6.1mmol/L 但＜7mmol/L，餐后 2 小时血糖＞7.8mmol/L 但＜11.1mmol/L，又称为糖耐量降低。糖尿病是典型的“三多一少”的症状，多尿、多饮、多食和体重下降。同时伴有如任意时间血糖≥11.1mmol/L，空腹血糖≥7.0mmol/L，口服糖耐量试验，餐后 2 小时血糖≥11.1mmol/L，其中一种增高。

高血糖的危害

高血糖对于人体的伤害犹如“温水煮青蛙”，初期可能没有什么症状，但时间久了就会出现严重问题。长期高血糖会导致身体容易出现脱水，总是口干口渴、皮肤干燥没有弹性、易疲累、抵抗力降低等。当然，长期的高血糖还会进展为糖尿病，诱发或加重动脉粥样硬化，出现缺血性脑血管病、肢体动脉硬化、肾动脉硬化、冠心病等；如果损伤微血管，则会引起糖尿病视网膜病变；还会引起神经系统的并发症，如感知觉减退等。

因此，大家在体检时发现血糖高，一定要引起警惕，需要在健康管理门诊进一步评估或检查糖耐量、糖化血红蛋白等，并及时干预和定期随访。

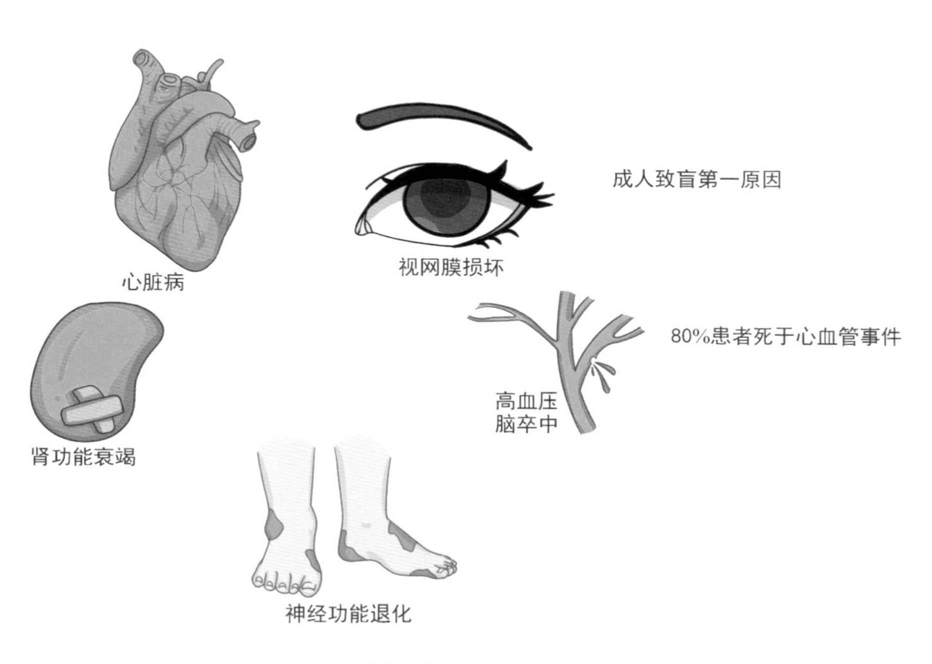

糖尿病慢性病发症

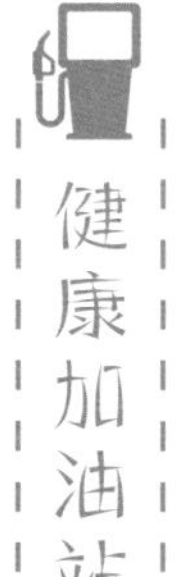

控糖小贴士

1. 控制能量摄入　建议选择多样化、营养合理的食物，选择少油、少盐的烹调方式，同时做到主食粗细搭配，副食荤素搭配。

2. 保证能量消耗　养成运动的习惯，最好每周5次以上，每次至少30分钟。

3. 严格遵循医嘱　如使用降糖药物请严格按照医生的处方执行。

4. 定期监测血糖　空腹血糖、餐后血糖、糖化血红蛋白等。

关键词　高脂血症　目标值

没吃糖，为何血糖却高了

（王　军）

29. 为什么血脂在正常参考范围，医生却说不正常

58岁的李先生，既往有高血压、糖尿病病史，体检报告中血脂水平在正常参考范围值内，但医生却告知血脂水平未达标，要求其服用降脂药物。这是怎么回事？

由于人群血脂合适水平随心血管疾病危险分层的级别不同而异，在没有危险因素的人群中，所谓“正常”的血脂水平，对于心血管病高危人群而言则属于明显升高，也就是说，血脂的目标值必须个体化。这也就回答了李先生的疑惑，鉴于李先生既往确诊高血压、糖尿病，所以心血管病危险分层为高危，其血脂水平的目标值自然要求控制在更低的水平。

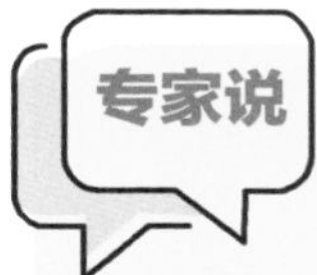

血脂检测的项目有哪些

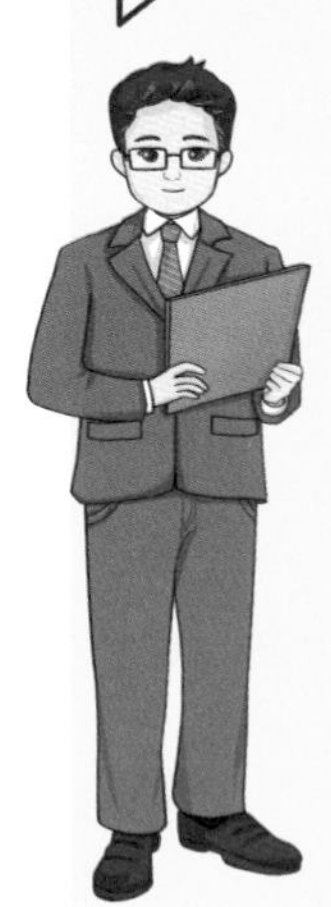

血脂检测的常规项目包括总胆固醇、甘油三酯、低密度脂蛋白、高密度脂蛋白、载脂蛋白 A1、载脂蛋白 B 和脂蛋白 α。通常情况下，高密度脂蛋白胆固醇水平与心血管疾病发病风险呈负相关，高密度脂蛋白胆固醇俗称“好胆固醇”，运动可使其轻度升高。相反，大量研究证实低密度脂蛋白胆固醇是心血管疾病的主要致病性危险因素，俗称“坏胆固醇”，所以血脂水平是否达标，一般主要看低密度脂蛋白胆固醇水平。

哪些人需要重点筛查血脂

1. 有心血管病病史者。

2. 存在多项心血管病危险因素，如高血压、糖尿病、肥胖、吸烟人群。

3. 有早发心血管病家族史者。指男性一级直系亲属在 55 岁前或女性一级直系亲属在 65 岁前患心血管病，或有家族性高脂血症者。

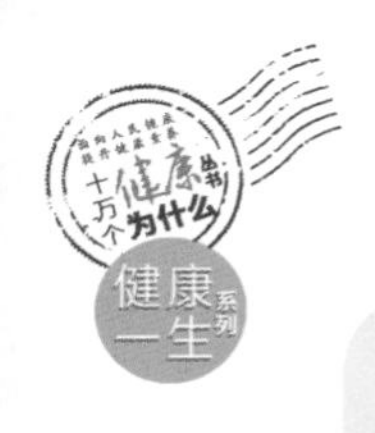

血脂筛查的频率如何

血脂筛查的频率和检测指标建议如下：①年龄＜ 40 岁的成年人，每 2~5 年进行 1 次血脂检测，年龄≥ 40 岁的成年人每年至少应进行 1 次血脂检测。②血脂检测应列入小学、初中和高中体检的常规项目。

如何判定血脂控制目标值

第一步 评估心血管病风险

首先根据年龄，性别，吸烟，肥胖，既往病史（高血压、糖尿病、慢性肾脏病等），心血管病家族史及当次体检的血糖、血脂水平综合评估心血管病风险。

第二步 依据心血管病风险确定低密度脂蛋白胆固醇的目标值

根据心血管病风险等级，确定低密度脂蛋白胆固醇合适的干预目标值，如心血管病风险为低危，要求低密度脂蛋白胆固醇＜3.4mmol/L；如果为中危、高危，要求低密度脂蛋白胆固醇＜2.6mmol/L；如果为极高危，要求低密度脂蛋白胆固醇＜1.8mmol/L；如果为超高危，要求低密度脂蛋白胆固醇＜1.4mmol/L。

（王 军）

30. 为什么说转氨酶增高不能忽视

关键词

转氨酶　肝功能

“报告说转氨酶高了，要去医院进一步检查吗？”

“晚上没睡好这个指标都会高，不用管它。”

对于常去医院的人来说，转氨酶并不陌生，甚至以为自己对它很了解，但上述这种说法是典型的一知半解。转氨酶增高如果不“追查”原因很可能造成重大疾病漏诊，延误治疗时机。

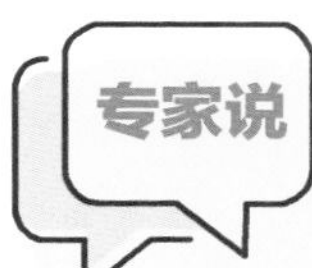

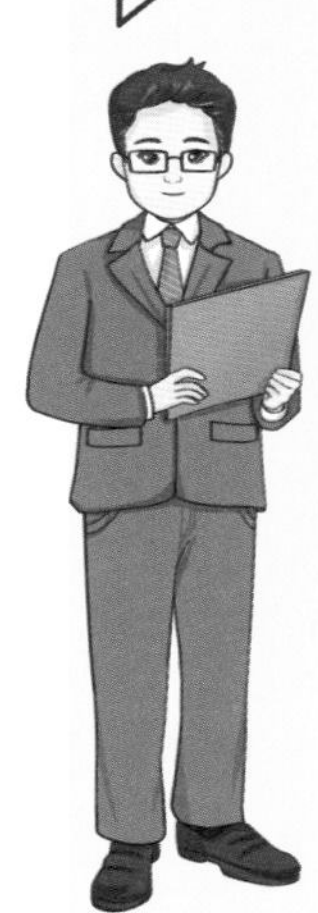

转氨酶是肝功能检测的重要指标

转氨酶即氨基转移酶，是人体肝脏这个“化工厂”正常运转过程中必不可少的“催化剂”，在人体代谢中起着不可替代的作用。当肝细胞出现炎症、坏死或中毒等情况导致肝脏受损时，转氨酶会释放到血液中，造成血清转氨酶增高。因此，血清转氨酶是肝功能检测的重要指标。

用于肝功能检查的转氨酶主要有谷丙转氨酶和谷草转氨酶。谷丙转氨酶增高说明肝细胞出现了炎症损伤，谷草转氨酶增高说明肝细胞损伤严重以至于线粒体遭到了破坏，所以两种转氨酶同时增高意味着病情更严重。

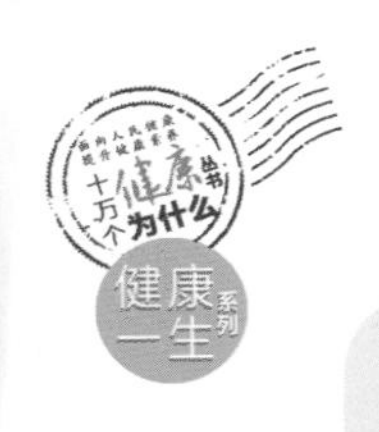

转氨酶增高的原因

转氨酶增高有生理性和病理性两种情况。检查前剧烈运动、喝酒、加班熬夜、饮食过于油腻等情况都可能造成生理性增高，但大部分转氨酶增高属于疾病导致的病理性增高。

发现转氨酶增高要继续寻根究底

发现转氨酶增高绝不能掉以轻心，更不能置之不理。正确的做法是在医生的指导下"追查"原因。

1. 如果检查前有喝酒、熬夜等可能引起转氨酶生理性增高的情况，应在正常起居后及时复查，确定是生理性增高则无须治疗，但应改善生活方式。

2. 如果检查前一直在服用药物，则应在医生的指导下进行综合评估，看是否需要能调整用药方案或者辅以护肝治疗。

3. 如果排除生理性因素和药物影响，则考虑肝脏疾病或其他系统疾病。此时应及时就诊，在医生的指导下，结合家族史、患病史、体格检查等情况"寻根究底"，进一步筛查是否患有肝炎、脂肪肝等常见的肝脏疾病，或者患有其他疾病。

（王雅琴　胡新智）

31. 为什么**尿酸增高**不等于痛风

关键词

尿酸 痛风

最近体检发现血尿酸高了一些，是不是一定患上了痛风呢？其实尿酸高不等于痛风！

如果只是单纯血尿酸水平升高，没有关节红、肿、热、痛等症状，只能考虑有高尿酸血症。只有当尿酸在血液或组织液中的浓度达到一定水平，就会在关节局部形成一种叫“尿酸钠晶体”样的物质，诱发局部出现炎症反应，并造成局部组织破坏，才是**痛风**。据报道，中国高尿酸血症人群占比 13.3%，但痛风人群只占 1.1%。

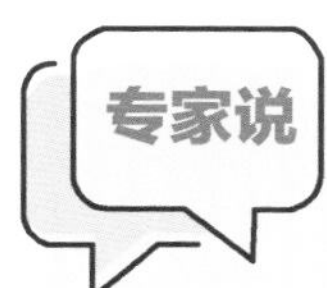

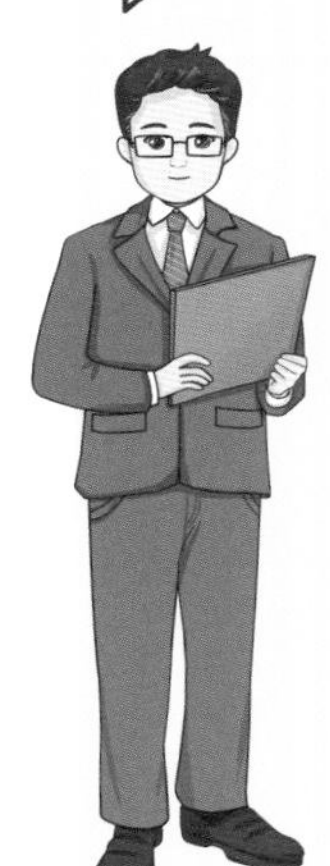

高尿酸血症是痛风的基础

痛风是由于尿酸水平高导致尿酸结晶沉积在关节内，导致关节内和关节周围出现疼痛性炎症的一种疾病。随着机体内血尿酸水平不断增高，达到饱和后，就会有尿酸盐结晶析出，并进一步沉积在足部、膝关节和指关节等部位，进而导致痛风的发生。也就是说痛风的发生，一定要有尿酸盐结晶的析出和沉积。

高尿酸的原因

首先，是遗传因素。体内的高尿酸水平与遗传因素密切相关。人体细胞在不断进行新陈代谢，而细胞

在衰亡后，就会产生嘌呤。嘌呤是人体内供能物质之一，被体检消耗掉。而另外一些嘌呤经过肝脏代谢，变成体内的尿酸。体内的尿酸约 2/3 通过肾脏排泄，另外 1/3 则在肠道内被细菌分解。因此，有些人遗传基因决定了高尿酸体质，如天生尿酸生产多或排泄障碍。

其次，是“吃喝”，就是后天因素。如摄入过多海鲜、啤酒、果糖饮料等，导致体内高尿酸增多。

小痛风大“危”力

痛风如不及早预防与控制，就会导致急性关节炎反复发作，后期还会出现痛风石。痛风石会对关节造成破坏，如缺血坏死、溃烂，导致功能丧失，致畸致残等，甚至导致肾功能损害，且常伴发高脂血症、高血压、糖尿病、动脉粥样硬化、冠心病等。

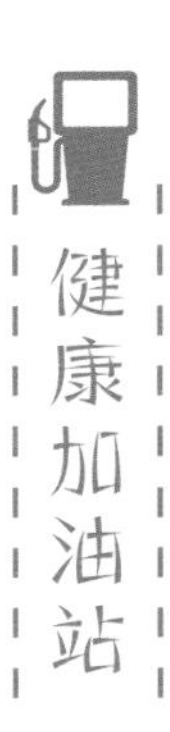

如何控制尿酸，预防痛风

要想预防痛风，控制尿酸是关键。

1. 限制酒类饮品的摄入，特别是啤酒，减少果糖饮料的摄入。

2. 减少高嘌呤食物的摄入，常见高嘌呤食物包括动物内脏、猪肉、牛肉、羊肉、贝类、凤尾鱼、沙丁鱼、金枪鱼等。

3. 大量饮水，每日 2 000 毫升以上。

4. 增加新鲜蔬菜水果摄入，尤其是多吃高钾质食物，如香蕉、芹菜等。

5. 规律运动，保持健康体重。

6. 停用导致尿酸升高的药物。

（王　军）

关键词

肿瘤标志物　癌症

32. 为什么**肿瘤标志物升高**不等于患有癌症

癌症筛查是大部分人进行体检时的必选项，肿瘤标志物因为筛查方法简单且具有一定的指导性而广受青睐。那么，肿瘤标志物升高一定就是癌症吗？其实不然。

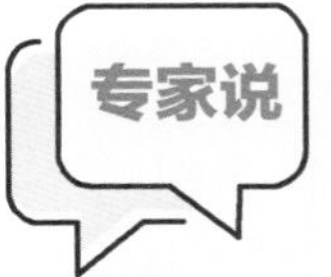

肿瘤标志物与疾病的关系

肿瘤标志物是因为肿瘤细胞的存在，引起身体血液或体液中某种物质的量超出了正常范围而被检测出来，能够在一定程度上预警肿瘤的发生或复发。然而，分泌肿瘤标志物并不是肿瘤细胞独有的能力，而且每个人都有自己的基线水平，比如，甲胎蛋白是常用的

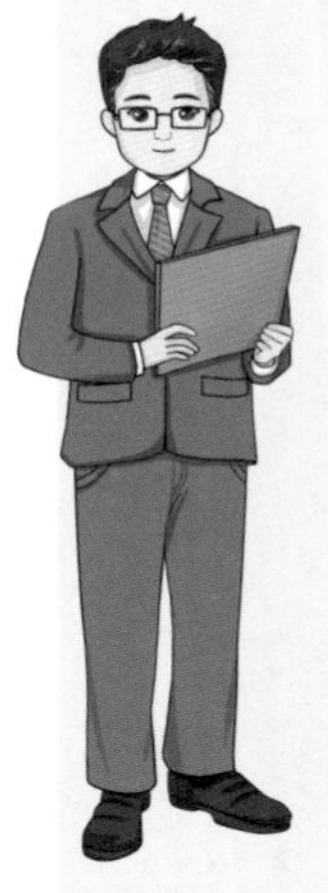

肝癌标志物，但是肝炎患者、健康的妊娠期妇女血液中甲胎蛋白含量也会升高。因此，肿瘤标志物升高是在暗示身体状态有异于平常，但不一定患有癌症。

肿瘤标志物需要综合分析、动态监测

解读肿瘤标志物结果要注意这四点：①肿瘤标志物的检查仅用于参考，疾病的诊断需要结合影像学、病理学检查，综合分析。②肿瘤标志物检测呈阳性不一定就是肿瘤，而仅仅是一种提示和信号，许多其他疾病也会引起肿瘤指标的异常。③肿瘤标志物检测呈阴性也不能百分之百确定没有问题，在肿瘤较小，或者肿瘤组织表面被封闭等情况时，标志物结果也可能阴性。因此，肿瘤标志物检测结果阴性但有肿瘤预警信号者需要做进一步的专科检查。④对肿瘤标志物结果要动态监测，每个人的基础分泌量不一致，持续进行性增高风险更大。

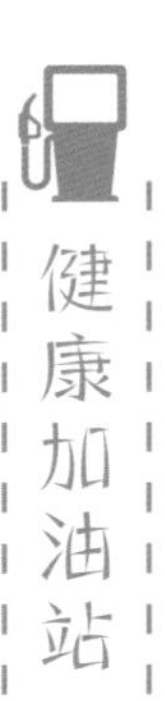

哪些人需要选择肿瘤标志物检查

肿瘤标志物检查不要滥用，没有肿瘤家族病史的年轻人并不建议。五类人群可考虑肿瘤标志物检查：① 40 岁以上人群；②身体出现了癌症预警信号；③严重污染厂矿企业的从业者；④长期接触致癌物质的人群；⑤癌症高发区或有癌症家族史的人群。

（林艳辉）

33. 为什么
颈部血管长“斑”，
要小心心脑血管疾病

关键词

颈部血管彩超　血管斑块

“医生，我体检发现颈部血管长斑块了，会不会造成脑卒中？”其实，颈部血管长“斑”了是提示我们颈部血管（颈动脉）发生了动脉粥样硬化，动脉粥样硬化是冠心病、脑梗死、外周血管病的常见原因之一。颈动脉存在动脉粥样硬化，最直接受到影响的就是大脑，一旦发生斑块破裂、脱落，就可能造成脑梗死，也就是我们常说的脑卒中，所以一定要引起重视。

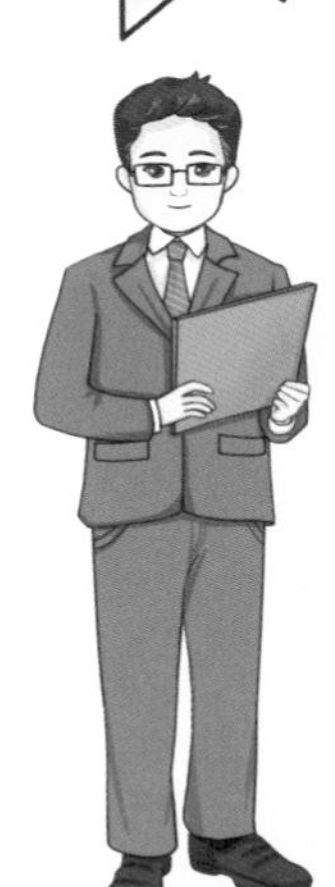

导致颈部血管斑块的原因及危害

颈部血管长“斑”（颈动脉粥样硬化）是由于颈动脉内膜损伤，如衰老、吸烟、高血压、糖尿病等，血脂逐渐在血管壁上沉积而形成，就好比自来水管道会生锈或长污垢一样。

血管斑块导致心脑血管疾病，主要有两个机制。第一，斑块逐渐增大，管腔狭窄加重，导致供血不足，引起脑卒中或心肌缺血；第二，斑块不稳定容易从血管壁脱落，随着血液阻塞血管，导致脑梗死或心肌梗死。因此，检出颈动脉斑块，首先必须警惕脑卒中风

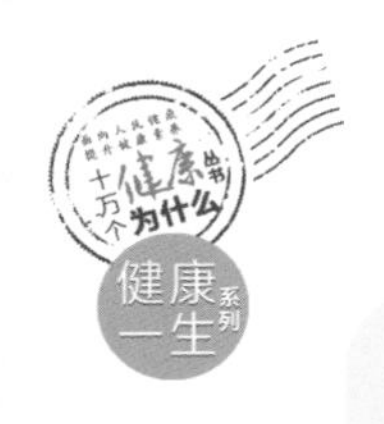

险，其次也应关注心血管疾病，千万不能掉以轻心。

如何区别血管斑块的危害程度

1. 斑块的稳定性　通俗地讲，血管斑块分为“软斑”（不稳定斑块）和“硬斑”（稳定斑块）。不稳定斑块相较稳定斑块，更容易脱落或破溃，从而导致血栓形成，因此脑卒中风险更大。斑块的稳定性通常可通过血管超声或血管超声造影、血管磁共振检查来评价。斑块形态规则、均质等回声或强回声为稳定斑块。反之，形态不规则，回声不均匀为不稳定斑块。

2. 管腔的狭窄程度　管腔狭窄度不到 50% 时为轻度狭窄，50%~69% 为中度狭窄，70%~99% 为重度狭窄，100% 为闭塞。血管狭窄程度越大，脑卒中风险越大。

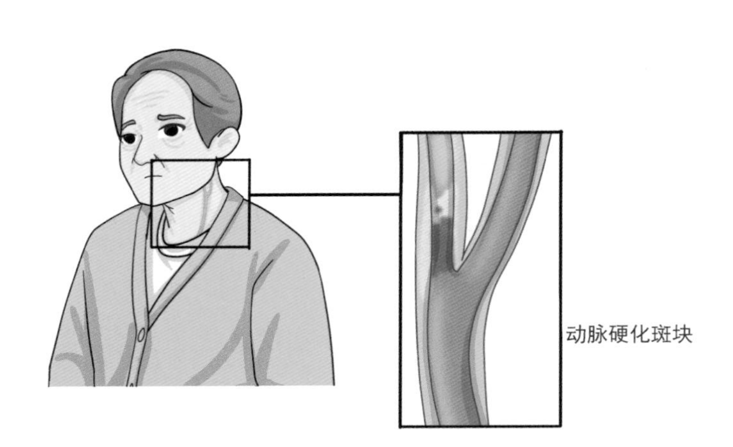

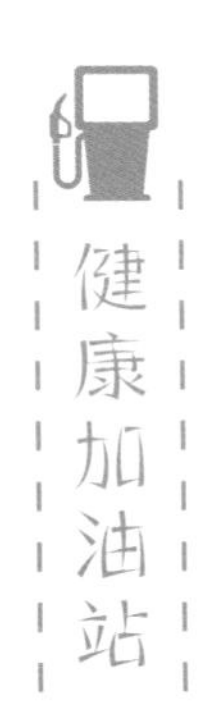

发现颈部斑块怎么办

根据《中国头颈部动脉粥样硬化诊治共识》的建议，①对于狭窄不到50%的无症状者，血脂在正常范围内，可以不吃药，血脂异常可以吃他汀类药物，但更多的是强调生活方式的干预，比如控制体重、适当运动、饮食均衡、戒烟戒酒等。②对于不稳定性斑块或狭窄超过50%的无症状者，无论血脂是否异常，建议使用他汀类药物治疗，使低密度脂蛋白胆固醇<1.8mmol/L。③对于发生过缺血性脑卒中的颈动脉斑块患者，建议使用他汀类药物以及阿司匹林等其他药物。

（王　军）

关键词

脂肪肝　体重指数

34. 为什么**不是胖人**，也会有**脂肪肝**

肝脏是脂肪代谢的重要场所，脂肪肝是因为肝脏内脂肪堆积过多导致的，目前已经跃升成为我国除病毒性肝炎之外的第二大肝脏疾病。许多人都存在一种既定印象，脂肪肝是胖人的“专属”，而体型正常的人根本不用担心。其实不然，流行数据调查显示，我国脂肪肝人群中有10.8%的人体型正常，所以说瘦人也需要关注脂肪肝问题。

据科学分析，瘦人发生脂肪肝的主要原因包括遗传因素、不良生活方式和人体阻止变胖的能力增强。其中，不良生活方式包括含果糖的饮料摄入过多、胆固醇摄入增加、静坐时间长、中等强度体力活动少等。同时，瘦人的肠道菌群可适度提升人体能量代谢水平，通过增加能量消耗来维持身形苗条。

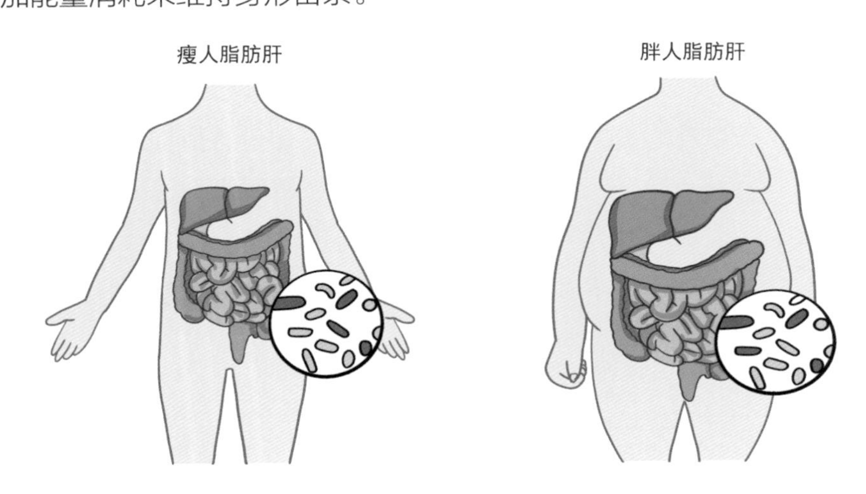

瘦人脂肪肝与胖人脂肪肝示意图

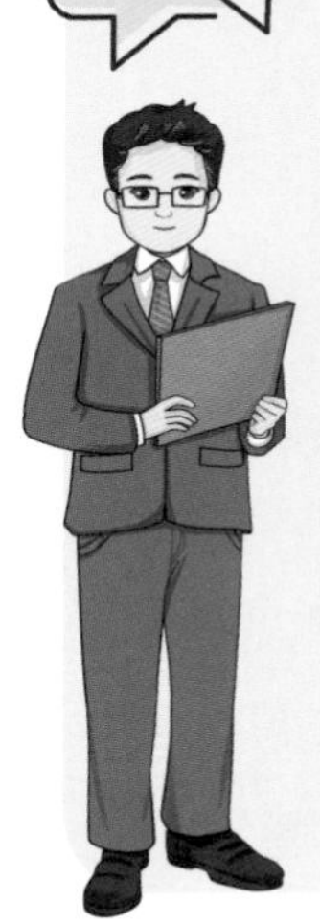

瘦人患脂肪肝也存在健康隐患

体型正常不代表身体健康。研究发现，有脂肪肝的瘦人腰围和内脏脂肪明显高于健康者，且“三高”水平介于胖人和正常健康者之间。另外，一项随访 20 年的研究发现，有脂肪肝的瘦人新发心血管病和恶性肿瘤的风险与胖人不相上下，甚至总体死亡率更高。所以瘦人患脂肪肝也是不健康的，再加上体型正常具有“迷惑性”，上述健康隐患很容易被忽略，从而导致更大风险。

不需减肥，但要减脂

瘦人患脂肪肝同样需要健康干预。但与胖人不同，干预目的是减脂，《中国脂肪肝防治指南》推荐，瘦人患脂肪肝整体体重适度下调 3%~5%。

具体应该怎么做

科学适度的有氧运动和体育锻炼可以有效改善肝脏脂肪和内脏脂肪含量，降低胰岛素抵抗，同时结合膳食管理，通过限制能量摄入、减少饮用富含果糖的饮料、增加 ω- 3 多不饱和脂肪酸摄入来逆转脂肪肝，成为真正的“健康瘦子”。

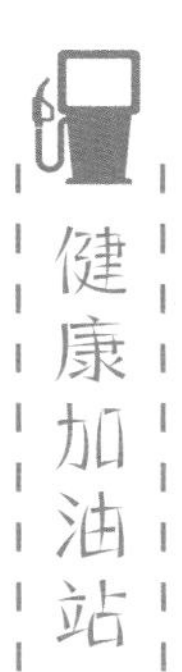

脂肪肝的危害绝不局限于肝脏

从单纯性脂肪肝发展为脂肪性肝炎，再进一步进展为脂肪性纤维化和肝硬化，极少数转变为肝癌，以上路径是脂肪肝的典型“成长历程”。与此同时，脂肪肝还会对血管健康造成威胁。因此，不管是胖人还是瘦人患脂肪肝都不可小觑，应结合年龄和自身既往疾病史进行动脉硬化和心血管疾病筛查。

（王雅琴）

健康一生系列

35. 为什么体检发现的**乳腺结节**要“区别”对待

关键词

乳腺结节 乳腺癌

乳腺癌被称为“粉红杀手”，发病率位居女性恶性肿瘤之首。早期发现、科学管理乳腺结节是预防乳腺癌的重要手段。一般而言，可以用手摸出来的乳腺肿物称为“乳腺肿块”，不能摸出来而通过超声或放射线检查发现的乳腺肿物称为“乳腺结节”。研究发现，大部分乳腺结节为良性，仅 1%~2% 的乳腺结节被确诊为乳腺癌。因此发现乳腺结节，不要恐慌，结合家族史和个人情况，区别各类乳腺结节，必要时进一步深度检查。

乳腺癌的危险因素有哪些

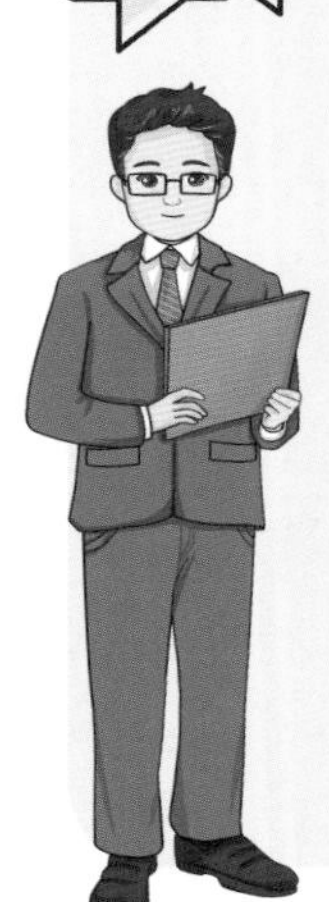

乳腺癌的危险因素可分为两类：不可改变的危险因素（遗传、性别、年龄、乳腺病史）和可改变的危险因素（生育、雌激素水平、生活方式等）。

年龄和乳腺癌发病有关。调查数据显示，乳腺癌的发病年龄有两个高峰，第一个出现在 45~55 岁，另一个出现在 70~74 岁。因此，建议年龄超过 40 岁的女性定期筛查，排除乳腺癌风险。

初潮早、绝经晚的女性，雌激素暴露时间长，可使乳腺癌风险增加；无生育史女性患乳腺癌的风险是有生育史女性的 1.32 倍，随着妊娠年龄的增加，乳腺癌风险随之增加，生育年龄超过 35 岁的女性乳腺癌患病率明显高于生育年龄为 21~25 岁的女性；有过两个以上产次的女性乳腺癌发病风险更低，尤其对于绝经后的女性更为明显；母乳喂养也能降低乳腺癌的患病率。其他可改变的危险因素包括肥胖、长期吸烟喝酒、射线暴露等。

乳腺结节大小与乳腺癌相关

多项研究发现，随着乳腺结节增大，恶性检出率会增加。专家指出，乳腺结节大小可作为 BI-RADS 2 级、3 级乳腺结节的病检指征。

如何看乳腺结节报告

体检报告上看到这类结果，如“乳腺低回声结节 BI-RADS：3”，是不是会一头雾水？这个结节是良性？还是恶性？有没有危险？

BI-RADS 是美国放射学会的乳腺影像报告和数据系统（breast imaging reporting and data system），将乳腺结节分为 0~6 级，级别越高，恶性可能性越大。

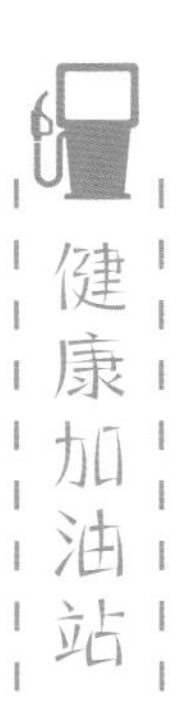

不同乳腺结节如何区别对待

1. 发现乳腺结节，需要乳腺彩超检查确定分类。

2. BI-RADS 分类为 3 类及以下且 40 岁以下人群，每 6 个月复查彩超；40 岁以上人群，最好完成钼靶检查以辅助诊断。

3. BI-RADS 分类为 4 类及以上者，建议尽早看乳腺外科门诊，听从专科医生建议。

（林艳辉）

关键词

甲状腺结节 甲状腺癌

36. 为什么体检甲状腺结节检出率高

甲状腺是重要的内分泌器官，其合成、分泌的甲状腺素在生长发育、新陈代谢等方面发挥着重要作用。

近年来甲状腺结节的检出率越来越高，可能与以下因素有关：①常规体检，甲状腺彩超的完成率明显增高。②彩超设备越来越先进，分辨率更高，结节检出率明显提高。

什么是甲状腺结节

甲状腺结节是对甲状腺内肿块的一个统称，可以单发或多发，临床分为囊性结节、增生性结节、炎症性结节以及肿瘤性结节，而肿瘤性结节又分为良性腺瘤及恶性肿瘤（即甲状腺癌，包括乳头状癌、滤泡状癌、髓样癌、未分化癌等）。绝大多数甲状腺结节都是良性的，恶性结节只占很小一部分（5%），且大多数

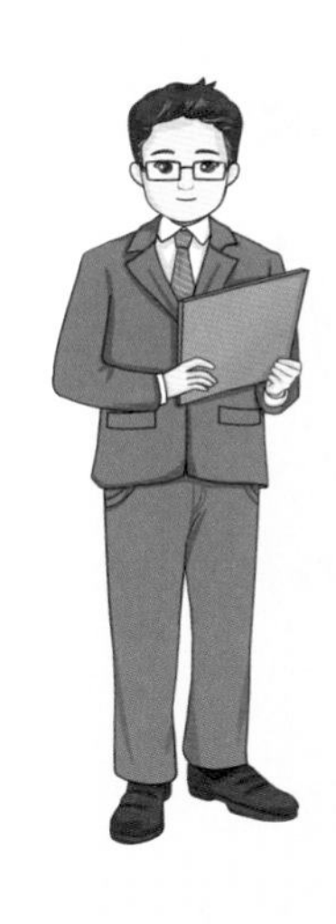

恶性程度低，总体预后良好。

为什么会长甲状腺结节

甲状腺结节的发生与遗传因素和环境因素有一定关系。其中自身免疫性因素、遗传因素、碘摄入不当、环境污染、辐射增加，以及现代生活压力过大，长期焦虑或抑郁、身体代谢异常，再加上长期熬夜等不良生活习惯，最终使健康的甲状腺长出了结节。甲状腺结节以 40 岁以上的女性多发，女性患病率均显著高于男性，其实这与女性体内的雌激素水平和内分泌紊乱有很大关系。

不同结节如何区别对待

目前，超声是发现甲状腺结节的重要手段。如果在彩超报告中出现以下描述：实性低回声结节、边界不清、形态不规则、纵横比大于 1、结节内可见异常血流信号、结节内可见多发钙化灶，那就应该警惕甲状腺癌的可能。超声医生会根据 TI-RADS（thyroid imaging reporting and data system）的分级标准对甲状腺结节恶性风险进行分类，级别越高，说明结节恶性的可能性越大。

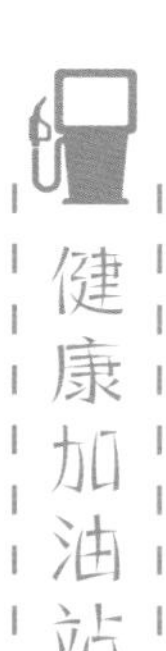

甲状腺彩超 TI-RADS 分类

TI-RADS：1　阴性结果，正常。

TI-RADS：2　良性病变，常见的单纯性滤泡囊肿、结节性甲状腺肿都属于这类。

TI-RADS：3　良性病变可能性大，如甲状腺腺瘤等。这类病变大致都是良性的，但是存在很微小的恶变风险。

TI-RADS：4　存在恶性风险，这类病变需要到甲状腺专科咨询就诊。

TI-RADS：5　恶性病变可能性大，风险很高，需要尽快到甲状腺专科就诊。

TI-RADS：6　已经被病理诊断确认为恶性病变。

（林艳辉　陈　茗）

关键词

肺结节　肺癌

37. 为什么体检发现**肺结节**不要过度恐慌

近年来，随着医学影像技术的不断发展，特别是低剂量螺旋 CT 检查的广泛应用，肺结节的检出率显著提高。看到肺结节大家就慌了：得了肺结节就是得肺癌吗？人们之所以会“谈肺结节色变”，是因为在我国肺癌仍然是发病率和死亡率最高的癌症，而肺癌早期在胸片或者 CT 上的表现为肺结节。那么，肺结节就是肺癌吗？不是的！国外一项大型肺癌筛查研究发现，96.4% 的肺结节为良性，也就是说，只有不到 4% 的肺结节是肺癌。

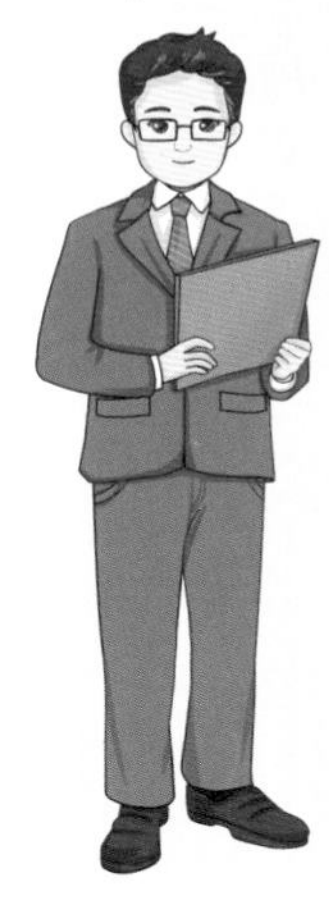

多种因素可导致肺结节发生发展

吸烟或吸二手烟，室内外环境污染，长期接触石棉、柴油和汽油废气及煤焦油等，或接触放射性物质，如铀和镭等致癌物质，慢性阻塞性肺疾病、肺纤维化、肺结核等慢性疾病均可导致肺结节的发生和发展。

肺结节的定义与分类

影像学显示直径≤3厘米的局灶性、类圆形、密度增高的实性或亚实性肺部阴影叫作肺结节。

肺结节按数量可分为：孤立性结节（单个）和多发性结节（两个及以上的病灶）；按照病灶大小分类：直径<5毫米为微小结节，直径5~10毫米为小结节，直径10~30毫米为肺结节；而按照密度又可将肺结节分为实性肺结节和亚实性肺结节。

如何预防肺结节

1. 避免吸烟，远离吸烟人群，督促身边人戒烟。

2. 脱离高危工作环节、职业暴露等（接触氡、石棉、铬、砷）。

3. 远离生活工作环境中的空气污染，多接触大自然。

4. 保持良好心态、积极锻炼身体、规律作息、健康饮食，每年定期体检。

健康加油站

得了肺结节怎么办

定期随访比较肺结节结构特征的变化，对肺结节的良恶性鉴别诊断具有重要意义。在随访中有以下变化时，多考虑该肺结节为恶性：①直径增大，倍增时间符合肿瘤生长规律。②病灶稳定或增大，并出现实性成分。③病灶缩小，但出现实性成分或其中实性成分增加。④血管生成符合恶性肺结节规律。⑤出现分叶、毛刺或胸膜凹陷征。如发现恶性肺结节征象，应当尽早采取医学干预。

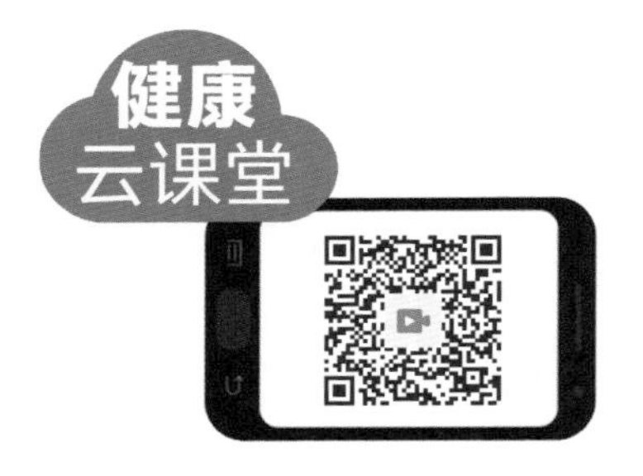

哪些人需要进行肺癌筛查

（王雅琴　杨赛琪）

38. 为什么筛查**骨质疏松**推荐双能 X 线骨密度检查

关键词

骨质疏松　骨密度检查

骨质疏松性骨折是老年人致死、致残的主要原因之一，但骨质疏松在骨折发生之前通常无特殊症状，只有通过专门针对骨骼的检查——骨密度检查，才能及早期发现骨质疏松。

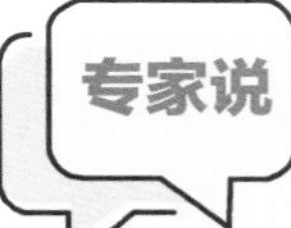

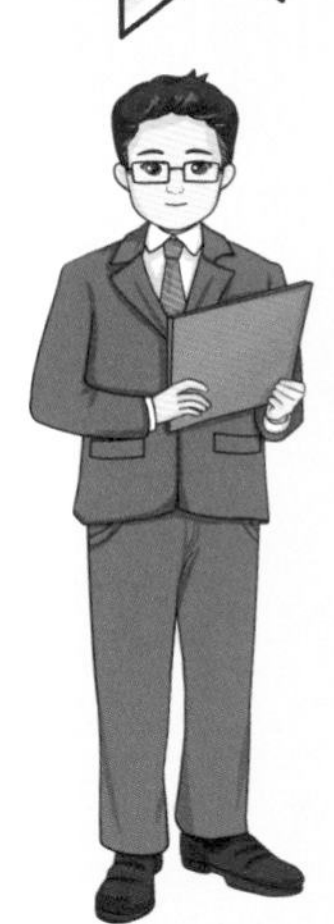

为什么手腕的骨密度检测正常但仍然有骨质疏松呢

通过检测手腕、足跟快速得到骨密度值的检测方法，所用的多是超声波骨测量检测仪，这种检测方法只能测量外周骨，所得数据仅供参考。骨质疏松的诊断是根据最低部位骨密度诊断的，全身各处的骨密度情况不一致，骨密度测量部位原则上选择中轴骨，中轴骨松质骨含量高、身体承重大、最容易发生骨折且测量重复性好。目前，中轴骨双能 X 线骨密度测量被公认为确诊骨质疏松的“金标准”。

怎么判读骨密度检查结果

人体骨密度大约在 30 岁时达到峰值，这是一个分水岭，骨密度属于一个逐渐减少的过程，随着年龄的增长，从骨量正常到骨量减少，再到骨质疏松。这好比年轻人的骨头相当于大理石，而老年人骨质疏松的骨头相当于蜂窝煤。

拿到一份双能 X 线骨密度测量报告单后，需要关注两个数据：T 值与 Z 值，其具体数值因参考人群不同而异。

T 值适用于评价绝经后女性、50 岁及以上老年男性的骨密度状态，它的对比参考对象可以理解为“你的骨密度与正常青年人骨密度的差距”。T 值的正常值为 -1~1，如果为 -1~-2.5 为骨量减少，小于 -2.5 为骨质疏松。

Z 值适用于评价儿童、青少年、绝经前女性以及 50 岁以下男性的骨密度状态，它的对比参考对象可以理解为“你与同性别同年龄段的人群差距”。Z 值 ≤ -2.0 视为“低于同年龄段预期范围”或低骨量。

如何延缓骨质疏松预防骨折

骨骼强壮是维持人体健康的关键，骨质疏松症的防治应贯穿于全生命周期。主要防治目标包括改善骨骼生长发育，促进在成年期达到理想的峰值骨量，维持骨量和骨质量，预防增龄性骨丢失。

1. 加强营养，均衡膳食。

2. 保持充足日照和规律运动。

3. 戒烟、限酒，避免过量饮用咖啡及碳酸饮料。

4. 尽量避免或少用影响骨代谢的药物。

（王雅琴　韩娉怡）

39. 为什么感染了 HPV 病毒不一定会得宫颈癌

关键词

人乳头瘤病毒　感染

很多女性看到体检报告中人乳头瘤病毒（human papilloma virus，HPV）检查报告阳性不禁恐慌，认为自己得了“宫颈癌”，便四处求医问诊，甚至胡乱用药。其实不然，据科学研究显示，绝大多数 HPV 感染为无症状的一过性感染，超过 80% 的感染可在 6~24 个月内被人体自身的防御系统清除得以自愈；如持续 HPV 感染，会导致宫颈出现组织病理学改变，但这部分人群中也只有 1% 最后进展为子宫颈癌。通常 HPV 持续感染需要经过 10~20 年的自然演化才会发展为癌。所以，感染了 HPV 病毒不一定得宫颈癌，要正确解读，科学应对，预防宫颈癌的发生。

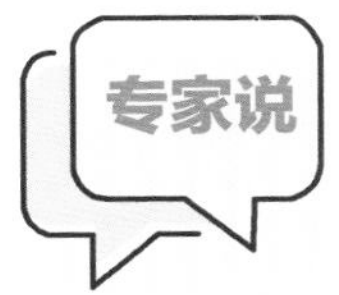

如何解读 HPV 检查报告单

根据感染 HPV 病毒的致癌危险的高低，分为高危型和低危型。高危型 HPV 主要引起子宫颈、肛门、生殖器癌，包括 HPV16、HPV18、HPV31、HPV33、HPV35、HPV39、HPV45 等型。低危型 HPV 主要引起肛门 - 生殖器疣和复发性呼吸道瘤等良性疾病，包括 HPV6、HPV11、HPV34、HPV40、HPV42 型。

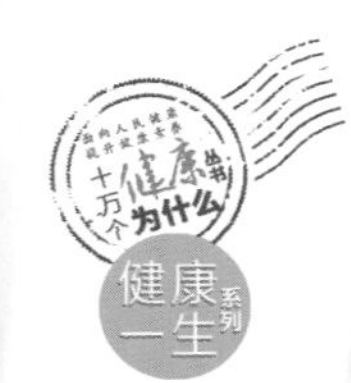

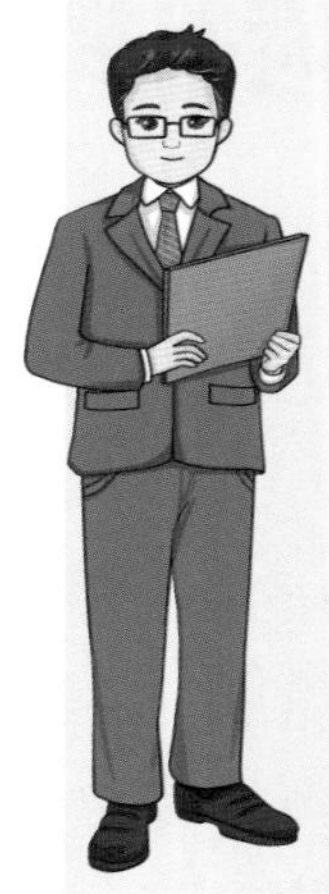

如何应对 HPV 感染

由于多数 HPV 感染具有自限性，能自我清除，且性活跃者一生至少感染 1 次 HPV 的可能性较高（女性为 84.6%，男性为 91.3%），所以感染后不要过度恐慌。无论 HPV 分型如何都要联合细胞学筛查（液基薄层细胞学检查）综合分析处理。低危型 HPV 感染且细胞学检查无异常，只需一年后复查 HPV 和液基薄层细胞学检查，可不做处理。但如果存在尖锐湿疣则需要到医院通过激光、冷冻等方式进行治疗。高危型 HPV 感染应到妇科就诊，进一步进行阴道镜检查明确宫颈局部有无组织病理学改变，必要时进行活检，并通过生活方式干预提高自身免疫力来清除 HPV。

感染 HPV 后，会传染给家里人吗

HPV 的传染源是病毒感染者，尤其是在患者的生殖器皮肤或黏膜内含有 HPV，可通过性接触而传染给配偶或性伴侣，也可在同性恋者中互相传染。除了性传播也有小概率是通过日常接触传播的，因此感染者要注重个人卫生，自己的浴巾、口杯、牙刷等个人物品，贴身衣物、床品不与家人混用，个人化妆品不与他人交换使用，性生活时全程使用避孕套。

健康加油站

我国已上市 HPV 疫苗汇总

项目	双价 HPV 疫苗	四价 HPV 疫苗	九价 HPV 疫苗
HPV 型别	16/18	6/11/16/18	6/11/16/18/31/33/45/52/58
适用年龄	9~45 岁	20~45 岁	9~45 岁
接种剂量	共接种 3 剂	共接种 3 剂	共接种 3 剂
接种方案	第 0,1,6 个月	第 0,2,6 个月	第 0,2,6 个月
接种方法	肌内注射，首选上臂三角肌	肌内注射，首选上臂三角肌	肌内注射，首选上臂三角肌

（王雅琴）

关键词 幽门螺杆菌 胃部疾病

40. 为什么说**幽门螺杆菌**感染要及时干预

现在，越来越多的人主动进行幽门螺杆菌（helicobacter pylori，HP）筛查，但测出阳性的人经常会面临新的困惑：到底要不要干预？

答案是肯定的。

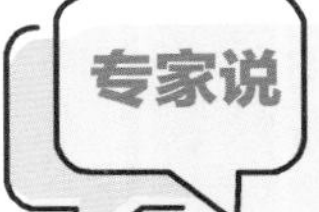

HP 是多种疾病的重要病因

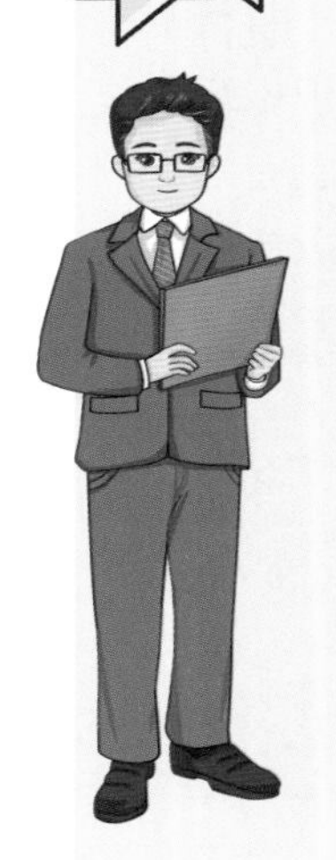

HP 是寄生在胃里的细菌，是目前所知唯一能在胃部这种“高酸”环境中生存的微生物。它生命力强，一旦在人的胃中“安营扎寨”便不会轻易离开，感染者若不经治疗基本无法自愈。它的破坏力更是不容小觑，大量研究证实，HP 感染会导致多种疾病感染。因为 HP 感染相当于打开了“潘多拉魔盒”的钥匙，启动“正常胃黏膜 - 慢性非萎缩性胃炎 - 肠上皮化生 / 不典型增生 - 胃癌”的发生发展过程。此外，HP 感染也与其他癌症，如食管癌、结肠癌、肝癌、胰腺癌等发生密切相关。

如何根除 HP 感染

HP 根治主要以药物治疗为主。目前，临床上普遍采用铋剂四联方案予以根除治疗，根除率可达到 90%。铋剂四联方案即联合使用四种药物：质子泵抑制剂 PPI（抑制胃酸分泌的药物，能增强抗菌药物的杀菌作用）、铋剂（黏膜保护剂）和两种抗菌药（如阿莫西林、四环素等），一般疗程为 14 天。

为什么 HP 感染率这么高

这主要是由 HP 的传染途径决定的。HP 传染途径主要通过共同用餐，如不洁的手、餐具、饭菜等都是重要的传播媒介，经常一人感染，全家患病。所以，避免感染的最好方法就是使用公筷或进行分餐制。而对于经常在外就餐的人，如果不能保证就餐环境及共同进餐人群的健康状况，那么被感染的概率会很大。此外，经常食用刺激性食物，会使胃的自我保护能力下降，导致 HP 更容易入侵。

健康加油站

除根除治疗外，也有观点认为 HP 是一种共生菌。通过功能医学的方法（如补充消化酶、益生菌、黏膜修复营养素等）或中医调理防止胃黏膜损伤，维护正常的胃肠功能，阻止 HP“破坏”健康，让其与人体和平共存，也是一种理想的干预方法。

（王雅琴　胡新智）

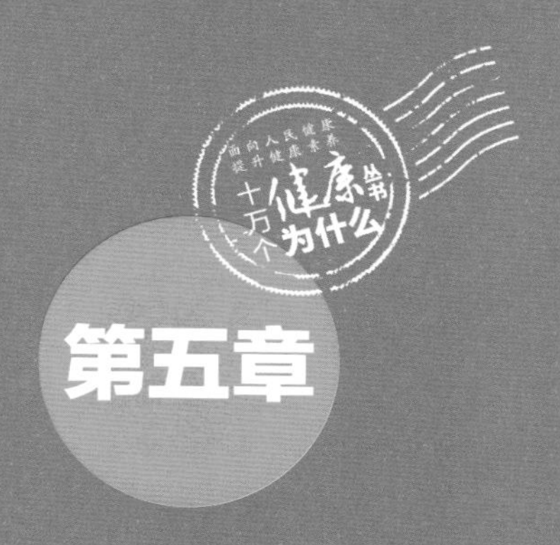

第五章

主动健康管理

—

健康管理
理念与观念

1. 为什么健康需要每天管理

健康与我们每天的日常生活息息相关，日常生活中的吃、穿、住、行，所有生活习惯都或多或少地对人体状态产生影响。长期睡眠不足、精神紧张、饮食不规律、吸烟酗酒、不运动……不良生活习惯产生的影响是日积月累的，最终可导致慢性疾病的发生。

反过来说，达到健康的状态也不是一蹴而就的，健康涉及日常生活的方方面面，比如一天吃几碗米饭，每一餐吃多少油，做了哪些运动，有没有熬夜，有没有喝酒……国外的实践已经证明，通过有针对性的日常健康管理，高血压、脑卒中、糖尿病的发病率均可下降 50% 以上。因此，坚持做好每一天的日常管理是守住健康的最佳途径。

关键词：健康管理　慢性疾病

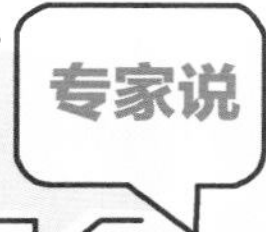

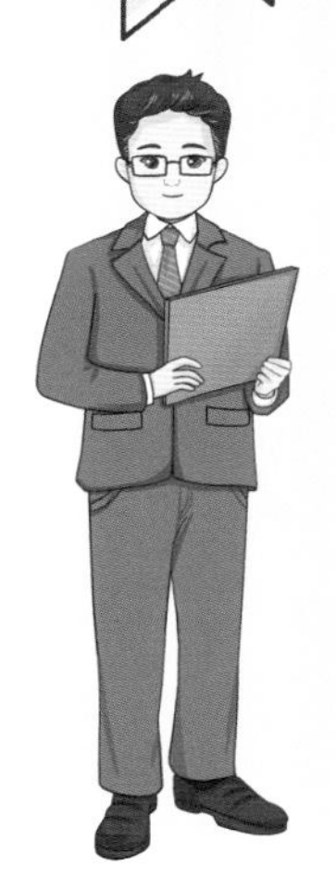

我们每一天的生活由衣、食、住、行组成，包括饮食、睡眠、运动等在内的日常生活习惯，而不良生活习惯与多种疾病的发生相关。

与饮食不当有关的疾病主要分为代谢性疾病和消化性疾病两大类。长期不吃早餐，会造成体内胰岛素与生长激素释放肽紊乱，使发生冠心病的风险显著增加；长期晚餐过饱，会反复刺激胰岛素大量分泌，胰岛 β 细胞负担加重，易诱发糖尿病；过多热量摄入易导致高脂血症、肥胖；刺激性食物会刺激胃黏膜，增

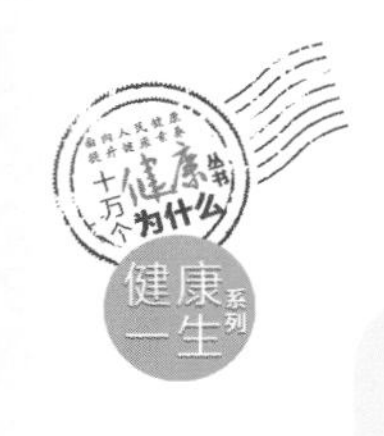

加胃酸分泌，引起消化道炎症。

睡眠时长与心血管疾病呈现“U”型关系，且7小时的睡眠时长所对应的疾病患病率最低，过长或过短均增加了心血管疾病的患病风险。异常的睡眠节律会使交感神经和副交感神经紊乱，自主神经系统功能失调，导致血管内皮损伤、血管壁炎症、氧自由基生成、糖脂代谢异常等心血管损害。

运动不仅影响心肺功能，也影响神经系统功能。运动有效刺激中枢神经系统，以保持其紧张度和兴奋性。对老年人来说，有氧运动能够增加大脑中海马体体积和血流量，每天规律锻炼可延缓海马体萎缩的进程，提高认知功能，并降低机体患慢性疾病的风险。

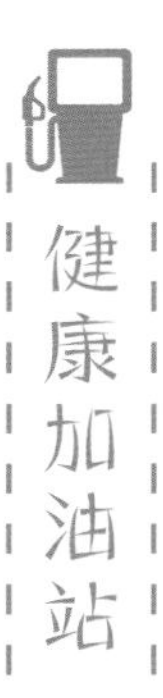

如何进行每天的健康管理

对健康的人来说，可通过戒除不良的行为习惯，积极进行体育活动、按期体检、合理膳食达到预防疾病的目的。在饮食方面，根据《中国居民膳食指南（2022）》确定糖、油、盐、蔬果等的每日摄入量。成人每天保持7~9小时的固定睡眠时间。将运动变为习惯，每天达到主动身体活动6 000步。

（郭　谊　吴敬妮）

2. 为什么**健康体检**不能代替**健康管理**

关键词

健康体检 健康评估 健康干预

随着人们健康意识的增强，大家越来越重视健康体检。但定期体检并不意味着就做好了健康管理。一部分人“为了体检而体检”，只重视体检过程，只要没有发现严重疾病就“万事大吉”。不少体检报告已经有异常结果提示，医生也给出明确的指导建议，但并没有引起体检者的重视，结果延误了病情。

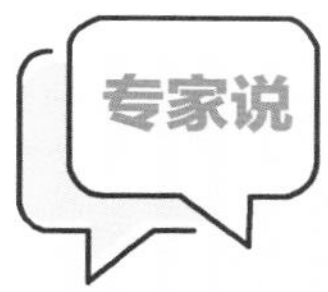

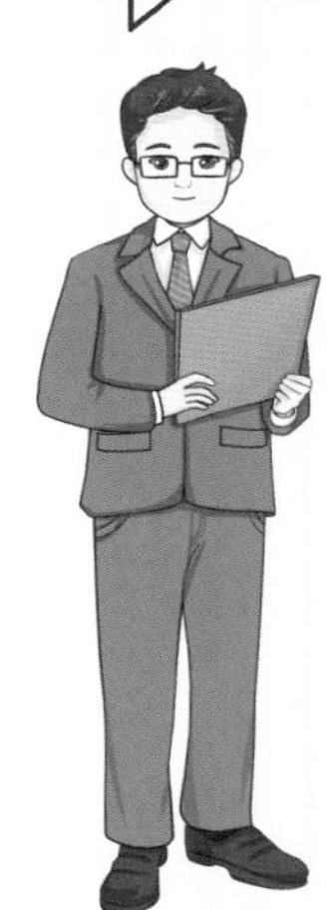

健康管理可大致分为三个步骤：健康体检、健康评估、健康干预。

第一步　健康体检（发现健康问题）。定期体检是健康管理的首要途径，一般的成年人建议每年保证一次基本体检。不同年龄段、不同身体情况的人群，体检项目也要有所侧重。

第二步　健康评估（认识健康问题）。通俗来讲，就是根据受检者的体检数据、生活方式、家族史等相关资料，总体判断健康状况和各种疾病的发病风险，从而进行有针对性的健康干预。

第三步　健康干预（解决健康问题）。通过多种形式帮助个人采取行动，纠正不良的生活方式和习惯，控制健康危险因素。

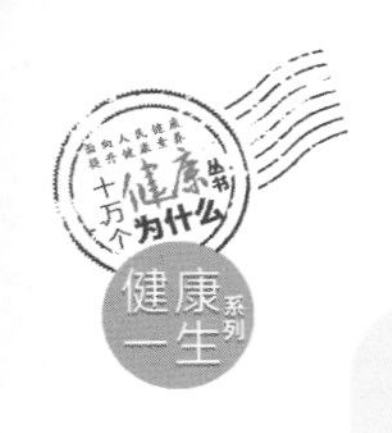

综上所述，健康体检是基础，健康评估是手段，健康干预是关键，从而达到促进健康的最终目的。健康管理是一个长期的、连续不断的、周而复始的过程，只有长期坚持，才能达到预期效果。

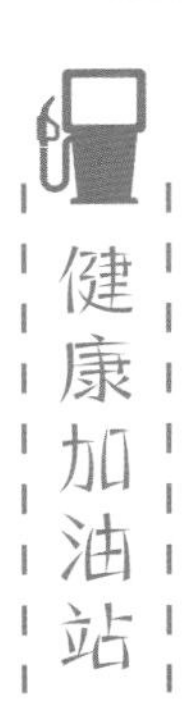

“检而不管等于没检”，如何做好体检后的健康管理

健康体检报告是医生根据本次体检结果和个人健康情况综合分析得出的结论和给出的建议。健康检查后应仔细阅读体检报告。

- 对于“**重大疾病预警**”（如检查中发现的危急值）和“**重要阳性发现**”（如肿瘤指标严重升高、心电图有异常提示等），应及时进一步诊治。

- 对于“**异常检查指标**”，可根据建议定期复查或随访观察。

- 对于“**疾病危险因素**”，可通过改善生活方式、医学干预等管理其中可干预的部分。

- 此外，还可建立个人健康档案，学习健康知识，将合理膳食、规律运动、心理平衡等形成链条，结合医生的指导，多管齐下，达到防大病、管慢病、促健康的目的。

（郭　谊　魏林岩）

二

健康风险与慢病危险

健康一生系列

3. 为什么说 健康风险无处不在

关键词

健康风险 可变因素 生活方式

生活中，守护健康就如同翻越高山，每个人有自己的“征程”，就像我们有各自的生活习惯，不同的饮食、运动、睡眠、情绪等，也容易接触到各种有害物质和致病微生物，如汽车尾气、油烟、病毒等，会增加我们患肿瘤、心脑血管疾病、糖尿病、肺部疾病、传染性疾病的风险，就如同我们翻越高山时会遇到重重阻碍，可以说健康风险在生活中无处不在。

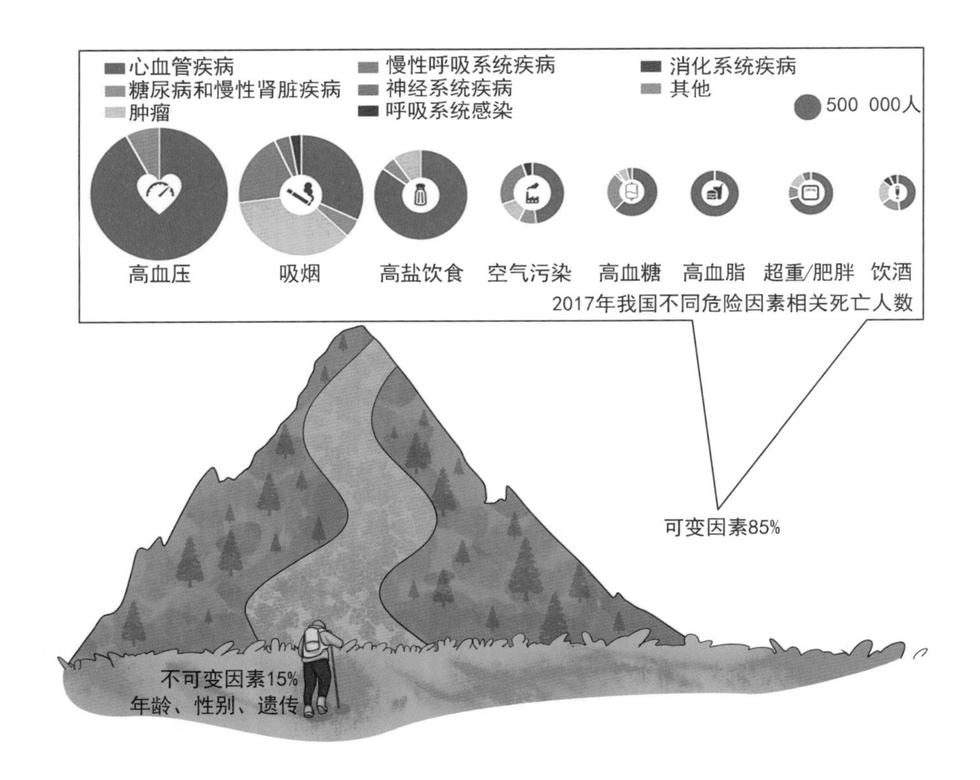

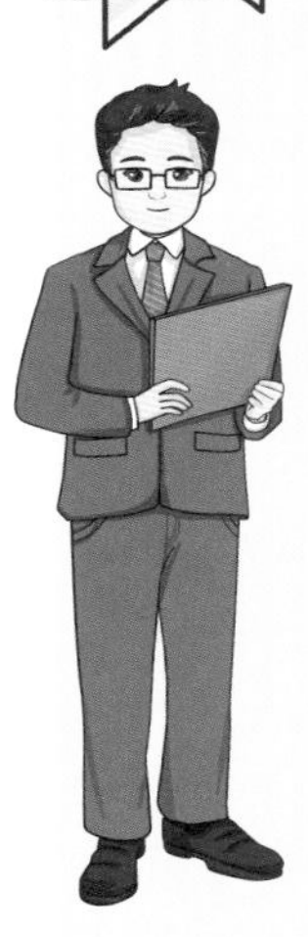

健康危险因素是指对人的健康造成危害或不良影响，进而导致诸多疾病或伤残的因素，可以分为不可变因素和可变因素。不可变因素对健康的影响约占比15%，包括遗传、年龄、性别等，个人行为撼动不了，如基因突变可以增加高血压、糖尿病风险等。

可变因素对健康的影响占比85%，如高糖、高脂、高盐饮食，久坐不动的行为习惯等，这些也是生病的重要危险因素，都是可以提前干预的。同时，睡眠不足会增加高血压、糖尿病、心脑血管疾病的患病风险；病毒、细菌等微生物感染可以引起炎症，如肺炎、肠炎，进而增加疾病的风险。

健康前行遇到的绊脚石可不止一处，健康风险因素往往有聚集性和多重影响性的特点，如高血压、高血糖、血脂异常等可同时聚集一体；体重超重或肥胖可以同时增加糖尿病、肝胆疾病和癌症的风险，我们可以通过改善生活方式来降低这些因素带来的风险。

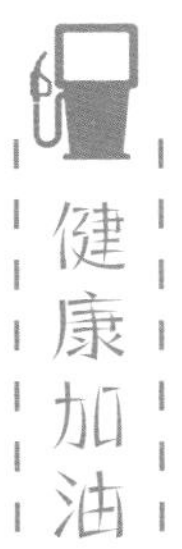

降低健康风险的小技巧

- 如果有家族史，要做好预防性体检和慢性疾病的风险筛查，如有高血压家族史的人群，应定期体检、测量血压等。

- 强化以改善不良生活方式为主的干预，如每日合理搭配饮食、均衡营养，多吃水果、蔬菜、全谷物

和低脂乳制品，配合每周至少 3 次的有氧运动，控烟限酒，保证充足的睡眠和愉悦的心情等。

- 根据自己的健康情况选择不同的干预方式，慢性疾病早期和亚临床阶段以改善生活方式及非药物干预为主，慢性疾病中期或康复期人群强化非药物干预与药物维持治疗，慢性疾病晚期或伴有明显合并症的人群应以临床综合干预为主。

（郭　谊　钟汝佳）

4. 为什么“三高”人群更容易患心脑血管疾病

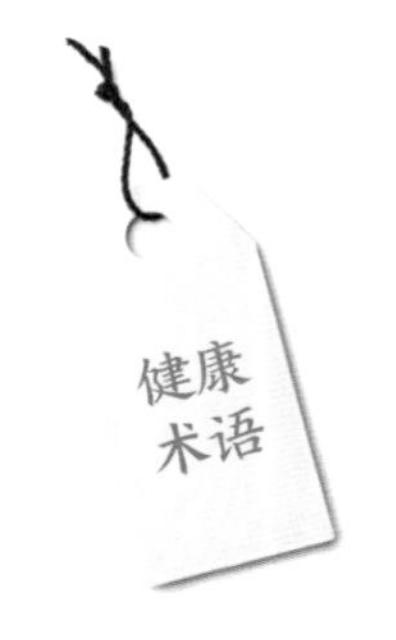

动脉粥样硬化

动脉粥样硬化（atherosclerosis，AS）是冠心病、脑梗死、外周血管病的主要原因，其主要危险因素有高血压、高血脂、糖尿病、肥胖和遗传因素等。由于在动脉内膜积聚的脂质外观呈黄色粥样，因此称为“动脉粥样硬化”。

长期的高血压、高血脂、高血糖会导致血管内皮细胞损伤，低密度脂蛋白易于进入动脉壁，并刺激平滑肌细胞增生，引起动脉粥样硬化，从而增加了心脑血管疾病风险。目前，我国心脑血管疾病患者已经超过 2.7 亿人，居各种死因首位。因此，有效控制“三高症”是降低心脑血管疾病发病率的重中之重。

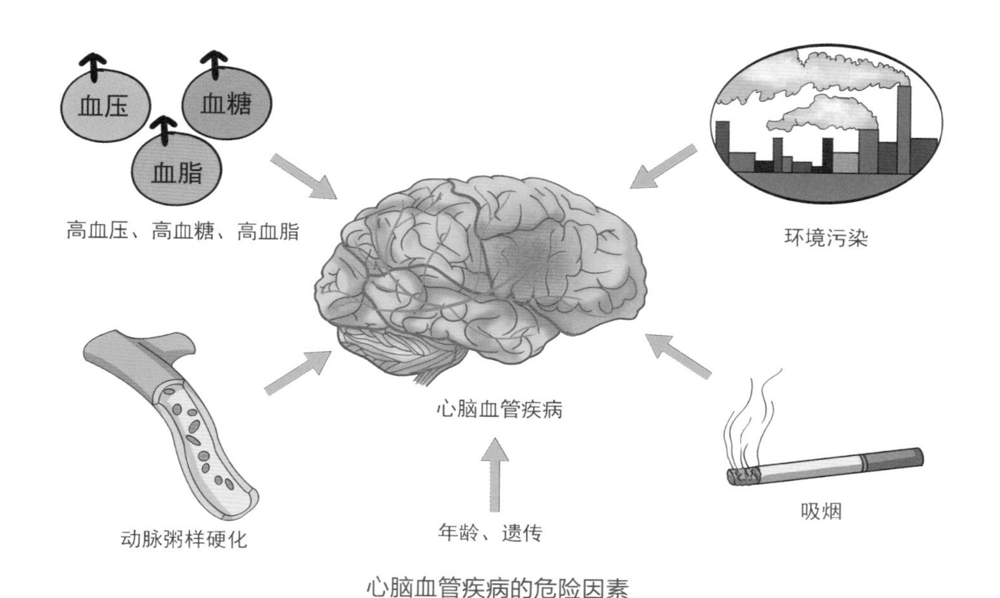

心脑血管疾病的危险因素

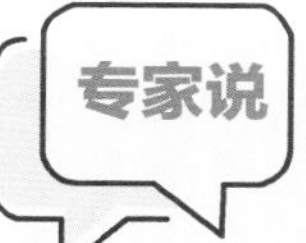

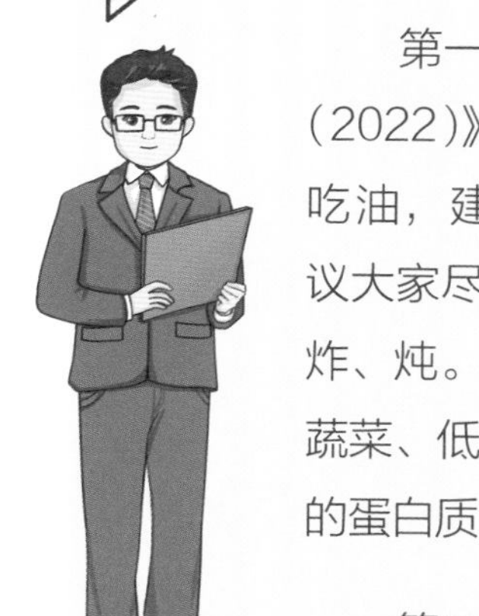

如何合理控制“三高症”及预防心脑血管疾病

第一，注意饮食。①少吃盐，《中国居民膳食指南（2022）》建议：成年人每天摄入食盐不超过5g。②少吃油，建议每天食用油摄入量25~30g为宜。③建议大家尽量选择蒸、煮、汆的烹饪方式，不要选择煎、炸、炖。④建议糖尿病患者少吃多餐。⑤饮食以水果、蔬菜、低脂奶制品、富含食用纤维的全谷物、植物来源的蛋白质为主，减少饱和脂肪酸和反式脂肪酸摄入。

第二，药物控制。按时服用药物，遵循医嘱。

第三，适当运动。建议每周运动5次左右，每次不少于30分钟。运动强度以中等强度为主，如打球、跑步、骑车、游泳、跳绳、跳操、快走等。

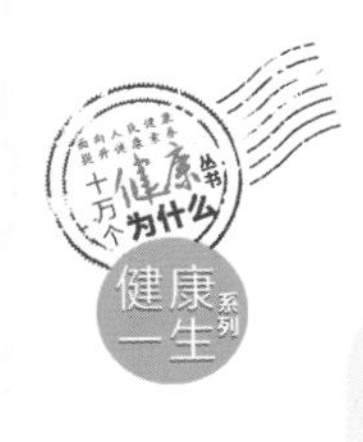

第四，保持心情愉悦，避免熬夜。

第五，控制体重。肥胖是“三高症”和心脑血管疾病的独立危险因素，个人体重指数最好控制在 18.5~23.9kg/m^2。

第六，远离烟酒。成年人若饮酒，无论男女一天饮用的酒精量不超过 15 克（15 克酒精相当于 450 毫升的 4 度啤酒、150 毫升的 12 度葡萄酒或 30 毫升的 52 度白酒）。

（郭　谊　徐郑嫣然）

5. 为什么高血压、糖尿病家族史者的饮食与运动更需要讲究

高血压和糖尿病都是常见的慢性疾病。很多人会问：“我有高血压、糖尿病家族史，命中注定会得这些病吗？我该怎么办？”虽然有高血压、糖尿病家族史的人群发病风险更高，但高血压和糖尿病的病因不仅有遗传因素，也包括后天的环境因素。遗传因素难以改变，但我们可以通过健康饮食、增加运动、保持心理平衡等方式预防或延迟疾病发生。

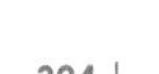

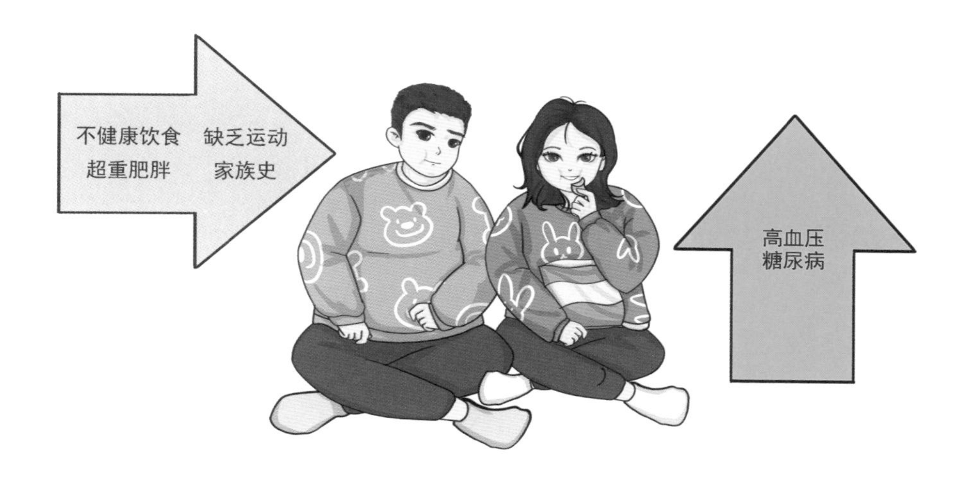

高血压、糖尿病的共同危险因素

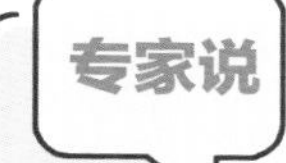

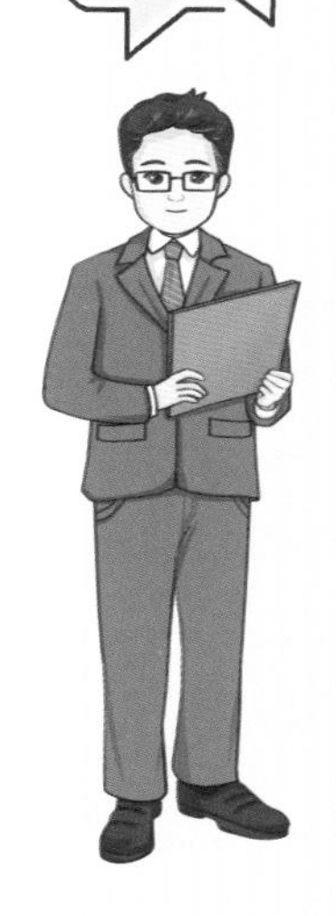

高血压与遗传有一定关系。父母均有高血压，子女患高血压的概率高达46%，约60%高血压患者有高血压家族史。另外，饮食习惯、运动习惯等都与高血压的发生相关。有高血压家族史的人是高血压的易患人群，因此更需要采取健康的生活方式来预防高血压的发生，如适度运动、控制体重指数及腰围等。

糖尿病的发病也与遗传和环境因素共同作用有关，在相同条件下，有家族史的人患糖尿病的概率比没有家族病史的人高，但这并不意味着他们一定会患糖尿病。我国每年有5%~10%的糖尿病前期患者会发展为糖尿病，如果他们能够在潜在风险期就改变饮食习惯，加强锻炼，科学干预，完全有可能延缓甚至避免糖尿病的发生。

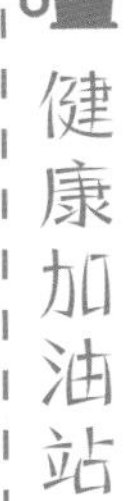

关键词

糖尿病 冠心病 发病风险

有高血压家族史的人饮食和运动要注意什么

一些生活方式干预方法可明确降低血压，如减少钠盐摄入、减轻体重、进行中等强度运动，如快走、慢跑、骑车、游泳、太极拳等，戒烟、戒酒以及减轻精神压力，保持心理平衡。做到这些方面可以预防或延迟高血压的发生，并且能够降低心血管风险。

有糖尿病家族史的人饮食和运动要注意什么

有糖尿病家族史的人在饮食上应该控制总热量摄入，营养均衡，合理分配每餐饮食，少盐、少油、少糖。另外，不吸烟、不饮酒、避免过度劳累、保持心情舒畅。坚持每星期 150 分钟的运动，可以减去多余体重，也可有效预防和控制糖尿病。

（郭 谊 龚文欣）

6. 为什么**糖尿病**常常与**冠心病**发病风险"联姻"

在内分泌科门诊，只要诊断为糖尿病的患者，医生都会嘱咐要控制好血糖，以防心脑血管疾病等并发症的发生，因为糖尿病患者冠心病的发病率、死亡率是非糖尿病者的 2~4 倍，约 80% 的糖尿病患者最终死于冠心病等心脑血管疾病。在心内科门诊中，但凡诊断为冠心病，医生总会问患者有没有糖尿病，因为 60%~70% 的冠心病患者都患有糖尿病。由此可见，糖尿病与冠心病的发病息息相关。

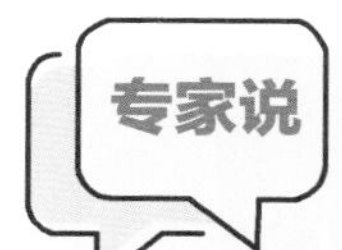

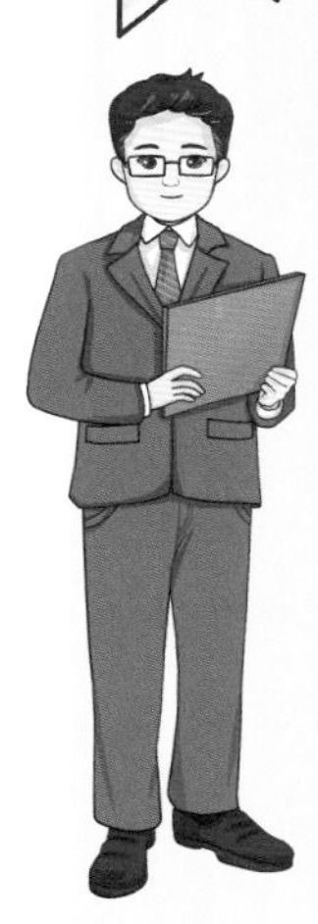

糖尿病和冠心病之间有着共同的基础，即胰岛素抵抗和高胰岛素血症，两者都是以共同的遗传因素和环境因素作为前提条件，遗传因素和环境因素包括后天的肥胖和不良生活习惯。在胰岛素抵抗形成后，长期高血糖会损伤血管内膜，血液中含有的血脂就容易通过损伤的血管内膜进入血管壁，形成动脉粥样硬化的斑块，这种斑块会越长越大，导致血管狭窄，导致冠心病的发生。

动脉粥样硬化是引起冠状动脉狭窄的主要原因，糖尿病的胰岛素抵抗是动脉粥样硬化病灶发展的重要危险因子，高胰岛素血症患者餐后 C 肽升高是斑块栓塞性梗死的危险因子，长期高糖血症是大动脉粥样硬化的危险因子。

血糖控制在糖尿病代谢管理中具有重要的意义。糖化血红蛋白是反映血糖控制状况最主要指标。早期良好的血糖控制可带来长期获益。推荐患者糖化血红蛋白的控制目标以不超过 7% 为好。

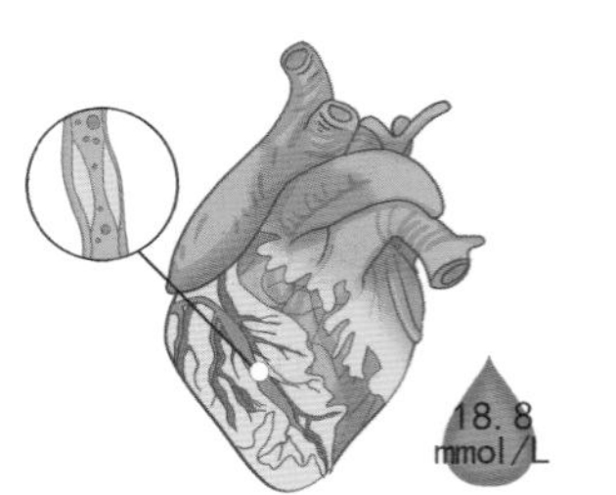

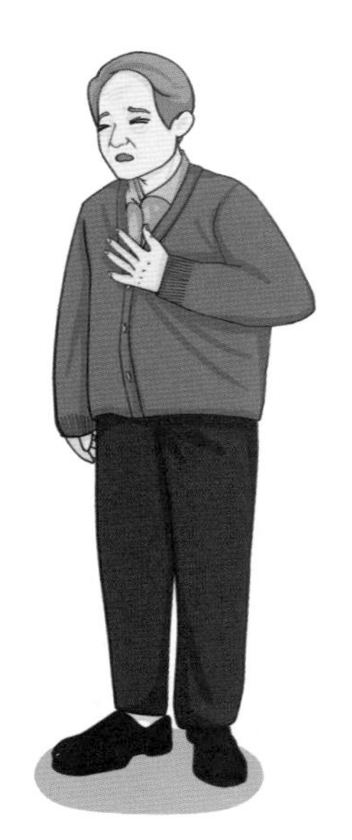

高浓度血糖会对血管造成破坏

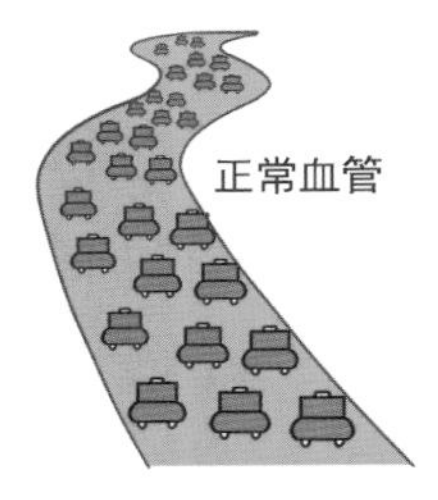

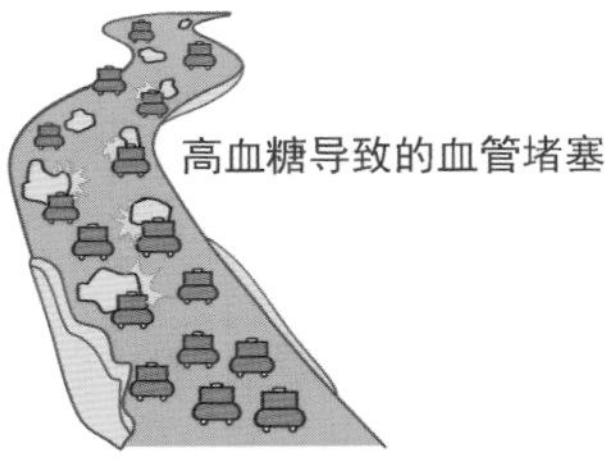

高浓度血糖对血管的破坏

健康加油站

由于糖尿病造成的神经病变，使患者对疼痛不敏感，很多合并冠心病的患者往往没有胸痛症状或仅感觉轻微憋闷，这使他们容易忽视自己的病情，错过最佳治疗时机。所以，不管是否有胸闷、胸痛等症状，糖尿病患者都应该监测血糖和糖化血红蛋白，定期做心电图等检查，必要时还需要进一步完善冠状动脉CTA或者冠状动脉造影等检查以评估病情。如有不适症状，一定要及时就诊。

（郭　谊　王坚坪）

7. 为什么肥胖的人容易得 心脑血管疾病和糖尿病

关键词

肥胖　心脑血管疾病　糖尿病

近十几年来，全球超重或肥胖的人数以惊人的速度增长着。预测到 2040 年，成人肥胖数将增加六倍。我国有超过一半成人超重或肥胖，儿童青少年的超重或肥胖率也不容忽视。但也有很多人并不重视，认为虽然肥胖但身体并没有不适。其实在肥胖的表象下，我们的身体已经出现了许多健康隐患，比如发生心脑血管疾病和糖尿病的风险。有研究表明，体重指数每增加 5kg/m^2，冠心病的发生风险增加 15%；肥胖人群糖尿病患病率是正常人的两倍。

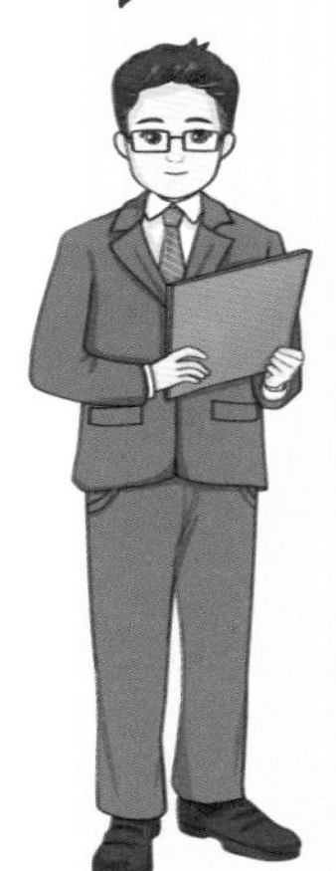

为什么肥胖的人容易患心脑血管疾病

肥胖，往往伴随着一系列潜在的代谢变化，比如血压升高、血中胆固醇、甘油三酯含量增高、高密度脂蛋白降低和动脉粥样硬化等问题。这些问题的相互叠加会导致血管的负担越来越重，血管逐渐出现狭窄甚至闭塞。就像水管逐渐积累的水垢，会慢慢堵塞整个水管。而心脏和大脑的血管中的水垢逐渐增多，就容易患心脑血管疾病。

为什么肥胖的人容易患糖尿病

肥胖的人容易患糖尿病和发生胰岛素抵抗有关。

胰岛素是人体内能够降低血糖的一种激素。人在吃饭的时候，血糖升高，同时胰岛素的水平升高，使血糖浓度降低。健康的人只要 10 单位胰岛素就能让血糖正常，但胰岛素抵抗的人往往对胰岛素不敏感，则需要 10 倍甚至百倍的胰岛素才能让血糖正常。胰腺为了维持血糖的正常，就代偿性地分泌更多的胰岛素，造成胰岛 β 细胞长期处于高负荷状态，会造成胰岛的分泌功能明显下降，导致血糖异常。肥胖的人容易出现胰岛素抵抗，胰岛素抵抗容易形成糖尿病，于是形成了一个恶性循环。

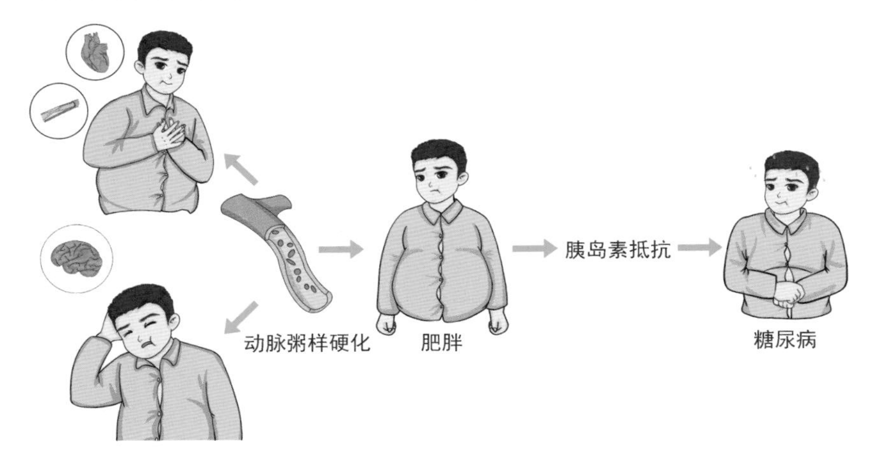

肥胖易导致动脉粥样硬化和胰岛素抵抗

健康加油站

肥胖虽然对健康有着许多的危害，但减肥是可以改善和治疗这些危害的。肥胖人群体重减轻 5%~15% 或更多可以显著改善高血压、高脂血症，降低 2 型糖尿病和其他心血管疾病并发症的发生率。

（郭 谊 章桂芬）

8. 为什么**肥胖**与多种**癌症**相关

关键词

肥胖癌症

据统计，中国有 9 000 万肥胖人群，其中 1 200 万属于重度肥胖，居全球首位。肥胖是增加患癌风险的重要因素。肥胖人群免疫功能下降、雌激素水平代谢异常、引发炎症反应、肠道微生态失调，更易患上癌症。

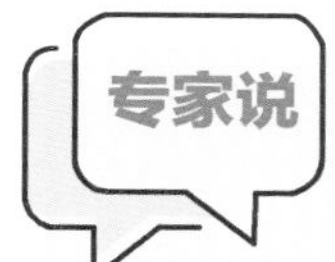

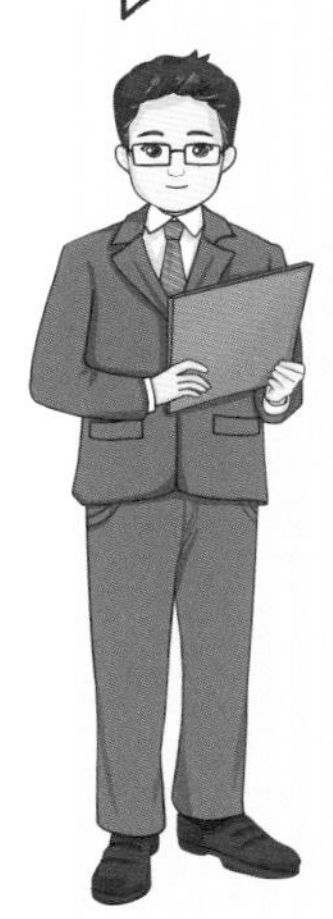

肥胖是如何促使癌症发展的

对于肥胖和癌症关系目前有三种解释。第一种，高脂肪摄入，使肠道内二级胆酸增加，部分二级胆酸有致癌、促癌作用，也是结肠癌、胆囊癌、胰腺癌等发病率升高的原因。第二种，脂肪细胞产生多种激素，破坏体内激素的动态平衡。如女性体内的雄烯二酮转化为雌酮，使乳腺癌、卵巢癌、子宫内膜癌等疾病的发病率升高。第三种，肥胖导致胰岛素控制血糖的效果下降，产生胰岛素抵抗刺激癌细胞生长，患胰腺癌、肠癌、胆囊癌甚至肝癌的概率明显增大。同时，肥胖会直接影响肿瘤的复发、进展及预后。

致命的肥胖

子宫内膜癌、食管腺癌等 18 种肿瘤的发病率，会

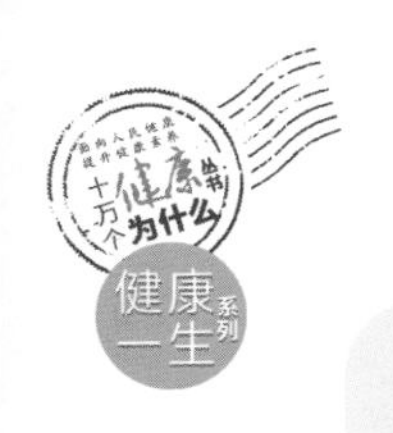

随着人的变胖而升高。体重指数每增加 5 个单位，肿瘤的发病风险就会相应提高 2%~48%。肥胖患者通过减重，其患糖尿病、睡眠呼吸暂停、高血压、高脂血症的风险均明显降低。所以，别指望成为“健康的胖子”了，还是减肥和运动双管齐下吧！

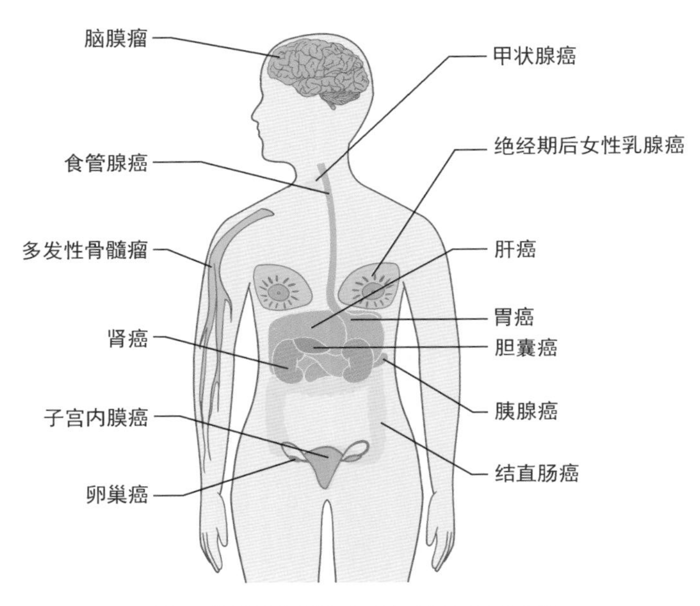

超重或肥胖会增加发病风险的肿瘤类型

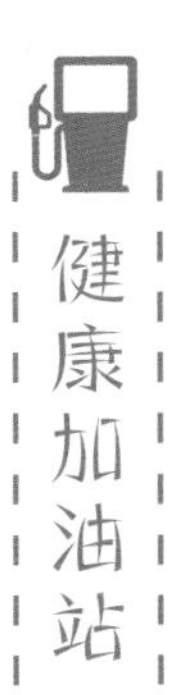

如何定义肥胖

体重指数已被作为衡量总体肥胖的指标。计算方法为：体重（千克）除以身高（米）的平方，体重指数 ≥ 28.0kg/m² 为肥胖。但是，不同的脂肪分布会导致不同的肥胖类型，体重指数无法判断皮下脂肪、内脏脂肪等在体内的分布情况。

腰臀比是腰围和臀围的比值，能体现一个人的曲线。被普遍认可的女性腰臀比为 0.67~0.80，男性为 0.85~0.95。

“梨形身材”肥胖以皮下脂肪堆积为主，主要堆积在腿部及臀部而表现为低腰臀比。“苹果型身材”肥胖（男性腰围>90 厘米或女性腰围>85 厘米）以内脏脂肪堆积为主，大多堆积在腹部附近，其主要特征是高腰臀比。

（郭　谊　卢盼攀）

三

生命体征与病伤警示

9. 为什么发热不能盲目用 退烧药或抗生素

关键词

发热 退烧药 抗生素

有些人一发热就慌乱，甚至退烧药和抗生素双管齐下，认为这样可以让自己快点儿好起来。殊不知适度发热是人体的一种自我保护机制，可以增强人体的防御能力，抵制“外侵”。

抗生素常有过敏、肝肾毒性、胃肠道反应等副作用，长期使用会增加耐药性，还会导致肠道菌群失调，影响身体健康。因此，发热后抗生素应该在医生的指导下合理使用，而非自己“滥用”。

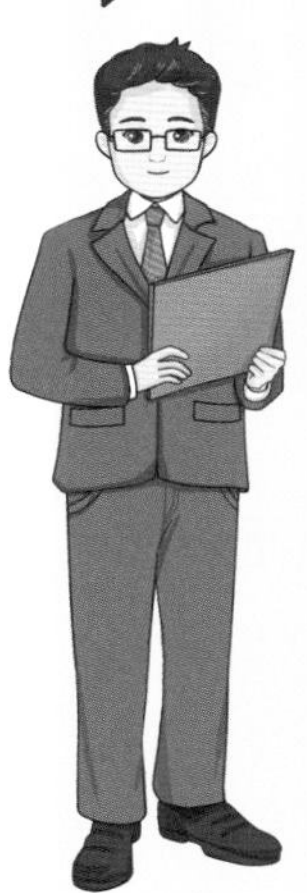

当病毒、细菌等病原体侵入人体后，迅速生长并繁殖，人体的免疫系统接收到“危险信号”，主动发起“保卫战”，通过体温调节中枢升高体温，体温升高后可以抑制病原菌的繁殖速度，加强体内各种酶的活性，从而释放各种“战斗信号”，调动机体“免疫大军”参与机体“保卫战”，使机体康复。

在发热过程中，退烧药的使用主要取决于人体本身的状态和体温的高度，如果体力消耗不大，精力、食欲等都可以，38.5℃以下的发热可以通过物理降温等方式继续观察，如果身体状态不好，即使体温并不是特别高，也应该选择合适的退烧药服用，降低体温，缓解症状，避免因持续发热带来更多的副作用。

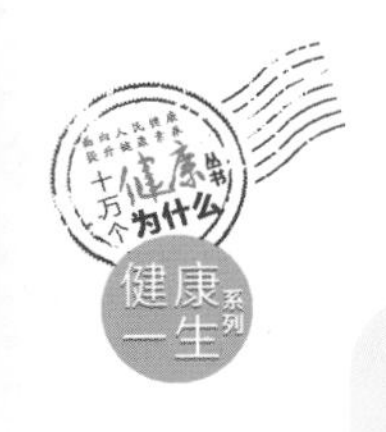

退烧药只能缓解发热这一症状，不能治疗引起发热的原发病。如果持续高热或者机体状态无好转，应及时就医，如果是细菌等病原体引起的感染，才需要使用抗生素。

从某些微生物体内找到了具有抗生作用的物质，并把这种物质称为抗生素，如青霉菌产生的青霉素、灰色链霉菌产生的链霉素等。后来，人们进一步完善了抗生素的定义，即由某些微生物在生活过程中产生的、对某些其他病原微生物具有抑制或杀灭作用的一类化学物质。主要用于治疗各种细菌感染或霉菌、支原体、衣原体等致病微生物感染类疾病。其属于处方药，滥用抗生素会导致一系列不良影响，应该在医生的指导下严格、合理地选择和使用。

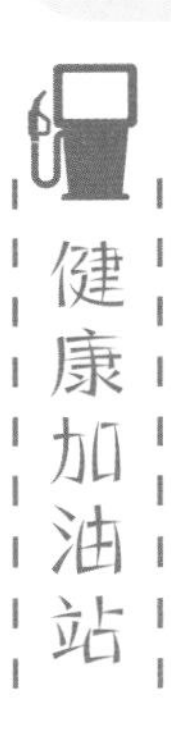

物理降温小妙招

1. 温水擦浴　擦浴部位主要是动脉行走的部位，如腋窝、腹股沟、腘窝、颈部等；其次是前额、脚心、手心也可以擦浴。

2. 退热贴、冰袋等物理降温　使用冰袋降温时，应避免长时间对同一部位降温，以免引起冻伤。

3. 喝温开水补充液体　体温升高时，身体会通过出汗降低体温，当体内水分降低到一定程度时，机体会关闭汗腺，阻止水分进一步流失，所以发热时多喝温开水，既能补充发热丢失的水分，又能适度地出汗，降低体温。

4. 适当泡脚、泡澡　可以有效张开毛孔，促进散热。

（郭　谊　于惠敏）

10. 为什么说**体温**是许多疾病的**警示信号**

关键词
体温 疾病

体温是用于判断健康状况的关键生命体征之一。人是恒温动物，人体既能产热，又能散热，通过正常的新陈代谢维持生命活动，因此很大程度上不会受外界温度的控制。

人体在自身正常体温范围内是舒适的，当我们生病时，体温就会出现异常，导致体温过高或者过低，身体出现相应不适感，严重时需要去医院进行诊治。

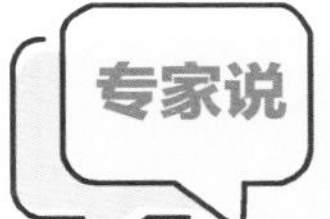

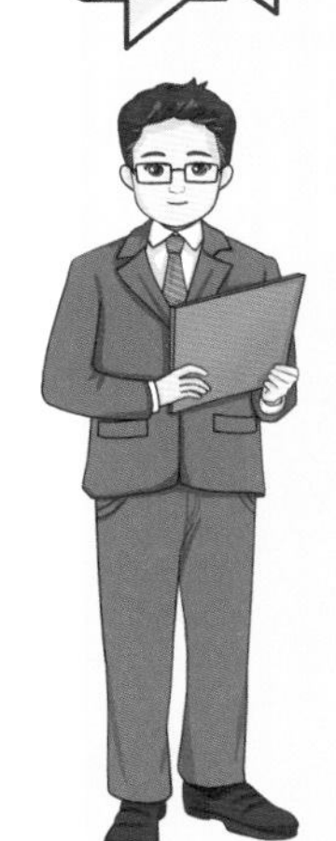

生理性体温改变

人体的体温会随年龄、昼夜、性别以及情绪的变化而产生波动，但全天波动的幅值一般不超过 1℃ 。

昼夜间，人体体温呈周期性波动，清晨 2：00~6：00 时体温最低，午后 1：00~6：00 时体温最高，属于正常生理现象。

病理性体温升高

正常情况下，人体产热和散热处于平衡状态，通过下丘脑体温调节中枢可以将核心体温维持在 37℃ 左右。

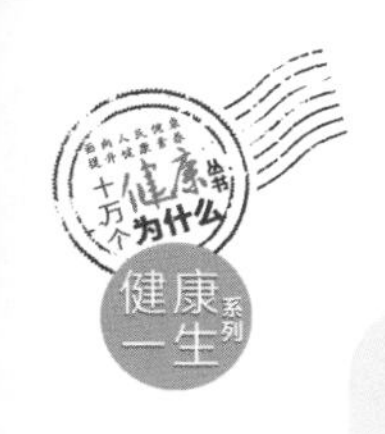

当病菌入侵人体时，身体的防御机制会发出信号，体温调节中枢就会自动上调温度导致身体发热，体温升高可以提高身体免疫力进而有效地对抗病菌。但要注意的是，体温高出太多也是有危险的，例如体温到达 39℃时，汗腺可能濒临衰竭，让身体出现一系列应激反应，增加身体耗氧，心跳变快，加重心脏负担；体温到达 40℃时，神经系统会受到影响，出现精神不振，嗜睡等症状；体温到达 41℃时已是人体的极限，严重者可危及生命。

病理性体温下降

体温在 35℃以下称为体温过低，比起体温升高，低温更危险，体温每降低 1℃，免疫力就下降 30%，随着体温的下降，人体新陈代谢率会下降，血流会变慢，人体的各种反应会变得迟缓，甚至昏迷、心脏停止跳动。但是体温低下并不常见，可见于部分早产儿及全身器官衰竭的危重患者，需要及时去医院救治。

健康加油站

体温不仅是疾病的“信号弹”，而且在临床上还有辅助价值。例如女性的基础体温以排卵日为分界点，呈现前低后高的“双相体温”。不易受孕的女性，可以通过监测体温来监测排卵。

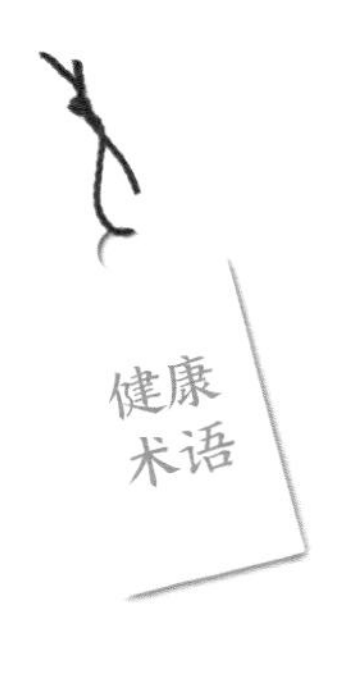

体温

体温，可分为体核温度和体表温度。平常所指的是体核温度，包括口腔、直肠以及腋下温度，其中直肠是最接近深部体温的。当然，正常家庭测温还是以口腔、腋下为主，且正常体温状况下这三种测温方法的温度范围也不一样。其中口腔舌下的温度为36.3~37.2℃，直肠温度为36.3~37.5℃，腋下温度为36.0~37.0℃。

基础体温是指在清晨刚刚睡醒，还没有起床活动、进食的时候，人在清醒状态下的体温。

（郭　谊　于惠敏）

关键词

心律不齐　脉搏

11. 为什么测量**脉搏**不能只数快慢

脉搏即脉率，是指动脉搏动的频率。心脏与血管的关系就像水泵与水管的关系，心室收缩血液射到动脉使血管充盈，心房舒张血液回流血管收缩，因此随着心脏的收缩与舒张，动脉血管也出现周期性的起伏搏动，便形成了脉搏。

正常情况下脉搏常常被认为等于心率，由于脉搏测量方便快捷，医护人员测量心率常以一分钟脉搏的次数来计量。健康成人的脉搏为60~100次/分。但除了心率的快慢，我们还应该注意脉搏的节律和强弱。中医的“切脉”就是医生用手指切按患者的脉搏，感知脉象，以了解病情、判断病证。

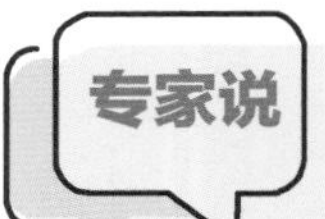

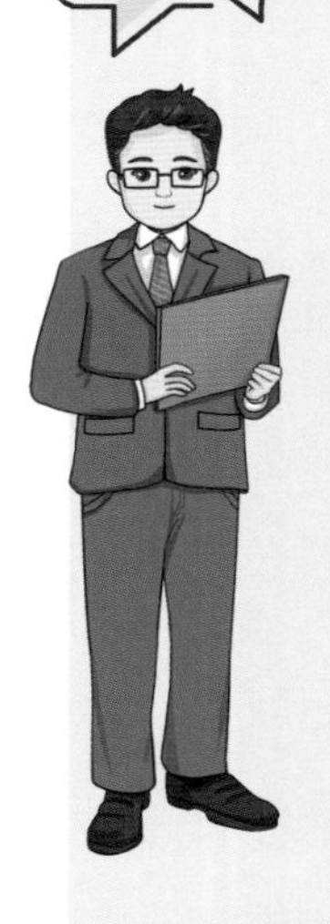

专家说

脉搏或心率的快慢仅仅反映身体健康情况的一部分

婴幼儿及妊娠期妇女脉搏或心率可能过快，而运动员有规律运动习惯的人群脉搏或心率可能过慢。在不考虑其他检查结果的情况下，在排除其他非疾病因素后，安静状态下脉搏大于 100 次 / 分，提示受检者可能存在心动过速，常见于心脏疾病、内分泌系统疾病、感染、发热等。而脉搏小于 60 次 / 分，提示受检者心动过缓，常见于病理性窦性心动过缓、窦性停搏、窦房传导阻滞、房室传导阻滞、急性心肌梗死、甲状腺功能减退等情况。

脉搏节律同样至关重要

心脏的正常运转还存在非常复杂的心电传导，就好比一座电路复杂的房子，有一套严格的心电传输规则，一旦这个规则被打破，则会出现心律失常，导致脉搏的节律会变得不规则，强弱不等。

心律失常可能存在器质性或功能性心脏病，器质性心脏病是指因心脏血管的问题发生质变所引起的心血管疾病。通常有先天性心脏病、急性心力衰竭、急性心肌梗死、冠状动脉粥样硬化性心脏病、各种心脏瓣膜病等。可以通过心电图、心脏彩超等一系列检查被发现。功能性心脏病是指具有某些心血管症状，但没有心肌缺血的依据，一般和神经调节紊乱有关系，情绪激动的时候会更加明显。例如心房颤动的患者会出现一种奇怪的现象，脉搏会慢于心率，并且心律完全不规则，快慢不一，强弱不等，这种现象称为“脉搏短绌”。这是由于心肌收缩力强弱不等所致。

所以，数脉搏除了快慢也要特别注意节律是否整齐，强弱是否一致。出现节律和强弱的变化应查清病因，积极治疗原发病。

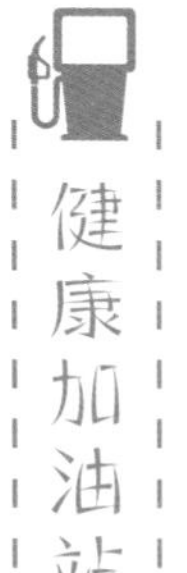

心脏养护早知道

第一，保证良好的生活习惯，日常生活规律作息、控制体重、戒烟限酒、保持好心情、多食瓜果蔬菜、拒绝煎烤油炸，同时进行适当运动（每周 3 次，每次 30~60 分钟中等强度运动），提高心肺功能。

第二，规范治疗基础疾病，如各种心脏病、“三高”等，保持心血管健康。

第三，要警惕下列身体不适，它们极有可能是身体发出的“求救”信号。

1. 颈、背部或者左上肢出现疼痛、麻木、刺痛或其他不舒服的感觉，可能是心肌缺血的信号。

2. 突然或者无缘无故出现心跳加速、呼吸急促，伴随心慌、胸闷、胸痛等症状。

3. 无胃肠道疾病史，却突然出现恶心、呕吐等胃肠道症状。

4. 突然头晕。

5. 感到异常疲劳。

6. 突然出冷汗。

7. 身体突然变得沉重、虚弱。

（刘寒英　彭　珽）

12. 为什么**窦性心律不齐**往往是正常的

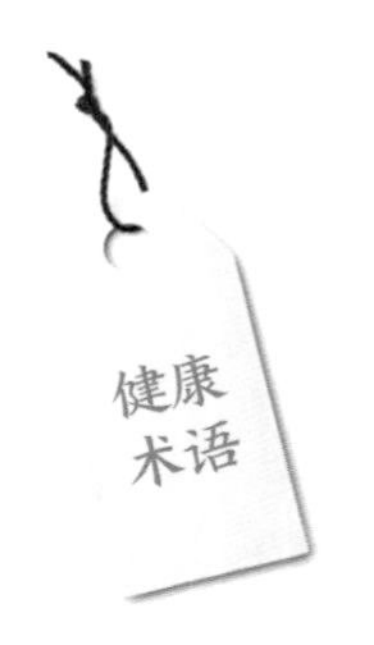

窦性心律

凡起源于窦房结的心律，称为窦性心律。

一大早来医院做入职体检的小明，做完各种常规检查之后，就来到了心电图室。从心电图室出来之后，心情不太好，他看到心电图报告上写着：窦性心律不齐。看到这个结论小明紧张极了，他拿着报告咨询医生，医生却告诉他是正常的，因为窦性心律不齐在大多的情况下是生理性的，跟呼吸节律有关，只有少部分存在器质性心脏病变。

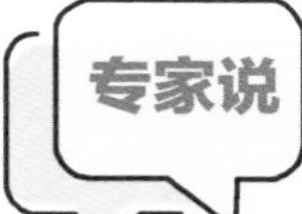

窦性心律不齐到底正常不正常

窦性心律属于正常心律。窦房结就像是一个总司令，发出指令刺激心脏跳动，一般情况下，司令官发出的指令是规律的，但由于一些原因，导致发出的信号不规律，有时快，有时慢，这就会产生窦性心律不齐。窦性心律不齐一般分为呼吸性和非呼吸性。

呼吸性窦性心律不齐

呼吸性窦性心律不齐，是一种正常的生理现象，一般发生在儿童和青年人中。健康的儿童，特别是3岁以上儿童，容易在睡眠中发生窦性心律不齐，而清醒时心律又会恢复规律。这跟儿童入睡后的呼吸有关，呼气时心律减慢，吸气时心跳加快。青年人容易出现窦性心律不齐，主要由于过度疲劳，情绪过分紧张，大量吸烟、饮酒，过量饮浓茶或咖啡，严重失眠等因素造成。一旦改善这些诱因，症状就会消失。因此，窦性心律不齐一般不具有临床意义。青年人窦性心律不齐偶尔会有一些如心悸、胸闷、心慌等不适，但经休息放松心情后均会缓解，大部分青年人窦性心律不齐时是没有症状的。

非呼吸性窦性心律不齐

非呼吸性窦性心律不齐与呼吸无关，如与心室收缩排血有关的窦性心律不齐以及窦房结内游走性心律不齐等，这种心律不齐需要对原发病进行对症治疗。而产生非呼吸性窦性心律不齐的人群一般为患有心脏疾病的人群，若有心脏病病史的人应定期复查

心电图，出现胸闷、心悸等症状应及时就医。

所以，心电图检查显示窦性心律不齐大多没有临床意义，我们平时应做到不熬夜、饮食有度、心情放松、适度锻炼身体。

（刘寒英　彭　珽）

13. 为什么要学会**自测血压**

众所周知，血压是一个特别常见且非常重要的医学指标。然而测量血压的方法有很多种，主要采用诊室血压和诊室外血压测量。诊室血压顾名思义是由医护人员在医院所测的血压。诊室外血压测量包括动态血压监测和家庭血压监测，是自行测量或由家人协助完成的，又称“自测血压”或“家庭血压测量”。自测血压便捷，对于未确诊高血压的患者能够更加真实地反映血压水平，对于已确诊高血压的患者能实时监测血压控制情况，及时调整降血压药物。

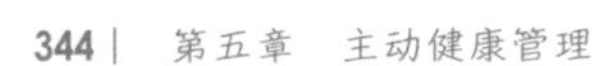

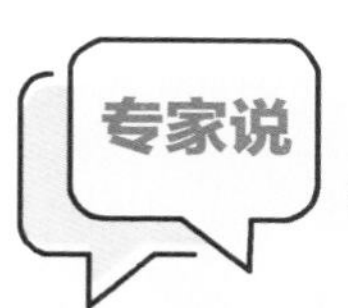

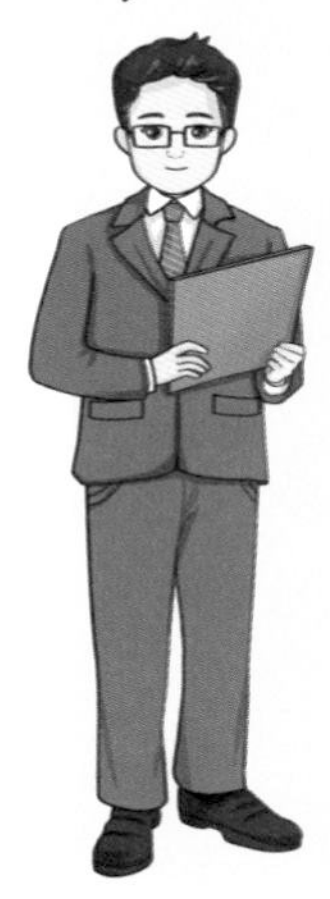

家庭自测血压可以提高高血压诊断的准确性

家庭血压测量次数和天数一般比较多，因此，可以更准确、更全面地反映一个人日常生活状态下的血压水平。家庭血压监测在家中进行，测量环境让人比较放松，可以避免患者在医院因紧张导致的血压骤升，避免测量结果产生误差，也可以发现那些诊室血压正常而家庭血压升高的“隐蔽性高血压”或“隐蔽性未控制高血压”。

进行家庭血压监测能及时发现高血压

自测血压不仅是高血压患者需要做的事情，而且每个家庭成员都应该进行家庭血压监测。家庭应常备血压计，那些“血压正常”者也可通过定期测量血压，及时发现血压升高，从而对高血压进行及时诊断和治疗，提高其知晓率。

家庭自测血压能够随时监测血压控制情况

家庭自测血压有助于增强患者的健康参与意识，改善治疗依从性，适合长期血压监测。出现血压波动可以及时就医调整降血压药物，减少心脑血管疾病临床事件的发生。随着血压监测技术和设备的进展，甚至可以实现远程血压实时监测，有助于更好地实现对慢性疾病的自我健康管理。

健康加油站

自我血压监测方案

对初诊高血压或血压不稳定的高血压患者，建议每天早晨和晚上测量血压，每次测 2~3 遍，取平均值；连续测量家庭血压 7 天，取后 6 天血压平均值。血压控制平稳且达标者，可每周自测 1~2 天血压，早晚各 1 次；最好在早上起床后，服降压药和早餐前，排尿后，固定时间自测坐位血压。

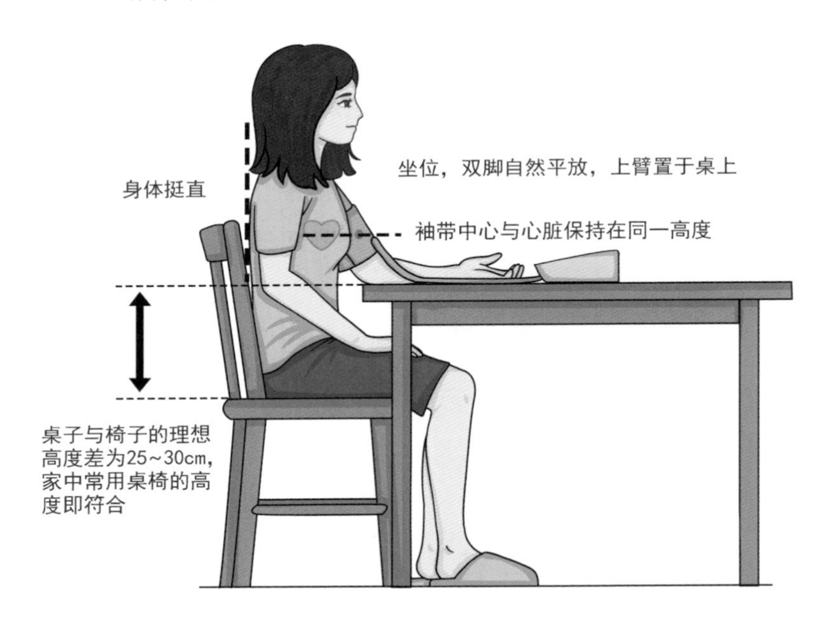

（刘寒英　彭　珽）

14. 为什么**突然消瘦**要小心疾病“找上门”

关键词

消瘦　体重指数

变苗条是万千爱美人士的追逐目标，但是突然变苗条可不是一件幸福的事情。能量守恒定律不仅存在于物理界，在人体能量代谢中也是成立的。当摄入能量超过消耗的总能量时，多余的葡萄糖会以脂肪的形式储存在体内，而当消耗过多但摄入不足时，机体便会启动脂肪来供能，以维持日常生命活动，这个时候就开始变瘦。然而，除了人为地增加运动量或者通过节食减少能量摄入等因素外，体重在短时间内减轻，这就要引起足够的重视，可能是一些消耗性疾病“找上门”，如糖尿病、甲状腺功能亢进症、恶性肿瘤、结核等。

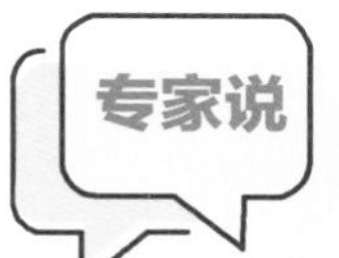

哪些疾病能使体重明显减轻

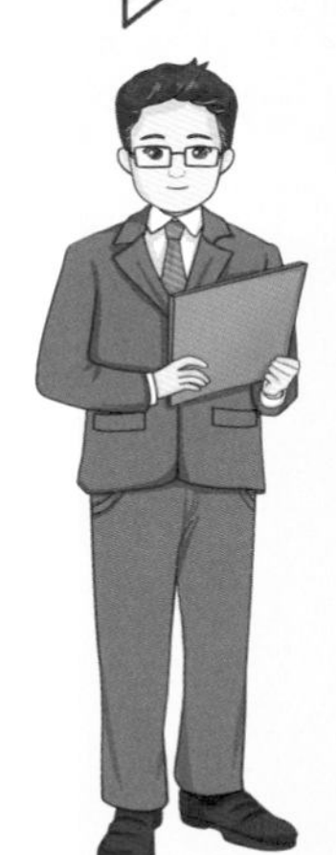

体重减轻无非是两个原因，第一摄入不足，第二消耗过度。那么能使人体在不增加活动量的条件下，成为过度消耗体质的罪魁祸首，最常见的要数糖尿病。糖尿病有四个耳熟能详的特点，简称“三多一少”：多饮、多食、多尿、体重减少。

血糖的控制靠胰腺分泌胰岛素，糖尿病一个重要的发病原因是长期高血糖状态导致的胰岛素抵抗，越抵抗胰岛素分泌越多，长此以往胰腺不堪重负而罢工，最终导致胰岛素分泌不足，人体无法正常通过消耗葡

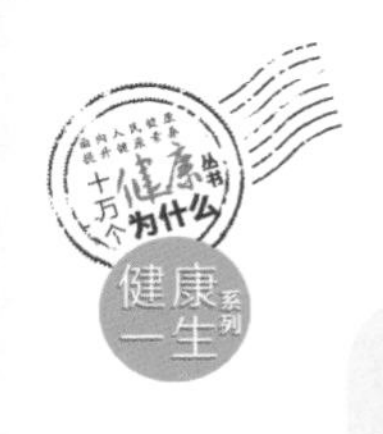

萄糖来供能，为了活下来身体只好通过燃烧脂肪来供应生命活动所需能量。但是不能通过胰岛素正常消耗葡萄糖被误以为是没有摄入葡萄糖，大脑便发起饥饿信号，就出现了吃得多但体重却越来越轻的临床表现。

另外一种常见疾病就是甲状腺功能亢进症，简称“甲亢”。甲状腺激素是甲状腺所分泌的激素，作用于人体全部细胞，甲状腺激素除了促进生长发育，还有对代谢的影响，甲状腺激素分泌过多时可提高大多数组织的耗氧率，增加产热效应，使基础代谢率增高，特别是促进许多组织的糖、脂肪及蛋白质的分解氧化过程，从而增加人体的耗氧量和产热量，导致体重减轻，甚至出现突眼、易怒、手抖等症状。

恶性肿瘤通俗来讲就是“癌症”，也是导致突然变“苗条”的一类常见疾病，主要是由于恶性肿瘤在快速生长过程中会消耗体内大量的能量和营养物质。当被消耗的这些能量和营养物质不能够被充分补充时，患者的体重就会下降，甚至出现消瘦的状态。恶性肿瘤患者还出现如食欲缺乏、发热、盗汗等全身症状，也会进一步导致体重减轻。

除了以上几种疾病，肺结核也能导致体重减轻。肺结核属于呼吸道传染病，是一种消耗性疾病，可以引起身体逐渐消瘦。肺结核出现消瘦通常与长期发热、食欲缺乏以及情绪紧张等原因有关。

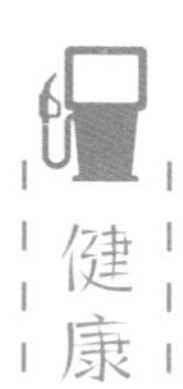

健康加油站

突然变“苗条”应该怎么办

如果突然出现体重减轻的情况，应该及时去医院完善相关检查，排查是否有器质性问题。完善对肝功能、肾功能、空腹血糖、餐后2小时血糖、糖化血红蛋白、血常规、尿常规、甲状腺功能的检测，以及甲状腺彩超、胸部X线检查或肺部CT、重要脏器彩超，中年以上人群或有相关不适症状者还应完善胃肠镜、肿瘤标志物等相关检查，以排查相关疾病。

（刘寒英　彭　珽）

关键词

心脑血管疾病　戒烟

15. 为什么说**戒烟**可预防心脑血管疾病

心脑血管疾病是全球首要死因，其中导致疾病负担最大的两类疾病是缺血性心脏病和脑梗死。吸烟是心脑血管疾病的重要危险因素之一，可增加心脑血管疾病的发病及死亡风险。控制吸烟，包括防止吸烟和促使吸烟者戒烟，是人群疾病预防和个体保健最重要与可行的措施。

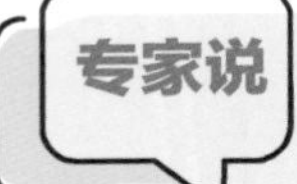

吸烟对心脑血管疾病的影响

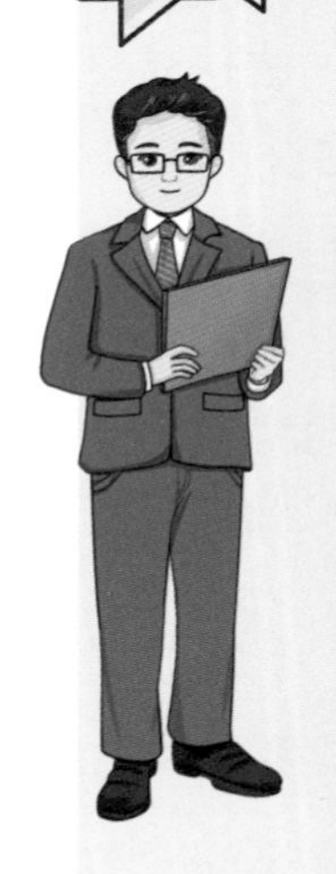

吸烟导致心脑血管疾病发病率和死亡率上升，香烟烟雾中的尼古丁、一氧化碳等有害物质在心肌及大脑供氧中产生不利影响，这些有害物质损伤内皮细胞，导致动脉粥样硬化及高脂血症的发生与发展。暴露于香烟烟雾中会导致心肌细胞和脑细胞受到多重损伤。香烟烟雾通过其氧化气体（如氮和自由基的氧化物）和其他有毒物质损害心脑血管系统。尼古丁可能增加心肌收缩力和血管收缩，导致心肌需氧量增加及冠状动脉和脑血流量减少，从而引起急性心血管事件。另外，烟草成分对心脑血管疾病相关药物的药效也存在不同程度的影响。

如何戒烟

吸烟者都知道吸烟的危害，但因烟草依赖而难以戒烟，部分烟草依赖者甚至在患有相关疾病时仍难以戒烟。戒烟是否成功需要多方的努力。

一方面靠吸烟者自己努力去戒烟，包括认识戒烟的必要性，加强体育锻炼，修身养性。有研究结果表明，基于手机短信干预措施对于戒烟有一定效果，从而通过逐步减少吸烟数量来达到戒烟的目的。

另一方面，借助家人及医务人员的帮助。家人需要鼓励吸烟者的戒烟行为，医院开设的戒烟门诊可提供戒烟治疗以及进行戒烟动机的干预。我国目前已经被批准使用的戒烟药物有尼古丁贴片、盐酸安非他酮缓释片、伐尼克兰等。

成功戒烟的 12 个阶段如下。

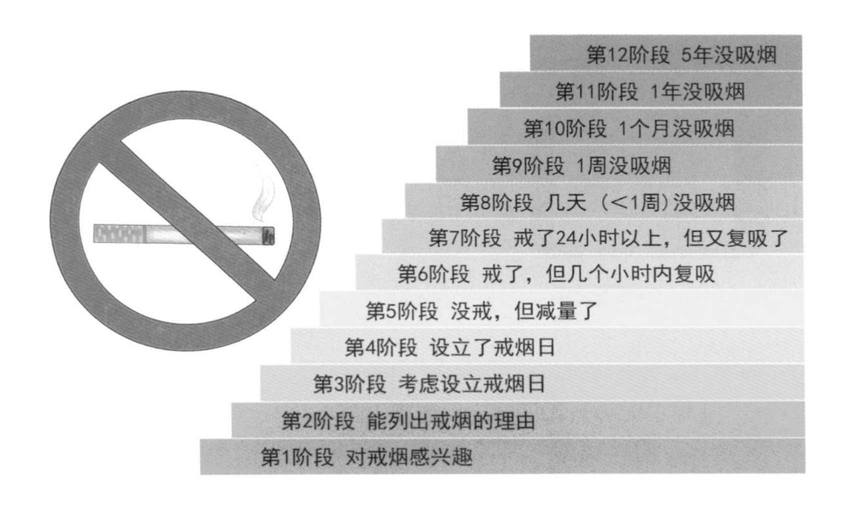

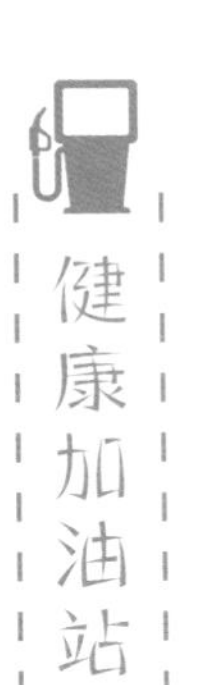

烟草依赖的诊断标准

在过去 1 年内体验过或表现出下列 6 项中的至少 3 项，可以作出诊断。

1. 强烈渴求吸烟。

2. 难以控制吸烟行为。

3. 当停止吸烟或减少吸烟后，出现戒断症状。

4. 出现烟草耐受表现，即需要增加吸烟量才能获得过去较少量烟即可获得的吸烟感受。

5. 为吸烟而放弃或减少其他活动及喜好。

6. 不顾吸烟的危害而坚持吸烟。

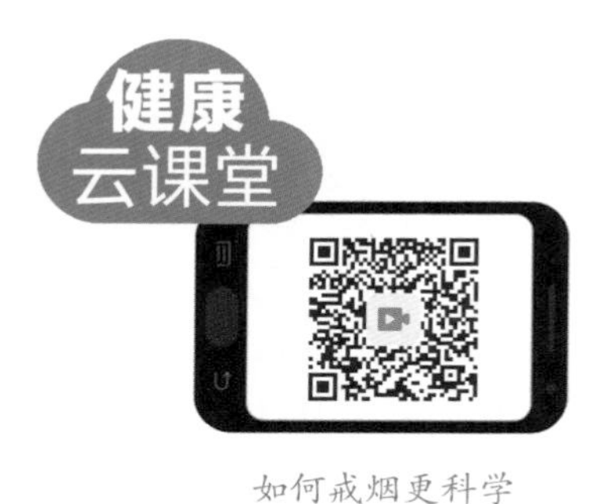

如何戒烟更科学

（刘寒英）

关键词

打鼾　体重指数

16. 为什么睡觉打呼噜对健康来说不是小事

很多人都觉得打呼噜是睡得香的一种表现，见怪不怪。打呼噜又叫“打鼾”，如果打鼾严重伴有呼吸暂停和低通气，医学上称为“阻塞性睡眠呼吸暂停低通气综合征（obstructive sleep apnea hypopnea syndrome，OSAHS）”。

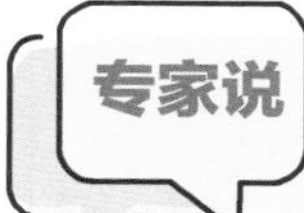

打鼾的健康隐患亦不容小觑

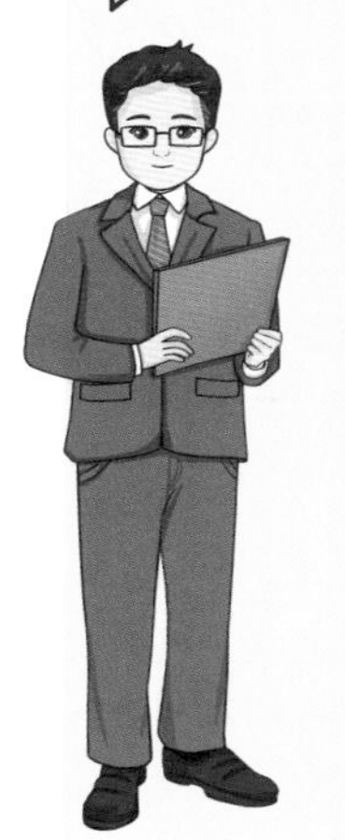

打鼾是一种起源于夜间或昼夜睡眠期间的呼吸声。打鼾是由于上气道松弛、塌陷、舌根后坠，使睡眠时上气道狭窄。打鼾的危险因素包括鼻塞，上呼吸道梗阻或炎症，肥胖，男性摄入酒精、药物或烟草，OSAHS 家族史等，打鼾是 OSAHS 最直接的症状。

夜间睡眠打呼噜且鼾声不规律，呼吸及睡眠节律紊乱，反复出现觉醒，或者自觉憋气，夜尿增加，白天嗜睡，记忆力下降，严重者可以出现心理、智力、行为异常。而且有可能合并高血压、冠心病、2 型糖尿病、心律失常、肺源性心脏病、脑梗死等相关疾病。OSAHS 是一种全身性疾病，同时又是引起猝死、道路交通事故的重要原因。因此睡眠时打呼噜需要我们引起足够的重视。

打鼾干预：拥有一个良好的睡眠状态

体重、吸烟、饮酒是鼾症重要的危险因素。因此，要从这几个方面对打鼾进行干预。首先，需要根据体重及日常运动量，计算每日生活所需的能量，减少额外能量的摄入，以达消耗脂肪、减轻体重的效果。其次，根据年龄及健康状况及经济情况制订运动计划。给予体位疗法，采取侧卧位睡眠姿势，尤以右侧卧位为宜。戒烟限酒，能明显减轻打鼾症状。睡前禁止服用镇静、安眠物，以免加重对呼吸中枢调节的抑制。OSAHS 患者必要时可予以呼吸机正压通气治疗，必要时求助专业的医务人员进行相应的处理。通过以上方法可以拥有良好的睡眠状态。

正常呼吸道

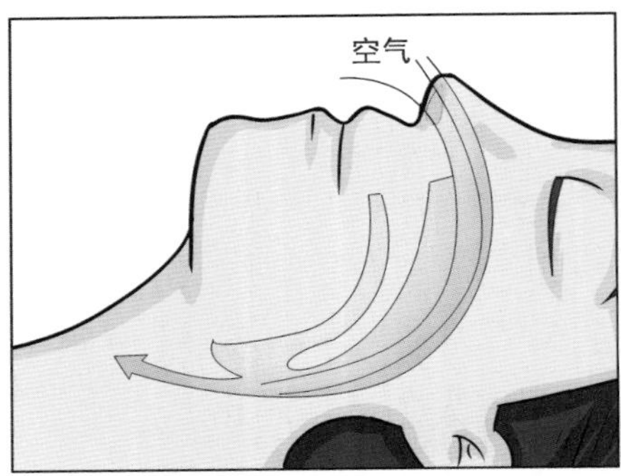

呼吸道开放，空气可进入

OSAHS患者呼吸道

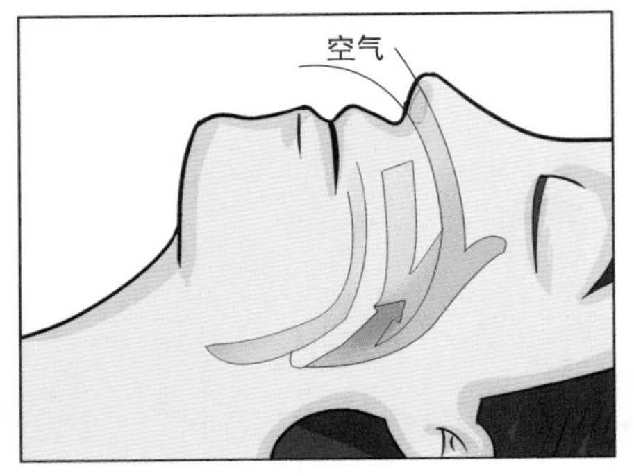

呼吸道阻塞，空气不能进入

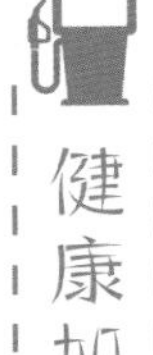

健康加油站

睡眠呼吸暂停低通气综合征（sleep apnea hypopnea syndrome，SAHS）是指每晚7小时睡眠中，呼吸暂停反复发作在30次以上或睡眠呼吸暂停低通气指数超过5次以上。阻塞型睡眠呼吸低通气综合征是最常见的一种类型，占90%以上。它以睡眠中反复出现的呼吸暂停、觉醒、低氧血症和高碳酸血症为特征，在临床上常可引起心、脑、肾等多系统器官功能损害。

（刘寒英）

四

自我主动健康管理

健康一生系列

17. 为什么吃饭要细嚼慢咽

关键词

细嚼慢咽 消化酶

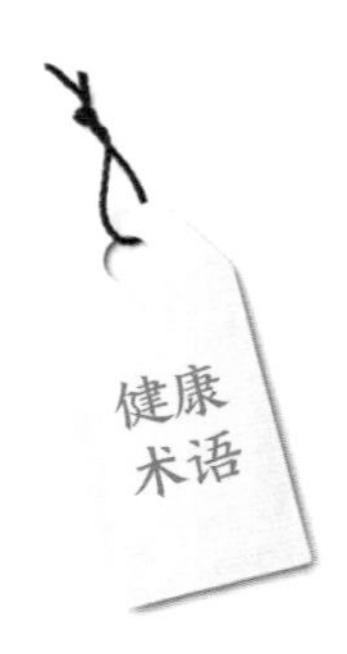

消化酶

消化酶是参与消化的酶的总称，一般消化酶的作用是水解，有的消化酶由消化腺分泌，有的参与细胞内消化。有些消化酶起作用的场所是在细胞外，如胃蛋白酶原、胰蛋白酶原、羧肽酶原等，这些酶被分泌出来最初是没有活性的，需要在消化道内被激活，才能发挥消化的作用。

唐代名医孙思邈在《每日自咏歌》中云："美食须熟嚼，生食不粗吞。"我国自古以来的医学养生大家都很注重细嚼慢咽。然而，现代人在快节奏的生活下，不少人养成了"狼吞虎咽"的习惯。常听到有人说：做饭几小时，吃饭几分钟。其实，细嚼慢咽不仅是优雅的象征，也是控制食量、保持体形、维护健康的秘诀。

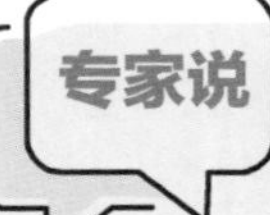

吃饭过快的危害

进食速度过快可导致未充分咀嚼的食物与胃壁之间的间隙增大，充盈感下降，快速进食后可造成下丘脑控制的迷走神经兴奋，导致进食量增大，一方面各类消化酶未及时分泌，从而导致食物不能充分有效地被及时分解从而导致消化不良，另一方面可能导致肥

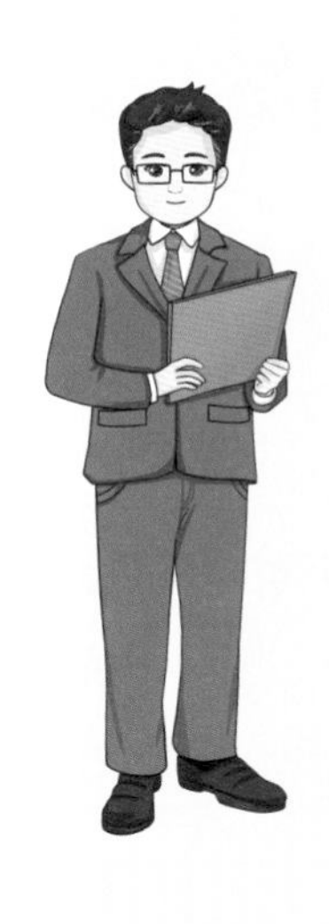

胖的发生，因为吃饭过快会不知不觉进食过多食物，如果同时还看电视或者刷手机，会进一步摄入更多食物从而导致肥胖的发生。

不良的饮食行为同各种慢性疾病的发生密切相关。研究发现，吃饭速度过快与糖尿病及高血压的发病率相关，调整饮食策略，纠正错误饮食行为，有助于肥胖人群的减重，糖尿病患者控制血糖，高血压患者控制血压。因此，进食中认真咀嚼，可减少食物与胃壁间隙，胃充盈感明显，有助于克制进食量，多咀嚼有利于改善脑部血液循环，从而养成良好的进食习惯。

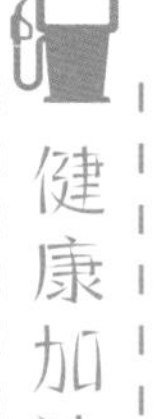

健康加油站

细嚼慢咽的方法

一口食物应该咀嚼多少次比较合理呢？从营养学角度分析，在我们享用的食物里，谷类、肉类和蔬菜的比例应该是 3∶1∶1。以此比例进食，就能维持健康。人类必需的谷类占食物总量的 61.3%，必需的肉类占食物总量的 12.8%。因此，建议一顿饭进餐时间在 20~30 分钟，每一口饭在嘴里咀嚼 20~30 次，直到食物嚼得很细腻再咽下去比较合适。

（刘寒英）

18. 为什么洗牙也可防治心脑血管疾病

关键词

洗牙　心脑血管疾病

洗牙是利用超声波的高频震动等物理方法，对牙齿表面的细菌、牙石、色素等有害物质进行有效清除，从而控制牙周病，预防牙周病发生或复发。科学家们发现，定期洗牙不仅能预防牙周病、美白牙齿、清新口气，还能通过减少因口腔细菌引起的机体免疫炎症反应，从而让心脑血管疾病发生风险降低 14%。

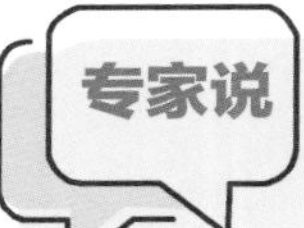

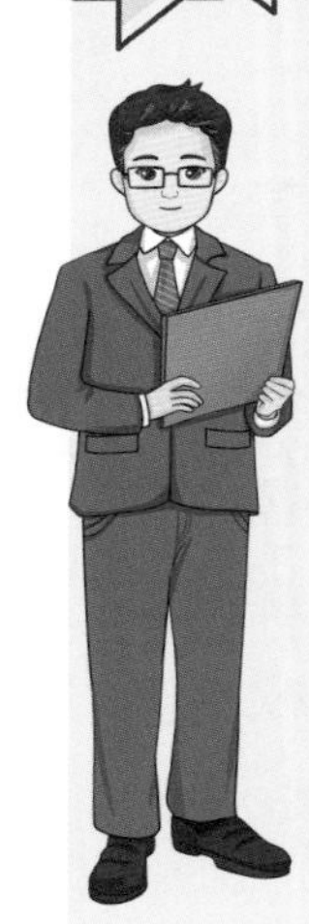

牙周炎与心脑血管疾病有密切关系

慢性免疫炎症反应是导致许多心脑血管疾病发生的重要原因。很多人没有定期洗牙的习惯，这会导致牙菌斑、牙结石的大量堆积，引起牙周组织的慢性炎症，表现为牙龈红肿出血，甚至出现牙周溢脓、牙齿松动脱落的情况。这种慢性炎症由于破坏牙龈附着，导致牙根和牙龈剥离，于是就在牙根和牙龈间形成了类似袋子的结构——牙周袋。一个中度牙周炎患者，牙周袋内的溃疡面积总和相当于成人一只手掌面积大小，而重度牙周炎患者袋内溃疡面积总和则相当于成人两只手掌面积大小。在牙周袋内这么大的破溃面上有大量细菌堆积，日常咀嚼时可使细菌及毒性产物挤压至血液循环中，损伤血管内皮细胞，同时促进血小板凝聚，加速动脉粥样硬化的发展，引发一系列心脑血管疾病。牙周炎是可以通过洗牙等有效手段治疗并控制的，这对于我们预防心脑血管疾病、控制与心脑血管疾病相关的危险因素有着重要意义。

以下人群不适合洗牙

使用心脏人工起搏器患者；患有牙龈部恶性肿瘤患者；患有活动性心绞痛、半年内发作过的心肌梗死以及未能有效控制的高血压和心力衰竭患者；口腔局部有急性炎症患者；各种出血性疾病患者；急性肝炎活动期、结核病患者等急性传染病患者；孕妇（尤其是在孕期前 3 个月和后 3 个月）。

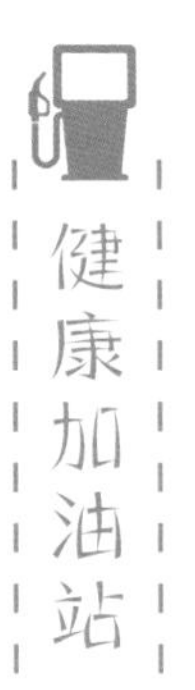

人们对洗牙存在不少误解

洗牙会损伤牙釉质吗？

牙釉质是人体最坚硬的硬组织，洗牙只将牙结石震碎，对牙齿本身没有损害。

洗牙会造成牙齿敏感吗？

对于牙龈退缩者，牙结石去净，牙根暴露，自然会对外界刺激比较敏感，但过一段时间便会自然缓解，也可采用脱敏治疗、使用防过敏牙膏等方法缓解。

洗牙以后牙缝会变大吗？

人的牙齿本来就有牙缝，平时被健康的牙龈填满

看不到，当长期不洗牙，堆积的牙结石就会压迫牙龈退缩，去除牙石后，牙缝自然就暴露出来了。

（刘寒英　李　艳）

关键词

坚果　不饱和脂肪酸

19. 为什么吃适量坚果有益健康

生活中常见的坚果有瓜子、花生、核桃、杏仁、腰果、榛子等，既可作为零食又可作为辅料烹饪。坚果是许多营养物质的重要来源，富含抗氧化剂、膳食纤维和单不饱和脂肪酸、多不饱和脂肪酸，从而有助于降低体内的低度系统性炎症，清除体内自由基和氧化代谢产物，达到增强体质，预防或降低高血压、糖尿病、心脑血管疾病和肿瘤等发病风险的作用。

坚果有很多明确的健康功效

《中国居民膳食指南（2022）》中指出，坚果中含有 12%~36% 的蛋白质，比一般植物性食物含量高，而且多为优质蛋白。坚果可以提供单不饱和脂肪酸、多不饱和脂肪酸，适量摄入可以帮助降低总胆固醇、“坏的”低密度脂蛋白胆固醇和甘油三酯，同时提高

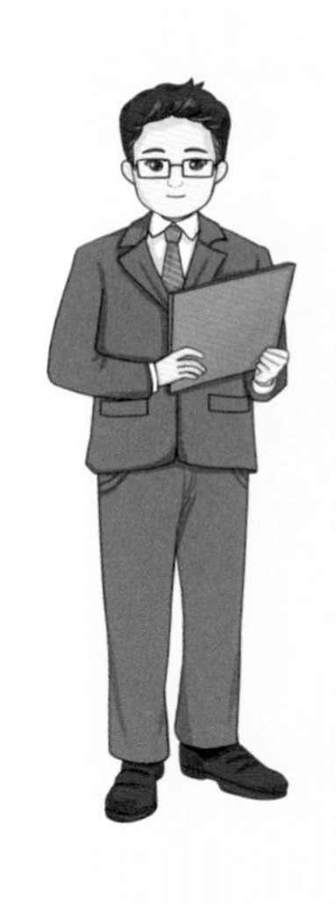

“好的”高密度脂蛋白胆固醇的水平，降低心血管疾病发病和死亡风险。

坚果含有抗氧化剂多酚，可以保护机体细胞免受自由基的伤害。坚果中还含有钙、磷、锌、钾、铁、镁等微量营养素，同时也是维生素 E、多种 B 族维生素的良好来源。维生素 E 可以帮助人体抗氧化，而 B 族维生素也有很多不同的健康功效。另外，坚果富含膳食纤维且碳水化合物含量低，升糖指数也不高，有助于保持饱腹感，减少热量吸收，改善肠道健康，降低肥胖和糖尿病的风险。

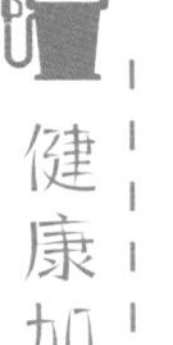

健康加油站

学会科学吃坚果

坚果虽有很多益处，但不能无节制地食用，过量会增加超重、肥胖的风险，因此学会怎样吃坚果也很重要。

1. 坚果能量较高，适量摄入有益健康。建议每周摄入 70g 左右（每天 10g 左右），换算成食物，相当于每天吃带壳葵花籽 20~25 克；花生 15~20 克；核桃 2~3 个；板栗 4~5 个。

2. 食用时要注意变换种类，多样选择可以更好地补充人体所需的营养素。有的人对部分坚果过敏，需要根据自身体质选择适合的坚果种类。

3. 选择原味坚果，少吃过油、盐焗、糖炒的坚果。

4. 坚果中含有较高的不饱和脂肪酸，保存时间过久或者存储方式不当，容易受潮、氧化，出现酸败，产生对人体有害的过氧化物和自由基。因此，要选新鲜的坚果，并且密封保存，减少与空气、水分的接触。

5. 坚果中丰富的脂肪和膳食纤维有润肠通便的作用，如有腹泻、消化道急性感染的人，不宜吃坚果，以免加重病情。

6. 儿童在食用坚果时要注意安全。

（刘寒英　李　艳）

20. 为什么购买“健康食品”有学问

健康食品是在提供普通食品的营养和风味基础上，额外赋予食品一些健康功能，提高对人体健康有益物质的含量或降低有害物质的含量，使其能更好地调节人体机能。更有益于人体健康的食品，包括有机食品、保健食品、营养强化食品、膳食营养补充剂、绿色无公害食品等。

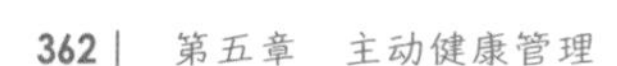

目前市面上不少所谓的“健康食品”，或许并没有大家想象的那么健康。在选购食品时，不要盲目相信“健康食品”的标签，要注意看配料表及营养成分表，优先选择低盐、低脂、高营养密度的食品。

“健康食品”可能并不健康

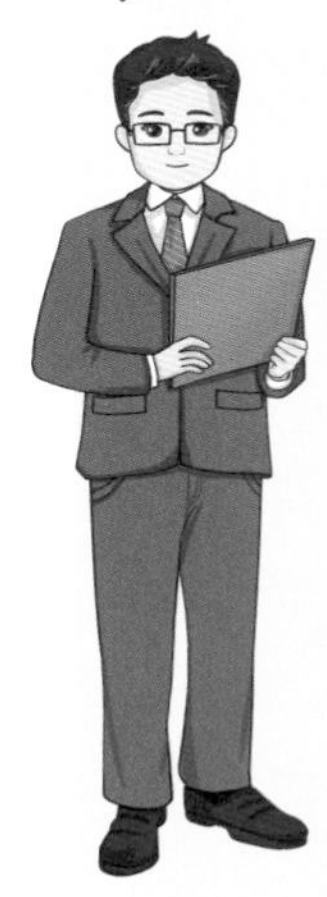

市面上销售的一些所谓的“健康食品”不但不健康，可能还会增加健康的负担。像某些“全麦面包”，质地暄软、口感香甜，其实并非真正的全麦面包，而是用小麦粉制作的面包，里面不但缺少麸皮、胚芽和膳食纤维，还加入了糖、黄油等配料。像一些“营养麦片”在精加工过程中会丢失本身的优势营养素——可溶性膳食纤维，使其营养大打折扣。果蔬脆片的加工也会丢失新鲜蔬菜和水果富含的维生素，为了改善口感，还会添加大量的油、盐、糖。这些伪健康食品摄入过多会增加心脑血管疾病、糖尿病的发病风险。

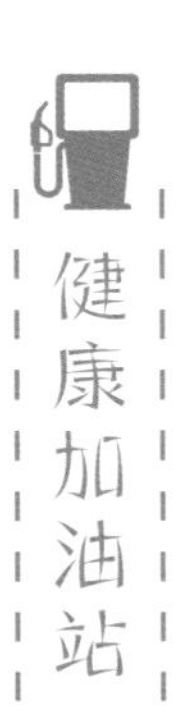

购买食品时要学会读懂它们的“身份证”——配料表和营养成分表，是否健康、是否符合个体需要，可都藏在字里行间。

学会看配料表——营养信息有什么

配料表就是告诉我们食物主要由哪些原料制成的，

掌握一个原则就可轻松看明白，那就是“看顺序”。配料表里的食物成分按照“用料量递减”原则，依据添加量由高到低的顺序列出食品原料、辅料、食品添加剂等。利用配料表还可以识别食物是不是“货真价实”。全麦面包就要全麦粉在配料表中排第一位，且含量要大于50%，不要有其他小麦粉、面包粉等字样出现；肉肠就应该选配料表里“肉”排第一位的，省得吃一口淀粉；果汁不要买糖和水排在果汁之前的。

学会看营养成分表——营养物质吃多少

营养成分表显示每100克（或每100毫升）食品提供的能量、蛋白质、脂肪、碳水化合物、糖、钠等营养成分的含量值，及其占营养素参考值的百分比。我们可以通过对比不同产品中每100克（或100毫升）所含营养物质的多少，来决定选择更符合自己需求的食品。同时我们还要学会利用营养声称（比如高钙、低脂、无糖、低盐等功能性说明）来选购食品，可以结合营养成分表，更有针对性地进行选择。但要注意的是，不能只看营养声称条件。比如一款“粗粮无糖饼干”，因为“无糖”吸引人，但仔细看脂肪NRV这一项，高达40%。也就是说，饼干虽然无糖，但营养素构成比例失衡，其中脂肪含量太高，同样不利于糖尿病患者及肥胖人群。

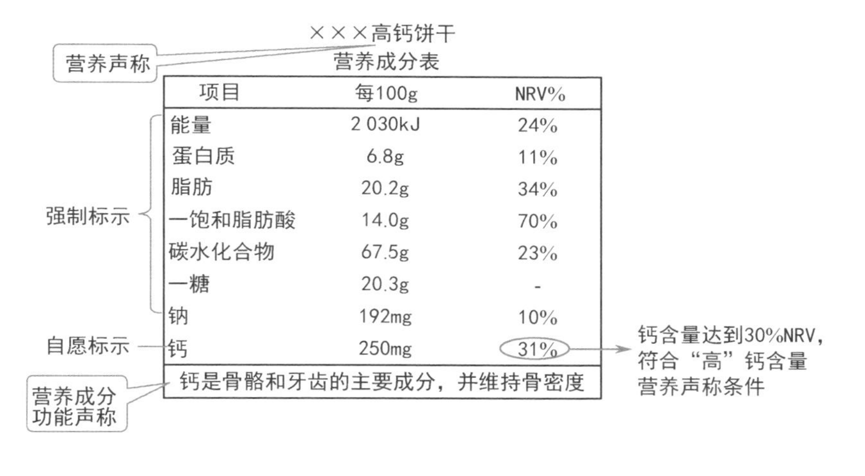

项目	每100g	NRV%
能量	2 030kJ	24%
蛋白质	6.8g	11%
脂肪	20.2g	34%
一饱和脂肪酸	14.0g	70%
碳水化合物	67.5g	23%
一糖	20.3g	-
钠	192mg	10%
钙	250mg	31%
钙是骨骼和牙齿的主要成分，并维持骨密度		

食品营养成分表示意图

（刘寒英　李　艳）

21. 为什么保持**健康的体重**很重要

关键词

体重指数　体脂率　肥胖

体重是客观评价人体营养和健康状况的重要指标。体重过高通常反映能量摄入相对过多或活动不足（不包括肌肉发达的长期运动者），易导致超重和肥胖，可显著增加 2 型糖尿病、冠心病、某些癌症的发生风险。而体重过低则一般反映能量摄入相对不足或疾病的表现，与营养不良、免疫力下降、骨质疏松、贫血、女性月经紊乱等有关。因此，体重过高和过低都是不健康的表现，易患多种疾病、缩短寿命和影响生命质量。

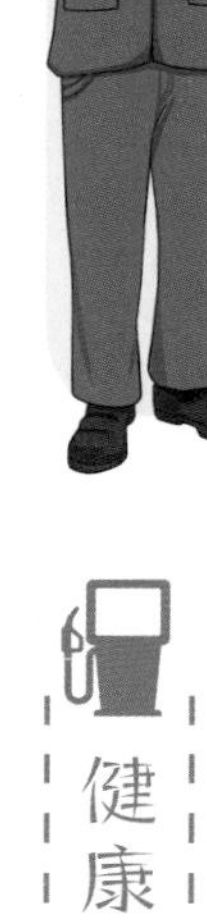

专家说

肥胖是“万病之源”。超重或肥胖是高血压、2型糖尿病、心脑血管疾病、癌症等疾病的重要危险因素，会显著增加这些疾病的发生。超重或肥胖还与骨关节病、脂肪肝、胆结石、痛风、呼吸睡眠暂停综合征、心理障碍等多种疾病有关。体重过低同样也会带来不少健康风险，影响未成年人身体和智力的正常发育，影响成年人体质，与免疫力低下、月经不调或闭经、骨质疏松、贫血、抑郁等有关，还会增加老年人认知功能障碍和死亡风险。

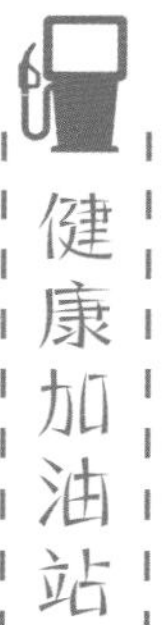

什么是健康体重

健康体重可不单是看体重多少，而是需要通过体重指数、腰围、腰臀比、体脂率等多指标来综合衡量。

1. 体重指数　也称体质指数，英文简称BMI。计算方法是体重（千克）除以身高（米）的平方。例如一个人体重65千克、身高1.7米，则其体重指数 $=65/1.7^2=22.5$（kg/m^2）。中国成年人（18~64岁）的体重判断标准为（单位：kg/m^2）：体重正常（$18.5 \leqslant BMI < 23.9$）；体重过低（$BMI < 18.5$）；超重（$24.0 \leqslant BMI < 28.0$）；肥胖（$BMI \geqslant 28.0$）。

65岁以上老年人不必苛求体重身材如年轻的时候一样，他们的体重和BMI可以略高些（20~26.9kg/m^2）；

还有一些特殊人群，像运动员等体内肌肉比例高的人，健康体重的 BMI 范围也不一定适用。

2. 腰围　对于脂肪在腹部蓄积过多的肥胖人群，通常可以用腰围来进行判定：男性腰围 ≥ 90 厘米，女性腰围 ≥ 85 厘米为中心性肥胖。

3. 腰臀比　即腰围与臀围的比值，是判定中心性肥胖的重要指标，男性大于 1，女性大于 0.85，说明脂肪主要蓄积在腹部，会增加糖尿病、心血管疾病、结直肠癌等疾病的发病风险。

4. 体脂率　指人体内脂肪重量在人体总体重中所占的比例，反映人体内脂肪含量的多少。成年人正常的体脂率范围分别是男性 15%~18%、女性 20%~28%。体脂率过高是代谢综合征的重要诱发因素，会增加患高血压、糖尿病、骨关节炎及心脏病的风险。

（曹　霞　李　艳）

关键词

有氧运动　身体活动　慢性疾病

22. 为什么每周要坚持至少 150 分钟**有氧运动**

有氧运动时机体对氧气持续的高需求迫使心肺能力增强，同时机体代谢能力提升。规律的有氧运动有降低各大慢性病的发病风险、延

缓衰老、放松心情等益处。《中国人群身体活动指南（2021）》明确建议，18~64 岁成年人每周进行 150~300 分钟中等强度或 75~150 分钟高强度有氧活动，或等量的中等强度和高强度有氧运动组合。

长期规律有氧运动的健康益处

1. 强健心肺和强化筋骨　有氧运动可使心肌强壮、心腔容量增大、血管弹性增强，进而提高心脏的收缩力和血管舒张力；可适度降低心率，让心脏能得到更多休息；可提高呼吸深度，增加肺活量。有氧运动还可提高肌肉弹性、伸展性和协调性，增强骨密度，有效预防骨质疏松。由于心、肺、骨骼、肌肉的工作能力和储备能力提高，人体就能应对更多挑战。

2. 有助于提高活动耐量　在有氧运动过程中，氧气和养料在肌肉细胞中的“小发动机”——线粒体中混合“燃烧”，为运动带来能量。运动结束后，线粒体还能运走“燃烧”中产生的如乳酸等废料。如果缺乏锻炼，人体“小发动机”不能被激活，就会以成百万的数量停摆锈蚀，导致活动时能量供应急剧下降，负责运输氧气和养料、转运废物的“管道”——毛细血管也逐渐干涸，进一步加剧能量供给不足。如此恶性循环，将直接拉低人体的活动耐量，稍微运动就会出现浑身酸痛或者气喘吁吁的情况。而有氧运动则可以重塑和修复有氧系统，帮助机体的“小发动机”和毛细血管网焕发生机。

3. 降低多种慢性疾病的发病风险　机体的慢性炎症和胰岛素抵抗与心血管疾病、2 型糖尿病、癌症等多种慢性疾病的发生、发展密切相关。长期规律有氧运动主要通过调节脂肪组织、骨骼肌和外周血细胞功能状态发挥抗炎效应。有氧运动可使能量消耗增加，减少体内脂肪含量，增加机体肌肉组织含量，提高机体细胞利用葡萄糖的效率，使胰岛素“升值”，从而降低胰岛素抵抗。有氧运动还可提高高密度脂蛋白的浓度，它能将沉积在血管中的“垃圾”（胆固醇、甘油三酯等）带走，改善胰岛素抵抗。

4. 延缓机体衰老　端粒是人体染色体末端的“保护帽”，会随着细胞分裂而逐渐变短。等到端粒短到一定程度之后，它对染色体的保护作用就没有了，染色体不能正常复制，细胞不能分裂。人之所以变老，是因为身上的某些细胞不再分裂更新了。因此，端粒长度和人的衰老速度有直接关系。研究表明，运动可以通过增强端粒酶活性（可调节和增加端粒长度）、降低慢性炎症、减弱机体氧化应激等延缓端粒磨损，进而延缓衰老。

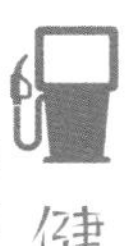

健康加油站

怎样完成每周 150 分钟的有氧运动

每周 150 分钟的推荐量是一周累计的数值，最理想的状态是每周选择特定的几天，有计划地完成有氧运动训练，总时长达到 150 分钟。对于运动方式的选择，只需要记住“动则有益、多动更好、适度量力、贵在坚持”的原则，可根据个人情况选择多管齐下、交替锻炼的方式进行有氧运动。若无客

观条件在特定场地完成规律的有氧运动，也可在日常生活中见缝插针地进行有氧运动，比如下班后提早一站下公交车快走 20 分钟回家，去超市购物选择骑 20 分钟自行车，周末陪孩子打 1 小时羽毛球等。

（曹　霞　陈　盔）

关键词

家务劳动　身体活动

23. 为什么**适度做家务**也有利于健康

提到做家务你会想到什么？洗不完的盘子，扫不完的地，甚至有人将做家务比作“无期徒刑”，因为它是日常家庭生活中必须从事的一种无报酬劳动，这自然不会是件开心的事。但你知道吗？做家务其实也非常有利于健康！

世界范围内已有多项大型研究表明，多做家务劳动能达到运动健身的效果，也能降低死亡风险，延长寿命！每周做 5 次家务，每次半小时即可使死亡率降低 28%！另一项跨越 10 年的研究显示，与从不做饭的人相比，每周做饭 5 次以上，可以降低 40% 的死亡率！

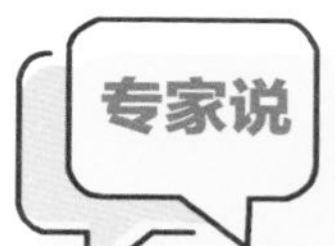

家务劳动的益处不容忽视

家务劳动本质与运动一样同属于身体活动的范畴，都是能引起骨骼肌收缩并在静息能量消耗基础上引起能量消耗增加的体力活动。在脑力劳动与日俱增的当代，成年人普遍缺乏规律性运动，各类慢性疾病的患病隐患增加。世界卫生组织数据显示，2020 年全球 9% 的死亡病例是由于缺乏身体活动导致的。因此，把家务劳动看作是运动的替代也是个不错的选择。与运动相同的是，家务劳动也有强度等级，所以没事儿多搞搞卫生，比保温杯里泡枸杞更养生。

有规律运动的习惯，还需要做家务劳动吗

家务劳动不仅能健身，也能通过促进多巴胺、5- 羟色胺及去甲肾上腺素的分泌，帮助人们缓解焦虑、抑郁等不良情绪，尤其是在女性普遍承担更多家务的当下，男性分担部分家务，不仅能起到运动锻炼的目的，还能减少家庭矛盾方面的精神压力，维持家庭成员心理健康。对于男性而言，搬重物、整理杂物、洗车等重型家务也能有效锻炼四肢，强化心肺功能，促进心血管健康。从营养膳食的角度来说，在家自己做饭推荐“新鲜的食材 + 健康的烹饪方式 + 简单清淡的调味”，这样更符合健康生活方式下的营养膳食要求。

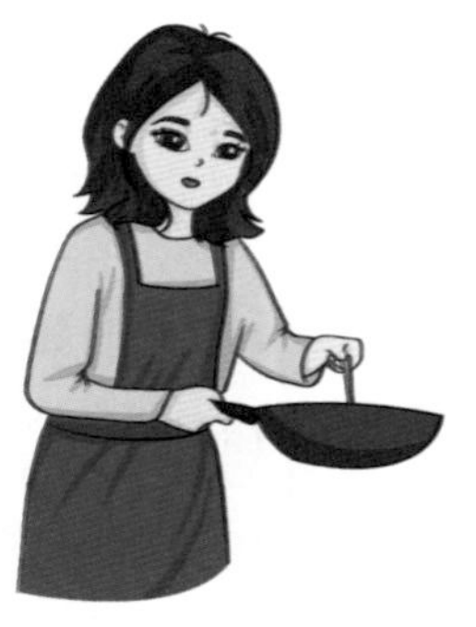

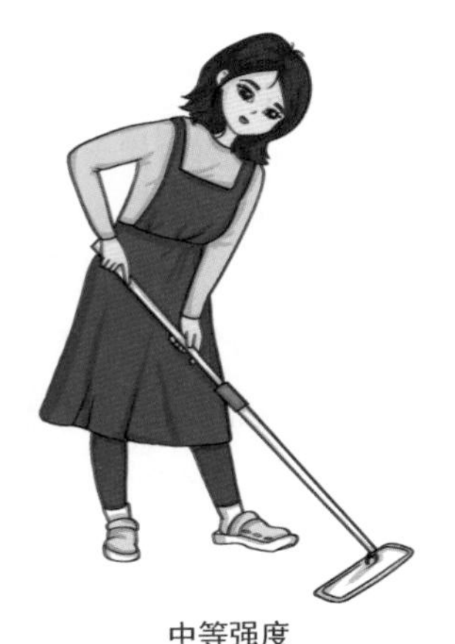

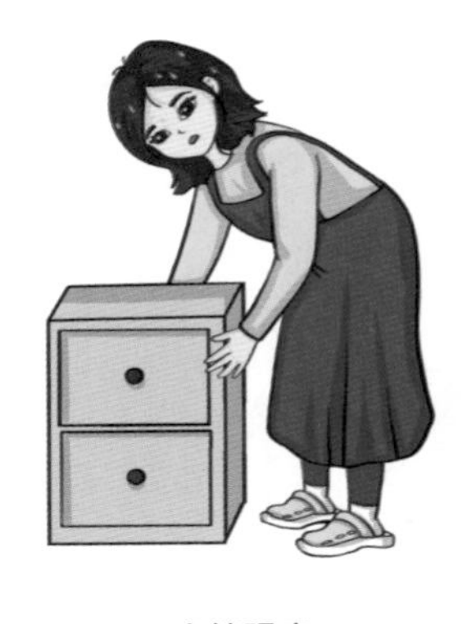

低等强度	中等强度	高等强度
站立、洗碗、做饭、收拾碗筷、擦窗户≈慢走、扔飞镖	扫地、拖地、手洗衣服、维修家具≈快走、慢跑	手洗汽车、搬动家具≈快跑、打羽毛球、打篮球

常见家务劳动强度参照

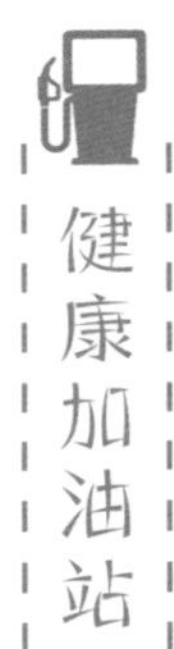

健康加油站

家务劳动应该从小培养

家务劳动有利于培养孩子独立生活的能力，一个人的家务劳动能力越强，生活技能越高，独立生活能力越强。哈佛大学对456名少年儿童进行了长达20年的跟踪调查，发现爱干家务的孩子与不爱干家务的孩子相比，长大后的失业率为1∶15，平均收入要高出20%左右，同时，他们拥有更高的心理健康指数和家庭幸福指数。

（曹　霞　陈　盔）

24. 为什么

运动要因人而异

众所周知，运动有益健康。但需要注意的是运动也要因人而异！随着运动强度的增加，运动损伤风险、心脑血管意外事件也会随之增加，甚至因运动而猝死等严重意外事件也时有发生！因此，大家有必要根据自身健康状态进行科学运动。

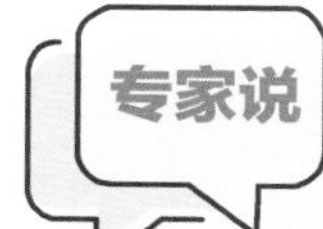

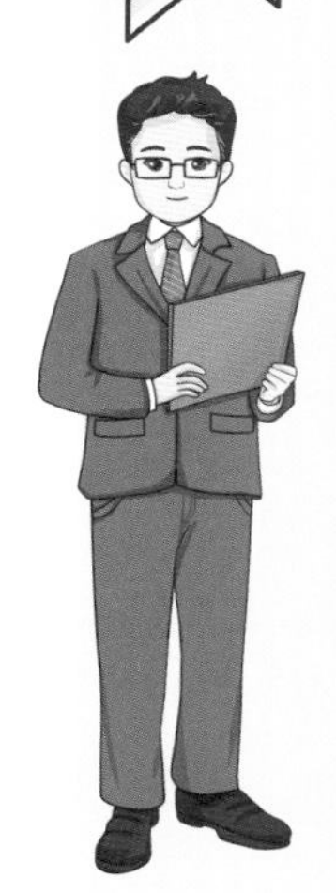

因人而异的运动

运动有益贯穿于整个生命周期，想要通过运动获得健康益处，又要保证安全性，那运动必须因人而异！《中国人群身体活动指南（2021）》建议大家要减少静态行为，每天保持身体活跃状态，并对不同人群的身体活动给出了推荐量。

如何规避运动相关风险

心血管意外事件是最严重的运动风险事件，因此运动前简单地进行自我心血管风险评估尤为重要。

1. 近3个月内有过心血管疾病、代谢或肾脏疾病的症状及体征。

2. 既往诊断过高血压、糖尿病、肾脏疾病等慢性疾病。

以上两类人群建议在运动前完善心血管风险筛查，并在专科医师的评估、指导后进行运动锻炼。除了有诱发的心血管意外事件风险外，肌肉拉伤、关节扭伤、骨折等运动损伤也时有发生。

合理地安排运动强度及运动时间，初学者从中强度运动开始逐步过渡；运动前后建议做 10 分钟以上的热身运动；依照正确的运动方式进行锻炼；剧烈运动要补充足够水及电解质；运动过程感觉不适需要立即停止并休息。这些注意事项可以有效避免运动损伤的发生。

注意，慢性疾病患者、既往有规律运动习惯者可保持原有运动计划。

针对不同人群的身体活动推荐量

人群分类	身体活动推荐量
3~5 岁儿童	每天进行 ≥60 分钟中等强度到高强度的身体活动，且每周进行 ≥3 天的强健肌肉、骨骼的运动
6~17 岁儿童或青少年	每天进行 ≥60 分钟中等强度到高强度的身体活动，且每周进行 ≥3 天的强健肌肉、骨骼的运动
18~64 岁成年人	每周进行 150~300 分钟中等强度或 75~150 分钟高强度有氧活动，且每周进行 ≥2 天的肌肉力量练习
年龄 ≥65 岁老年人	在身体允许范围内坚持平衡能力、灵活性和柔韧性练习
各类慢性疾病患者	需要在专科医师的指导下进行运动

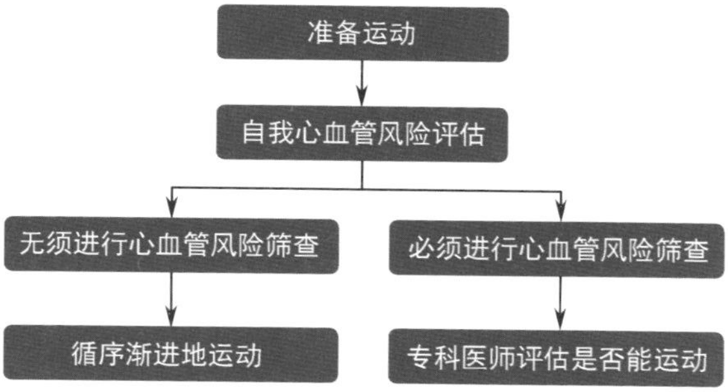

运动前心血管风险评估流程

（曹　霞　陈　盔）

25. 为什么每周要进行**肌肉训练**

关键词

肌肉训练　抗阻运动　平衡能力

在全民健身运动深入实施的影响下，人们的健康素养逐步提升，参与健身运动的意识逐渐增强。一方面，越来越多的人参与到快走、跑步这类有氧运动中，另一方面，多数年轻人热衷于肌肉训练。但实际情况是，对于6岁及以上人群，每周均需要进行一定的肌肉力量练习。

肌肉是人体活动的基础，研究显示，30岁以后肌肉力量呈现逐步减少的趋势，尤其是在各种体力活动减少的现代社会，肌肉流失速度明显加快。而适量的肌肉训练能维持或改善肌肉力量，减少肌肉流失。除此之外，肌肉训练还能提升基础代谢率、强化心肺功能、增强免疫力、预防胰岛素抵抗、维持或提升骨量。因此，肌肉力量锻炼绝不是年轻人和男士的“专利”，老年人和女性是更需要进行肌肉力量锻炼的人群，也是进行肌肉力量锻炼收益最为显著的人群。

专家说

肌肉训练到什么“程度”才算好

普通人尤其是中老年人进行肌肉力量锻炼，主要目的是延缓肌肉流失，维持或改善人体的肌肉力量、灵敏度、平衡及协调能力，而不仅仅是为了练成“大块头”。参考《中国人群身体活动指南（2021）》的建议，不同人群的肌肉训练“量”推荐如下图所示。

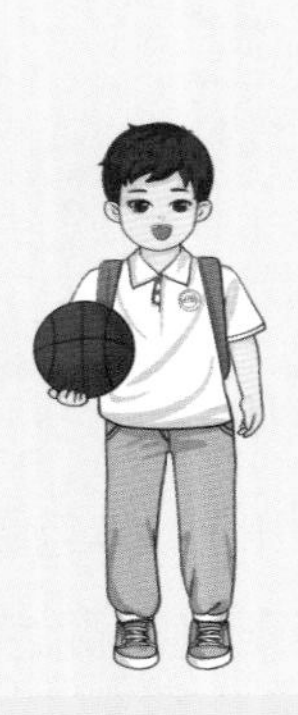

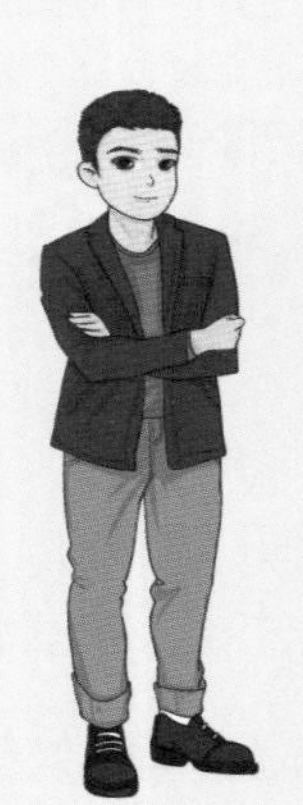

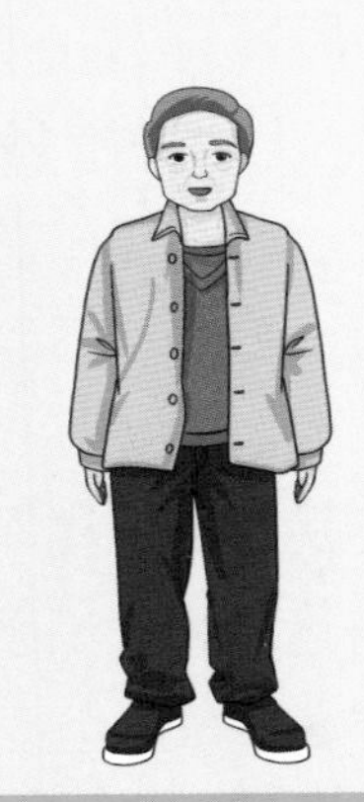

6~17岁	18~64岁	≥65岁
每周有3天进行肌肉、骨骼锻炼	每周有2天进行肌肉、骨骼锻炼	坚持平衡能力、灵活性和柔韧性练习

鼓励慢性疾病患者根据自身情况在专科医师的指导下进行规律的身体活动

不同人群肌肉训练“量”推荐

该如何进行肌肉训练

肌肉训练主要通过抗阻运动完成，抗阻运动是指完全依靠自身力量并克服一定负荷或外界阻力的运动，包括杠铃胸推、引体向上、俯卧撑、仰卧起坐等一系列的抗阻运动，从而达到训练肌肉力量、灵敏度、平衡能力的目的。

对于中老年人来说，可能缺乏固定时间去特定场所借助器具完成抗阻运动，但可以见缝插针，在家里进行俯卧撑、仰卧起坐等无须借助器械的抗阻运动，同样也能达到减少身体脂肪堆积，预防和减少随年龄增长而易于出现摔倒和骨折等现象的目的。

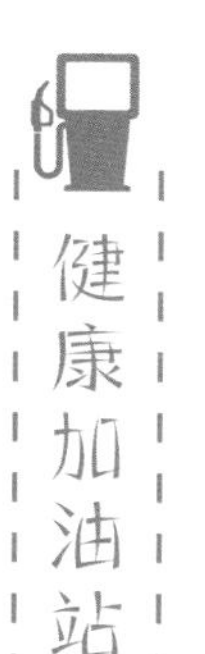

肌肉训练注意事项

肌肉力量和肌肉耐力的发展是一个渐进过程，需要随着时间的推移逐步增加抗阻运动的阻力。初始重量应当是个体能完成大约 8 次的重量，个体应保持这一重量直至其能轻易举起 10~15 次，然后再增加重量至其仅能举起 8 次，并以这种循序渐进的方式继续增加。运动时应保持正常呼吸，发力时呼气。整个过程动作应缓慢：用 2~3 秒发力，维持 1 秒，再用 3~4 秒恢复至初始位置。

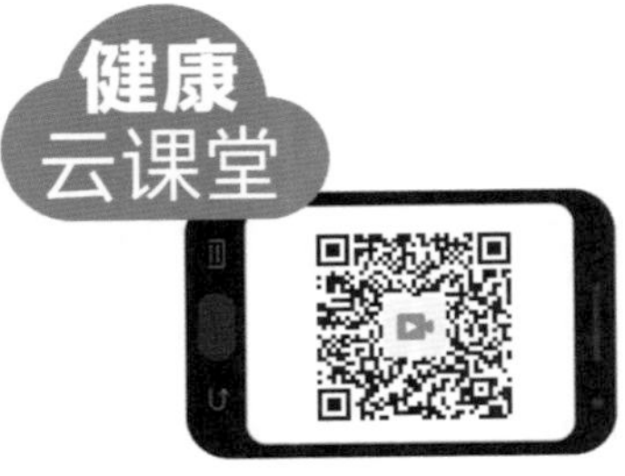

老年人如何缓解肌肉流失

关键词 生物钟 睡眠时长

（曹 霞 陈 盔）

26. 为什么不同年龄段健康睡眠时间不同

《健康中国行动（2019—2030年）》中就不同年龄段合格的睡眠时间发布了“新国标”：小学生每天睡眠10个小时，初中生每天睡眠9个小时，高中生每天睡眠8个小时，成人每天睡眠7~8小时。美国国家睡眠基金会也对不同年龄层的人群提出了睡眠时间建议。“前三十年睡不醒，后三十年睡不着”，为什么不同年龄段对于睡眠的需要量存在着较大的差异？

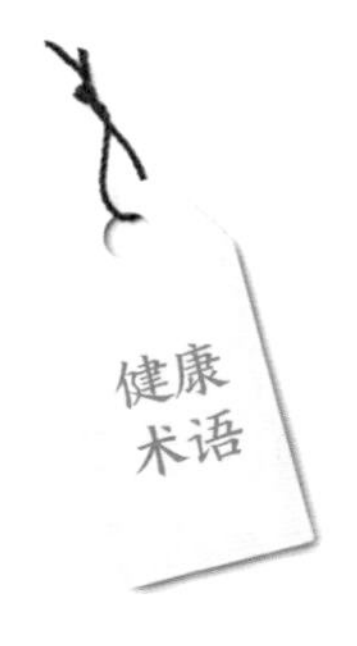

慢波睡眠

慢波睡眠又称非快速眼动睡眠，其脑电特征是高振幅、低频率的同步化的慢波，此时人的意识消失，心率、呼吸、体温、血压、尿量、代谢率等降低。在此阶段因故醒来的人们会感到昏昏沉沉，迷迷糊糊。

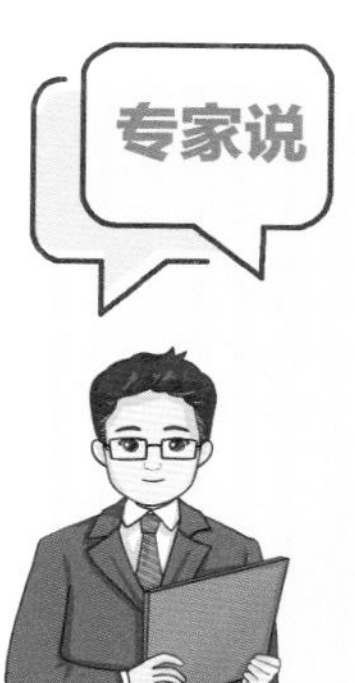

随着年龄的增长，一般规律是个体对睡眠的需要量会逐渐下降。从出生到成年直至暮年，我们每个昼夜中睡眠与觉醒周期循环的次数会随着人生阶段的推进而逐渐减少，睡眠会因此变得越来越浅而易醒。

婴幼儿时期（出生至2岁），宝宝还没有完全形成24小时睡眠——觉醒周期；快速眼动睡眠所占比例非常高，也是大脑神经构造的重要阶段，而随着大脑发育，这个比例逐渐下降。进入儿童期（2~12岁）慢波睡眠最多，以促进孩子大脑快速发育成熟。青春期（12~18岁）的孩子，随着内分泌激素的激烈变化，加之学业紧张，他们的睡眠模式发生了显著改变，常因平日睡眠不足而在周末赖床。步入青年期（18~30岁），也是睡眠结构最佳时期，但由于现实与虚拟世界社交需要以及对电子产品使用的依赖等原因，很多人变成了“夜猫子+起床困难户”。中年期（30~65岁），多数人的慢波睡眠会越来越少，睡眠效率也开始下降。而进入老年期（65岁以上），睡眠越来越浅，且总是频繁地醒来，慢波睡眠也更少了。

需要注意的是，人与人之间的睡眠需求有较大的个体差异，有的人每天需要睡10小时，第二天才能精力充沛，而有的人只需要睡5小时就足够了。睡眠的好坏不能简单按照睡眠时间的长短来衡量，而是以是否消除疲劳、精力是否充沛来评价。

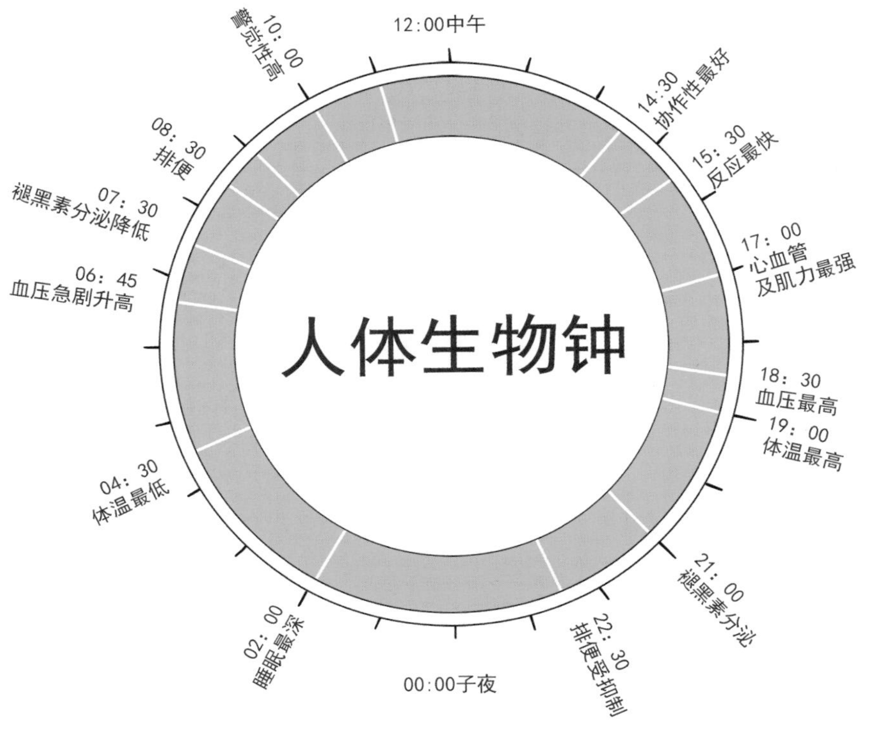

健康加油站

如何评估自己的睡眠质量

根据2017年美国睡眠协会发布的《睡眠质量建议》，其中关于睡眠质量的推荐指标包括以下几点。

1. 能在30分钟内入睡。

2. 半夜醒来后10分钟内能再次入睡（包括上厕所）。

3. 每晚醒来5分钟以上不超过1次。

4. 在床上，有85%的时间在睡觉。

（曹　霞）

27. 为什么熬夜或睡不好觉均有害健康

关键词

熬夜 生物钟 褪黑素

长期熬夜或睡不好觉对于健康的危害可以用“外伤颜值内伤脏腑”来概括。具体表现为①伤颜值：超重或肥胖，肌肉率下降，皮肤干燥有细纹、长斑和青春痘，眼部有黑眼圈、眼袋、结膜炎。②伤脑：记忆力减退、失眠、头痛、抑郁、焦虑。③伤五脏：高血压、冠心病、脂肪肝、肾功能减退、不孕不育。④伤六腑：胃炎、胃溃疡、便秘。⑤伤免疫力：免疫力下降、患癌风险增高。

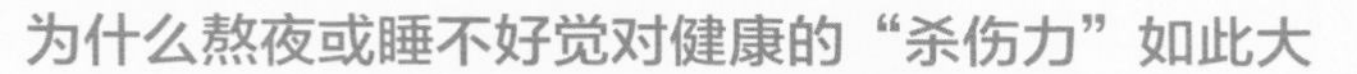

为什么熬夜或睡不好觉对健康的“杀伤力”如此大

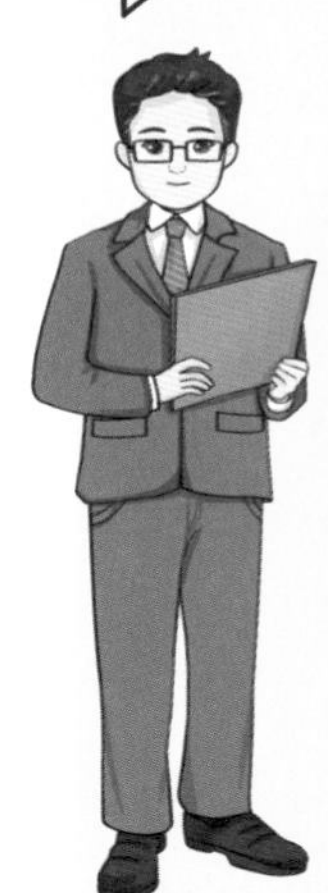

1. 伤颜值　眼部皮肤是全身最薄的部分，而熬夜带来的血液循环变慢易导致皮下毛细血管中的代谢废物堆积而致色素沉着。熬夜还会破坏一些皮肤重要细胞的功能，导致水分流失、色素沉着和防御功能减退。更糟糕的是长期熬夜会让我们内分泌紊乱而出现脂肪堆积。因此，“熊猫眼”、脸色暗沉、皱纹丛生、腹部“救生圈”等就在所难免了。

2. 伤脑　正常情况下，每天大脑运转会消耗人体能量的 20%。就像汽车跑了很多里程后会产生尾气和积碳一样，大脑在消耗能量的同时，也会产生大量代谢废物，它们不少是引发阿尔茨海默病的脑内“污

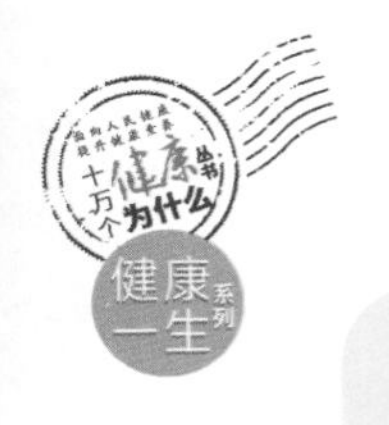

垢”。而夜里睡觉就是大脑在补充能量、巩固记忆和“自我清洗”的过程。大脑中有个隔间，里面装满了可以清洗有害物质的透明“清洗剂”——脑脊液。睡着以后，随着大脑处理信息的“CPU”休眠，“清洁系统”变得活跃。这时脑细胞会缩水60%以腾出更多间隙帮助脑脊液自由通过其间“清洗”代谢废物到血液中。而熬夜清醒时，血液充盈着大脑以供氧、供能，脑脊液只能活动在大脑表面而难以进入大脑内部。大脑无法进入“清洗模式”，导致“污垢”堆积，最终影响记忆、思考和反应等能力。

3. 伤五脏六腑　长期熬夜，压缩了身体休整时间却延长了应激状态时间。一方面，胃肠道、肝脏、心血管、肾脏等重要系统器官的功能得不到修复，加之熬夜时的夜宵偏好，脏器功能紊乱问题也会随之而来。另一方面，应激状态下体内分泌的一些“紧张激素”，会造成血管异常收缩、刺激胃酸分泌等，加重高血压、心脏负荷和消化道损伤。

4. 伤免疫力　大脑中有个叫“松果体”的腺体，它是体内无形的“时钟”——生物钟的调控中心，可通过视觉等途径捕捉到外界环境光线明暗变化，通过调节褪黑素（可通过清除体内有害的自由基，达到抗氧化、保护细胞结构、提高免疫力、延缓衰老的作用）的分泌水平，向机体发放“时间信号”，从而启动“夜间检修模式”。而长期熬夜和夜间过度暴露于光照无疑会干扰体内生物钟的正常运转，“夜间检修模式”失灵、褪黑素释放不足会使一些遗传物质复制错误无法得到修复，有害的氧自由基堆积，可能导致基因突变、免疫力下降，甚至组织癌变。

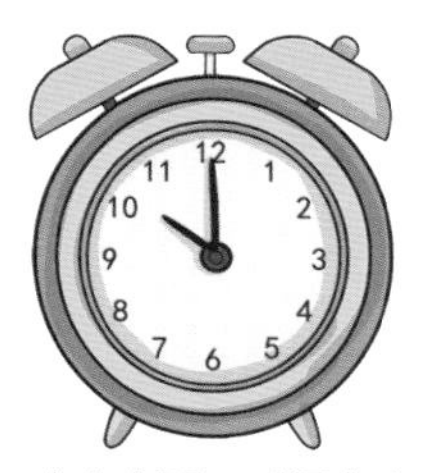

晚上在同一时间上床
早晨在同一时间起床
包括周末

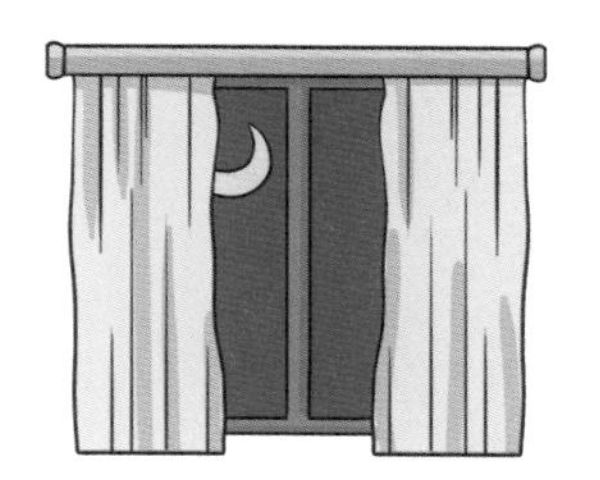

保持卧室环境安静、黑暗、放松
温度适宜

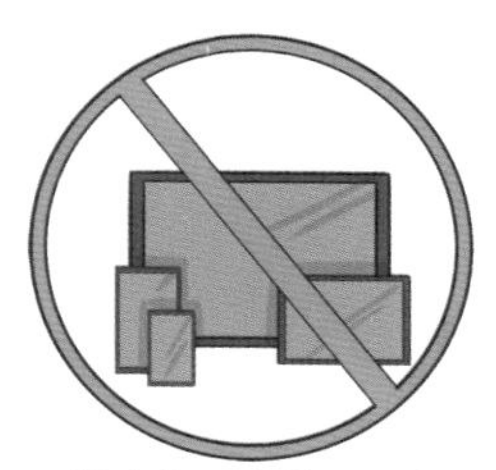

把电视、电脑、手机
都从卧室里拿出去

睡前不要大吃大喝
不喝咖啡、不饮酒

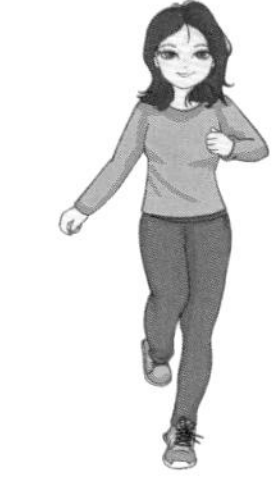

适当运动
白天锻炼身体
以使晚上更容易入睡

改善睡眠的小贴士

（曹　霞）

关键词

压力　皮质醇

28. 为什么压力既影响**饮食**又影响**睡眠**

“压力太大”“我太难了”如今已成为很多人的口头禅。压力在人们的日常生活中无处不在，来源于生活工作中经常要面对的各类精神应激事件，大到地震、火灾的自然灾害；小到人际关系、疾病、婚姻工作受挫等。如果这些应激事件的强度超过人体应对能力，就会导致生理、行为、情绪、认知变化及某些不适反应（如暴饮暴食、食欲减退、失眠、烦躁不安等），进而对人们的身心健康造成损害。为什么压力既影响饮食又影响睡眠呢？

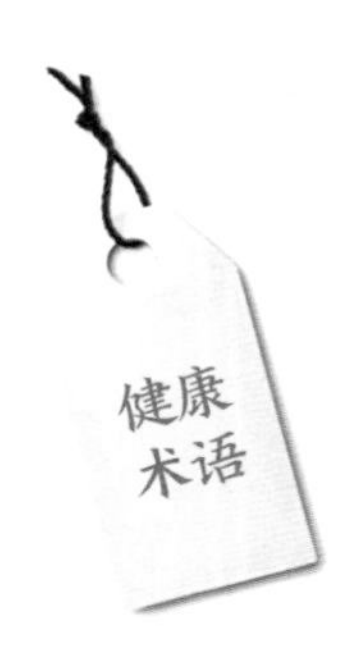

HPA 轴

下丘脑—垂体—肾上腺轴（HPA 轴）是一个直接作用和反馈互动的复杂集合，是神经内分泌系统的重要部分，参与控制应激的反应，并调节许多身体活动，如消化、免疫系统、心情和情绪、性行为，以及能量贮存和消耗。

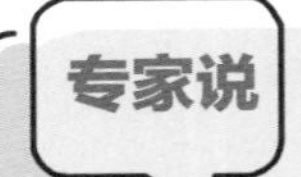

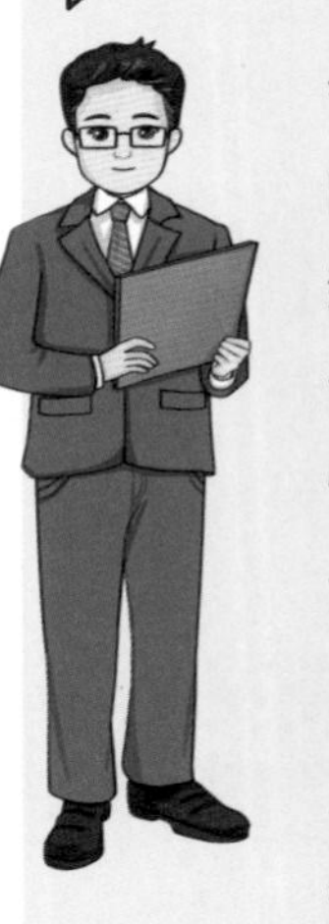

当人体承受压力时，肾上腺会释放皮质醇激素（也被称为“压力激素”，可以有效地反映压力水平），会增加人体对高能食品（如碳水化合物和高脂食品）的渴望，尤其是巧克力、薯片等零食。皮质醇会加强新陈代谢活动，提高糖分和其他营养物质在血液中的含量。当然，面对压力个体在选择方面也有差异，女性更倾向于一些零食来面对压力，而男性更倾向于饮酒或抽烟。而长期的慢性压力，下丘脑和垂体不断向肾上腺系统发出信号，产生更多的皮质醇，使人体在入睡时难以平静下来，从而影响褪黑素分泌，干扰生物钟、降低睡眠质量。如果皮质醇一直处于高水平状态不能恢复，还可能导致肾上腺疲劳，也就是说肾上腺无法提供足够的皮质醇，会造成皮质醇节律紊乱，从而使人们早上起床后疲惫无力，晚上入夜后难以平静。总之，皮质醇和睡眠并不只是单向的因果关系，而是会互相影响形成一个恶性循环，致使内分泌系统紊乱，从而影响人体正常运转。

健康加油站

压力激素——皮质醇

长期的慢性压力，人体会比正常情况下更频繁地释放皮质醇。皮质醇不仅仅是一种压力激素，它会调节睡眠和其他重要生理功能，这些都来自一个被称为下丘脑—垂体—肾上腺轴（the hypothalamic-pituitary-adrenal axis，HPA 轴）的网络。来自 HPA 轴的褪黑激素等激素调节睡眠—觉醒周期，而其功能障碍会扰乱睡眠，睡眠不足会过度激活 HPA 轴，从而干扰生物钟、降低睡眠质量，导致恶性循环。这种恶性循环的后果包括免疫系统受损、胰岛素抵抗、体重增加（通过刺激食欲去储存脂肪），并最终导致一系列慢性疾病（高血压、糖尿病、冠心病、肥胖、疲劳、免疫系统受损、胃肠道问题、抑郁和焦虑等症状，以及失眠或嗜睡等睡眠问题）。因此，慢性压力是导致皮质醇升高、HPA 轴过度活跃和进食与睡眠障碍的主要原因。

（曹　霞）

29. 为什么**正念呼吸**能改善睡眠

关键词

正念呼吸　睡眠

“慢下来，觉察自己的呼吸”。正念呼吸是通过冥想的方式而专注于自身呼吸的节奏。练习者在深呼吸过程中，通过关注积极、简单的事物，以毫无抵抗、完全接受的态度去觉察身体的痛苦，以此来排解自身产生的各种不良情绪。研究表明，正念呼吸有助于改善睡眠，且相较于助眠药物，其几乎没有副作用。

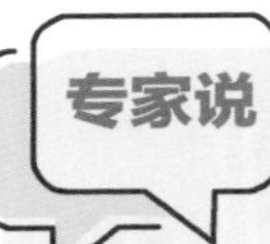

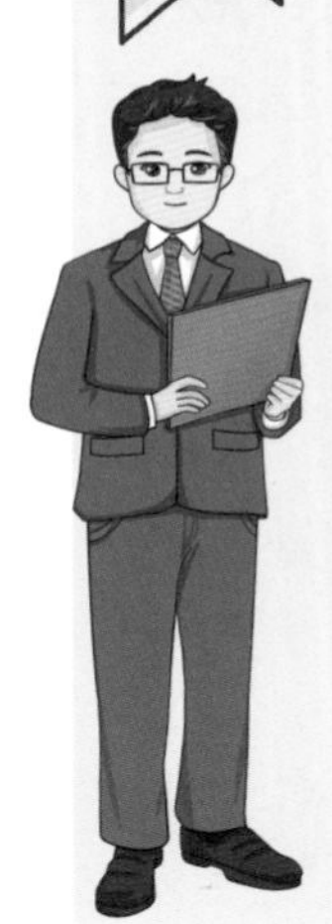

为什么正念呼吸能改善睡眠

首先，失眠的人普遍过度担心自己的睡眠状况以及失眠可能造成的不良影响，进而诱发自动觉醒及产生焦虑情绪，进入恶性循环。而正念呼吸的核心思想是对当下呼吸体验的关注，从而改变失眠相关的认知过程和行为模式，减少交感神经过度觉醒，减少焦虑、抑郁等负面情绪。

其次，作为管理人类情绪的重要区域，前额叶皮层（“理性脑”）掌管判断、决策等高级认知功能，杏仁核（“情绪脑”）则是恐惧、害怕、焦虑等负面情绪的发源地。当失眠者的杏仁核兴奋性增高，负面情绪战胜理性思维时，其将陷入持续的焦虑不安中。而大脑是有可塑性的，如同运动能够强身健体一样，正念呼吸也可以锻炼和重塑大脑。研究表明，正念呼吸能够让情绪脑的灰质减少，理性脑灰质密度增加，从而调节前额叶皮层兴奋性并降低杏仁核兴奋性。因此，坚持正念呼吸训练能调节和管理自身负面情绪，进而显著改善睡眠。

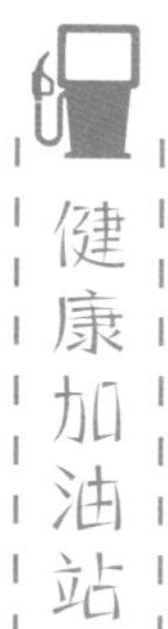

如何进行正念呼吸训练

1. 首先，坐在椅子或瑜伽垫子上，保持一个舒适放松的姿势，留意并放松身体。

2. 协调呼吸，感受呼吸的自然流动。鼻孔深吸气（3 秒），屏住呼吸（2 秒），然后长呼吸（4 秒）。或者仅仅观察每一次呼吸而不试图调整它，只专注胸部的起伏或鼻孔的气息。

3. 安静专注于呼吸 5~7 分钟，让自己更深入地放松，并对自己今天所做的练习表示赞赏。

当你这样做的时候，你可能会感受到自己无时无刻不在产生新的游离的思绪，当这一切发生时，我们只需要轻轻地把注意力再带回到呼吸上就好。正念呼吸训练可以帮助我们应对压力、焦虑和负面情绪，在情绪暴发时能够让自己冷静下来，提高专注力。每天 15 分钟，坚持至少一个星期，你会发现在日常生活中更容易将注意力集中在呼吸上。

1. 盘腿而坐
2. 双手叠放
3. 身体保持正直
4. 双肩放平、放松
5. 舌尖轻抵上颚，嘴唇轻轻闭合
6. 眼睛微闭或全闭，观看鼻尖方向
7. 头颈保持正直，微收下颌

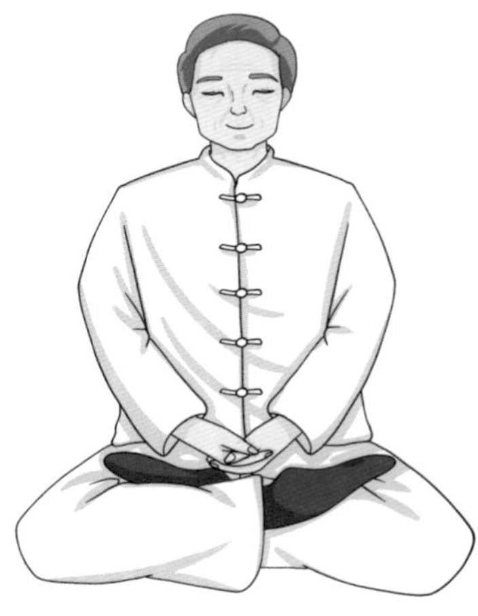

正念呼吸坐姿

（曹 霞）

30. 为什么解决**失眠**不能总依赖药物

睡不着的滋味着实不好受，长期失眠更是苦不堪言。因此，为了能安然入睡，减轻痛苦，不少人依赖于助眠药，甚至每晚必服。虽然合理使用一些助眠药来改善睡眠、保持精力以应对临时的挑战有时是必要的，但单纯求助于药物，不仅对解决失眠问题不利，甚至还会产生不少副作用，危害人们的健康。

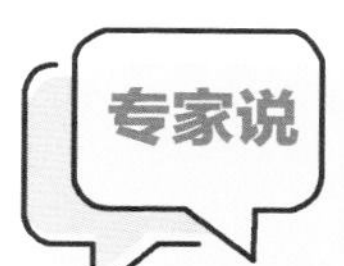

长期服用助眠药会有哪些副作用

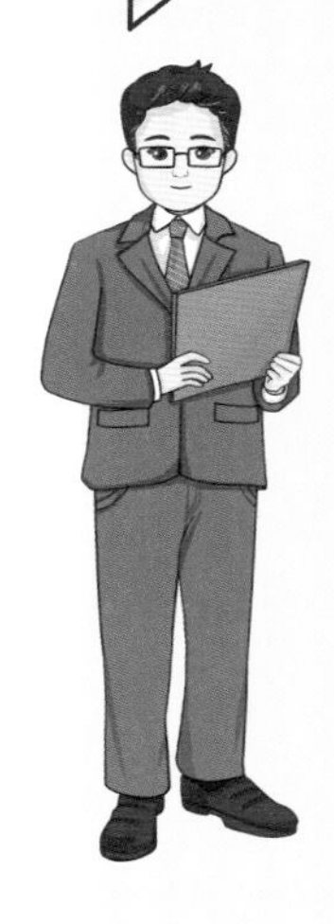

首先，如果不规范不遵医嘱直接使用助眠药可能会带来成瘾反应和药物依赖。一方面是失眠者对助眠药产生的心理渴求，若不再用药就难以入睡或通宵不眠。另一方面，长期服用助眠药（一般超过 8 周）可能会产生耐受，使剂量越吃越大，疗效却越来越差。

其次，突然擅自停药会出现头晕头痛、恶心呕吐、不安、震颤、大汗淋漓、失眠加重等戒断症状。

再次，65 岁以上老年人常服某些助眠药直接影响大脑平衡和保持头脑清醒的能力，从而增加其跌倒致骨折和老年痴呆的风险。

最后，镇静类助眠药有可能对呼吸系统、循环系统等都造成影响，一旦超量便可能带来巨大隐患。

总之，解决失眠问题绝对不可盲目用药，在服用助眠药之前，应该首先找出导致失眠的真正原因，一定要在专科医生指导下，必须服药时方可用药，同时要控制服用的量和更换助眠药物品种。根据世界卫生组织的推荐，助眠药物治疗应遵循短期、间断和最小剂量的原则，例如同一种药物服用时间最好不超过 1 个月，不要自行加大用药剂量。另外，孕妇、儿童、哺乳期女性、年老体弱患者等一般不宜服用助眠药。

什么情况下可以吃助眠药

对于偶尔失眠的人群（每周失眠次数不超过两次），不建议

使用助眠药，通过非药物手段即可调整。比如调整作息时间、改善睡眠习惯、中医调理、香薰等。但是如果因为重要事情失眠，而且第二天必须保证工作或学习效率，那么可以临时使用短效的助眠药物，如唑吡坦、佐匹克隆等。对于长期失眠的人群（每周失眠次数超过 3 次，持续 3 个月及以上）建议在专科医师指导下规范使用助眠药，快速改善睡眠状况，合并使用行为治疗法。待行为治疗起效后，逐渐减少助眠药物直至停药。

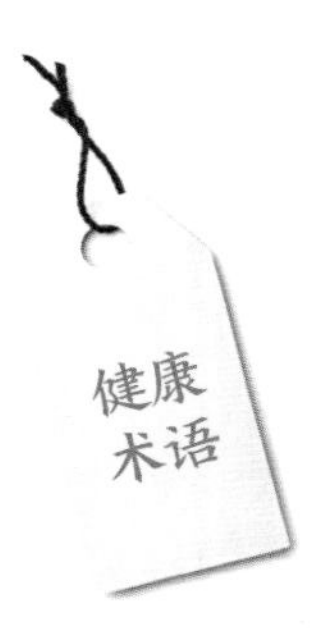

药物依赖

药物依赖包括生理依赖（躯体依赖）和心理依赖（精神依赖）两种。生理依赖是由反复用药造成的一种生理适应状态，主要表现为耐受性和戒断症状等一系列症状，尤其是使用药物超过 8 周以上的患者。心理依赖是指失眠患者对该类药品产生的强烈渴求感，没有服药就主观认为不能入睡，这样的表现是导致药物不能停用的重要原因。

（曹　霞）

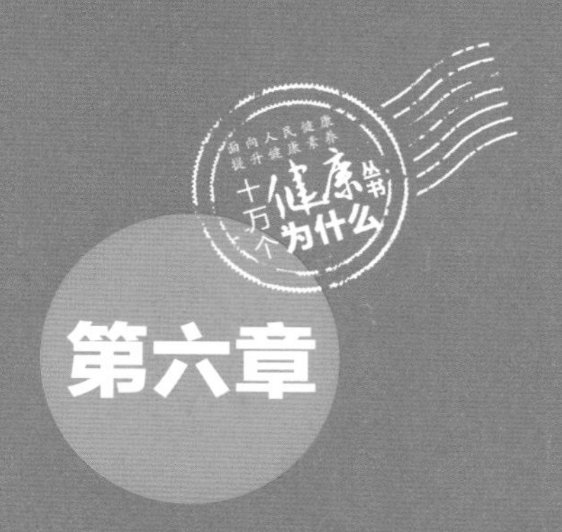

第六章

家庭健康咨询

一

家庭就医咨询

1. 为什么说到医院**看病**也有讲究

关键词

就诊 医院

当家人生病了，选择去哪个医院看病？选择门诊还是急诊？选择哪个科室？看病时有哪些注意事项？这些都是有讲究的。

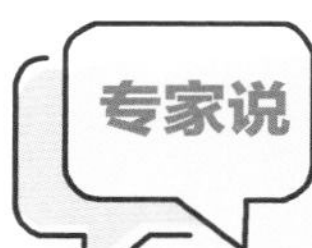

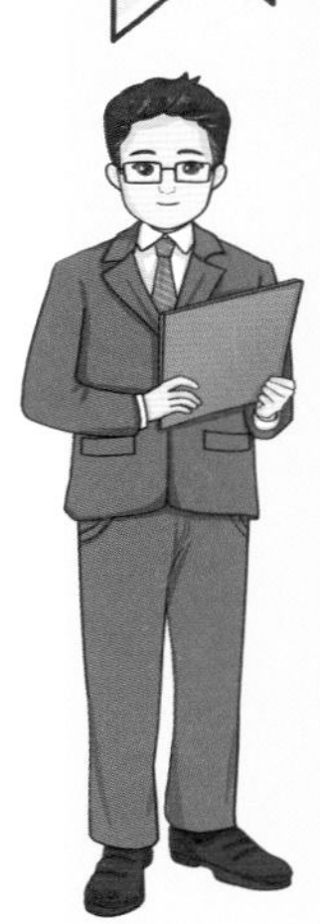

如何选择就诊医院

不同级别的医疗机构有不同的特色和适合诊疗的疾病。如果是“小病小痛”或者需要长期服药的高血压、糖尿病、冠心病等常见病、多发病，可以就近到社区附近的基层医院、卫生院和地区内的市县级医院就诊。对于那些未确诊或疗效不好、病情发生变化的慢性疾病，或者危重病、疑难杂症，则可以到省市级的综合性三级医院就诊，获得权威的医疗服务。若怀疑是传染性疾病、精神疾病、肿瘤或者符合专科诊治范围以及综合医院确诊为专科疾病的患者，也可以选择去专科医院就诊。

如何选择就诊科室

可以依据本次就诊的主要症状、检查结果，参考既往的就诊经历或医生建议，结合自身的需求以及就诊医院的分科设置来判断，也可以咨询分诊台工作人员。

如果为急、危、重症，建议立即去急诊看病，其余情况一般建议去门诊。有时候某些症状为几种疾病共有，那么首诊医生也会帮助进行鉴别。

1. 根据本次就诊的主要不适部位选择科室，也可以选择1~2个主要科室。如咳嗽、咳痰、气喘，可以首选呼吸内科；如恶心、呕吐、腹痛、腹泻，可以首选消化科；如发现腹腔器官、甲状腺、乳腺等部位存在肿块，可以选择普通外科；如胸闷、胸痛、高血压或者心电图有异常提示，可以首选心血管内科；如头痛、头晕、肢体活动不利，可以首选神经内科；如骨、关节痛、外伤、骨折，可以首选骨科。

2. 根据检查结果，选择就诊的科室。如血糖异常、尿酸增高等内分泌腺体功能异常，可以首选内分泌代谢科。

3. 根据自身需求，选择首先就诊的科室。如为复诊，可以继续选择以前就诊的科室；如已经咨询过医生，可以按照医生建议选择科室；如想接受中药治疗，也可以选择中医科。

4. 对于一些常见病、多发病或者同时患有多种慢性疾病，也可以选择全科医学门诊；针对内科常见病、多发病，有些医院还设置了普通内科。

就诊时的注意事项

1. 准备　按时间顺序整理好本次看病的主要诉求及发病过程、病历资料（或者近期的体检报告）以及日常服用的药物清单。

2. 诉说　真实、准确、精练地向医生陈述病情，不要隐瞒。

3. 倾听　牢记医生的嘱咐，如用药注意事项、复查复诊的时间等。

看病前了解各环节的要点，做到有准备的就诊，对于快速准确地获得诊断结果，接受良好的治疗效果大有裨益。

（苏海燕　李树倩）

关键词

急救　时间

2. 为什么急救时间很重要

提到急救，大多数人最先想到的是拨打急救电话、等待医务人员的到来。

然而，在日常生活中，有很多突如其来的伤害或疾病，发病突然、病情变化快、抢救的黄金时间很短，致死致残率高，如意外伤害、气管异物、心搏骤停等。因此，必须争分夺秒急救，而等待救护人员赶到现场常会丧失最佳抢救时机。

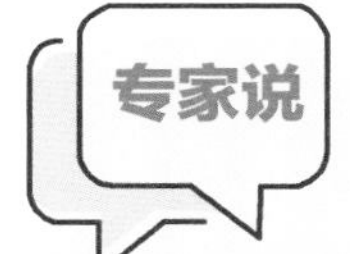

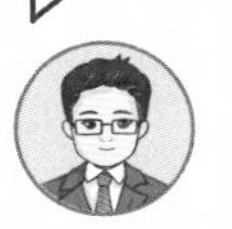

急救，即紧急救治，是指当有任何意外或急病发生时，施救者在医护人员到达前，按医学救护的原则，利用现场适用物资，临时及适当地为伤病者进行的初步救援及护理，防止病情恶化而对患者采取的一系列急救措施。

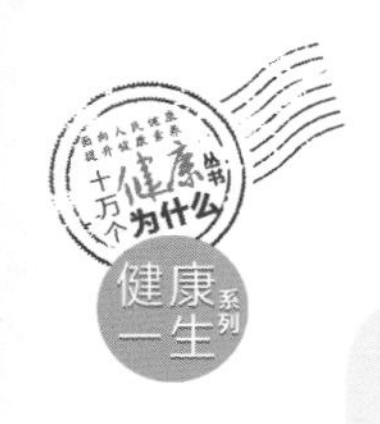

急救措施包括通畅气道、心肺复苏、控制大出血、制动骨折部位，力争维持伤员的呼吸、脉搏、血压等指标稳定。现场急救是否及时、正确，关系到伤员生命和伤害的结果。急救后应从速送往医院。

现场急救每推迟 1 分钟，患者的死亡率就上升 3%。因此，抢救越早，成功率就越高。

急性心肌梗死，抢救的黄金时间为发病后 120 分钟内。而一旦出现心搏骤停，需要立即进行心肺复苏和除颤治疗，如果在 4 分钟以内实施了正确的心肺复苏，50% 以上的患者能够抢救成功；否则，超过 10 分钟，患者的存活率将十分渺茫。

脑卒中（包括脑梗死、脑出血），发病凶险，病情变化快，致死、致残率高，也需要尽快救治，抢救黄金时间不超过 6 小时。

大出血、休克等都需要争分夺秒地进行治疗，一旦延误会导致细胞缺血坏死，发生不可逆转的损伤甚至死亡。

外伤抢救的“黄金 1 小时”，也是提高创伤病患生存率的最佳时间窗。

时间就是生命，一旦突发急病，一定要在第一时间展开急救，并同时拨打急救电话，尽快就医。

（苏海燕　周冷潇）

3. 为什么胸痛要及时就诊

关键词
胸痛　心血管疾病

提到胸痛，大家很容易想到心脏病。那么，除了心脏病，是否还有其他疾病可能导致胸痛呢？当出现不明原因的胸痛时，要不要及时就诊？

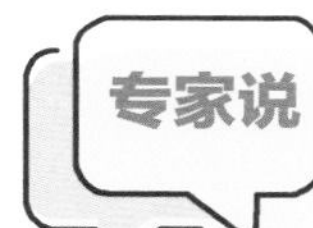

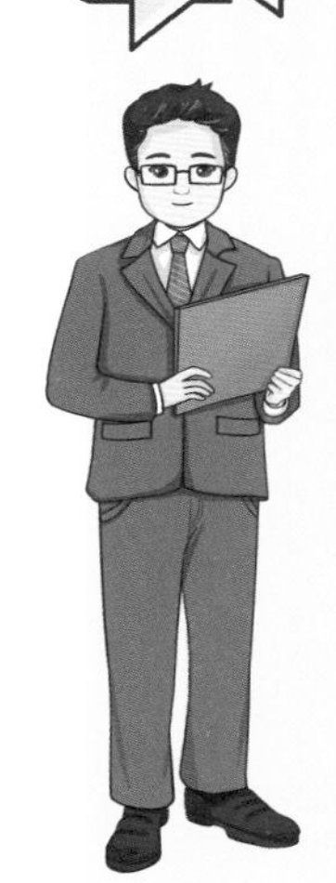

什么原因可能导致胸痛

胸痛的原因有很多，只要刺激到痛觉神经就会引起胸痛。所以，只有明确胸痛的原因，才能选择合适的治疗方案。导致胸痛的常见疾病，包括心肌梗死等心血管疾病、气胸等肺部疾病、胃食管反流等消化系统疾病、带状疱疹等胸壁疾病，还有急性白血病以及心理疾患导致的胸骨疼痛等。

发生胸痛是否要及时就诊

首先要判断胸痛的危险程度。

如果胸痛程度较剧烈、持续时间较长、出汗，有濒死感，伴有血压波动、呼吸困难或意识丧失，则需要及时就医。急性冠脉综合征（包括心肌梗死、急性心肌缺血、心源性休克），急性主动脉夹层，气胸，急性肺栓塞等心血管疾病引发的胸痛，很有可能在短时

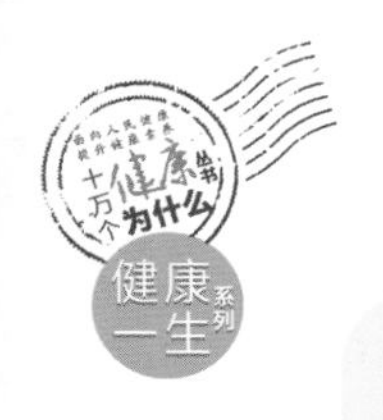

间内致命，其他类型的胸痛则可以择期就诊。

胸痛去哪个科室就诊

公立综合性医院设置的胸痛中心，为多学科合作模式，是专门为胸痛患者开辟的绿色通道，大多设置于急诊。对于不明确病因的胸痛，可以优先就诊于胸痛中心，快速、准确地识别危重胸痛患者，为抢救提供宝贵的治疗时机。

因此，一旦出现胸痛，优先选择设立胸痛中心的医院，可以得到及时、准确的诊治。

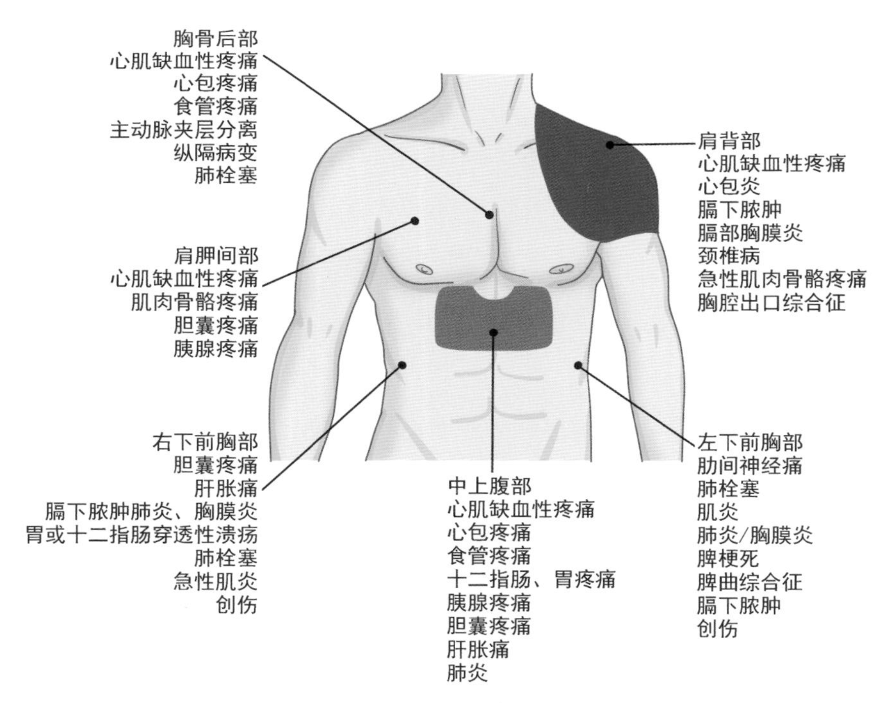

不同部位胸痛的常见疾病

（苏海燕　周冷潇）

4. 为什么必须了解家庭遗传背景

关键词
遗传
疾病

每次看病时医生都会询问家庭中其他人的健康状况，这是为什么呢?

其实，每个人均携带了父母双方的遗传物质，而人类疾病大多直接或间接与遗传因素相关，所以了解家庭遗传背景对于家庭成员进行健康监测与风险防控的确非常重要。

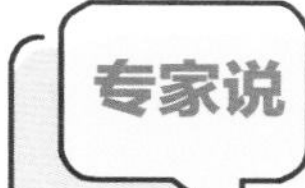

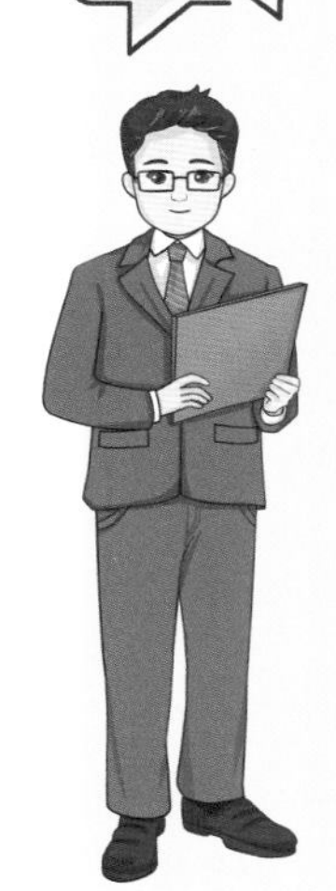

什么是家庭遗传背景

家庭遗传背景也就是疾病的家族史，是指家族成员的患病情况，包括一级亲属，如父母、子女、兄弟姐妹（同父母），有时还包括二级亲属，如祖父母，外祖父母，姑、姨、叔、伯，侄、孙等。疾病发病时间越早、病情越重、亲缘关系越密切、家族中发病人数越多，该病的遗传性越强。

为什么医生会询问家族史

明确的家族遗传史有助于医生正确判断患者病因、疾病风险以及预后。就诊时应主动向医生提供家族史，尤其是与本次发病症状相关的家族遗传病。

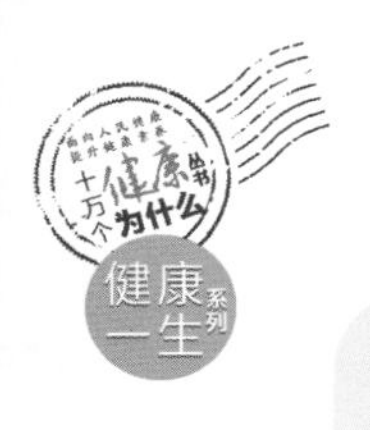

家族遗传病主要有哪些

家族遗传病是指家族中多个成员出现的疾病，多与遗传因素异常相关，比如多囊肾、白化病、血友病、色盲等。生活中常见的糖尿病、冠心病、高血压、哮喘、风湿免疫病，甚至某些癌症等，与多基因异常有关，是在一定家族遗传背景下受到环境因素影响而产生。

有家族遗传背景，一定会患病吗

当然不是。但是如果家族中多人同患一种癌症，需要高度怀疑家族遗传倾向。

家族性疾病也不一定都是遗传病。由于饮食、居住等环境因素相同，可能导致家族中多个成员患有相同的疾病。例如，家庭中成员患有夜盲症，多与共同的饮食中缺乏维生素 A 相关。

具有家族遗传因素，如何预防相关疾病

以肿瘤为例，存在明显遗传倾向的肿瘤仅占 5%~10%，其余 90% 则由后天的基因突变引起，通常与衰老、吸烟、辐射等不良因素相关。

腺瘤性肠息肉为结肠癌的癌前病变，具有一定家族遗传倾向，但是炎症刺激、不良生活方式和饮食习惯与肠息肉的发生也密切相关。因此，纠正不良的生活方式和饮食习惯，如减少高脂肪、油炸食品的摄入，适当进行身体活动，定期进行结肠镜筛查，可以早期预防、早期发现肠息肉，及时切除肠息肉，可以预防结肠癌的发生。

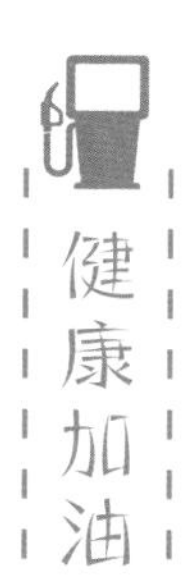

若家族中有遗传性疾病，其成员一定要注重预防和监测，做到早发现、早治疗。

1. 减少与不良因素接触，如辐射、霉变食物、腌制和熏烤类食物等。

2. 保持健康生活方式，如均衡膳食、规律运动、规律作息、戒烟限酒等。

3. 主动了解疾病相关知识，关注身体发出的“异常信号”，科学防治。

4. 注重健康体检与早期筛查，做到早预防、早发现、早治疗。

（苏海燕　靳育静）

关键词

家庭健康　安全隐患

5. 为什么**家庭健康安全知识**不可少

都说家庭是安全的港湾，但家庭中也隐藏着一些健康隐患，如不注意可能就会危及家人的健康和安全。因此，掌握基本的家庭健康安全知识是很有必要的。

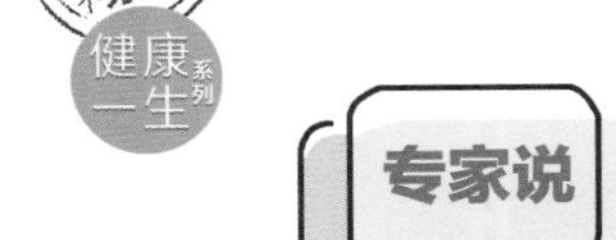

专家说

藏在冰箱中的健康隐患

家庭冰箱的冷藏温度一般为4~10℃，这个温度对于很多细菌来说，同样能够存活。即便是冰箱的冷冻室，细菌也只是处于休眠状态，当解冻时就会复活。因此，冰箱里面也是有细菌的，它们主要来自生肉、蔬菜，还有食品外包装上。

我们平时就要注意，放入冰箱的食品最好先清洗一下或用保鲜膜包裹，对于带多层包装的食物，可以除去不必要的外包装；不论冷藏冷冻，生熟食品要分层放；冰箱的温度不要设定过高；冰箱中过期、变质的食物要及时清理；平时最好每6个月断电清洁一次冰箱，其中密封胶条褶皱、冰箱门需要重点清洁。

藏在空调中的健康隐患

空调如果长时间不清洗，就会滋生细菌，如金黄色葡萄球菌、大肠杆菌等。当我们吹空调时，就容易被这些细菌感染，引发呼吸道及消化道相关疾病。

每年夏季或冬季空调使用前应彻底清洗一次，不光要清洗过滤网，还需要使用正规空调消毒剂对散热片进行清洁消毒，如果在使用空调后出现身体不适，要及时就医。

居家环境的跌倒隐患

家庭还是跌倒易发的场景，特别是老年人，卫生间、厨房、阳台、卧室等由于地面湿滑或杂物摆放无序等，容易被滑倒、绊倒。另外洗澡、穿裤子、排便、夜间起夜等体位改变时也很容易发生跌倒。

首先，要有防跌倒的风险意识，避免做一些爬高的动作。其次，平时要加强锻炼，通过健步走、打太极、做抗阻运动等增强肌力和平衡能力。再次，如果家里有老人，室内环境要做适老化改造，屋内照明要充足，东西摆放避免杂乱。

家庭中的空气污染源

大家普遍关心室外空气质量，往往忽视家庭中的空气污染源，比如做饭产生的油烟、燃气热水器产生的一氧化碳等气体、室内装修产生的甲醛、在家里吸烟等，这些污染源对于家庭成员的呼吸健康及全身健康都很不利，一定要加以重视，设法减轻或避免。如有些人喜欢先炒一会儿菜，再开吸油烟机，这是不对的，正确的做法是开火前先开吸油烟机，关火后再抽一分钟。

（田利源　朱　玲）

关键词

医疗　健康　档案

6. 为什么需要保存**医疗记录**

当您看病时，医生经常会询问既往是否患病，所患疾病的名称和治疗经过；询问直系亲属所患重大疾病的名称；询问近期的体检结果

和主要异常指标数值。如果回答不出来，您就需要整理、保存一份属于自己的医疗记录了。

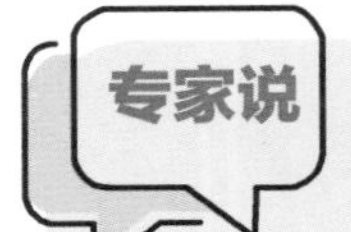

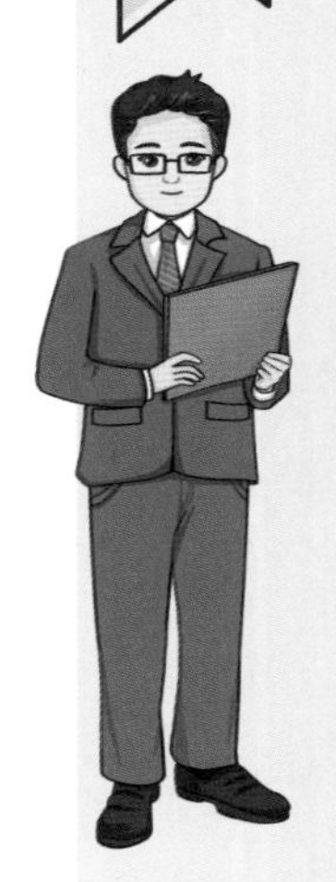

医疗记录包括什么，为什么要保存它

医疗记录主要包括门诊病历、住院病历、健康体检报告等。保存医疗记录可以了解和掌握患者健康状况的动态变化情况，系统监测自身健康水平，如近期家庭血压测量数值、近期体检报告等，这些都可为后续的医学诊疗提供参考与依据，避免或减少误诊、漏诊的情况。同时原始的医疗记录也是医疗保险赔付的凭据。当发生医疗纠纷时，也是不可替代的原始证据和法律文书，妥善保管好医疗记录很有必要。

就医时该携带哪些医疗记录

就医时，患者应携带近期的健康体检报告与本次就诊相关的检查结果，或以往重大疾病的诊疗记录和检查结果。

1. 实验室检查化验单（如血常规、尿常规、粪便常规、肝功能、肾功能、血脂、血糖、凝血功能、肿瘤标志物等）。

2. 病理报告。

3. 影像学检查、超声检查报告。若有影像胶片，应放入纸袋中妥善保存，避免卷折或阳光直晒。

4. 心电图报告等。

5. 个人健康记录。若近期有过住院治疗，应携带复印的住院病历资料或提供治疗经过的相关材料（如癌症治疗的化疗方案和化疗周期数等）。

（苏海燕　王司宇）

二

家庭问药咨询

7. 为什么要多了解**慢性疾病**相关知识

提到慢性疾病，大家肯定不陌生，身边的老年人甚至部分中青年人都可能患病，比如高血压、高脂血症、糖尿病、心脑血管疾病等；或者正处于慢性疾病前期状态，比如血压偏高、血脂异常、血糖偏高、肥胖等。

但有不少小伙伴会想：我没有什么不舒服，还需要花费精力去了解慢性疾病相关知识吗？

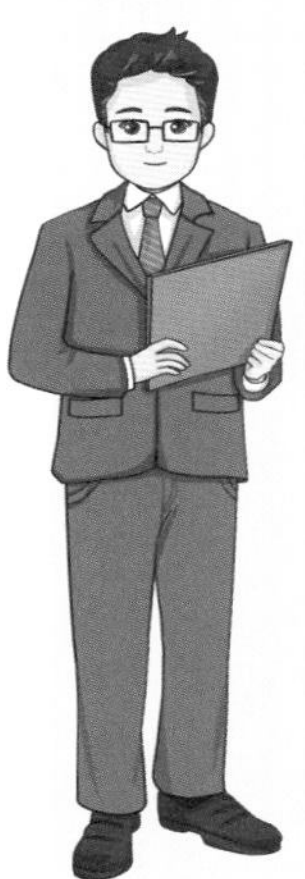

慢性疾病已经成为我国城乡居民的主导疾病和主要致死原因。2019 年，我国居民因慢性疾病导致死亡占总死亡数的 88.5%。近年来，慢性疾病发病呈现年轻化趋势，严重影响着每一个家庭。

什么是慢性疾病

慢性疾病因病因复杂、起病隐匿、病程长且病情迁延不愈而得名。其发病原因 60% 源于个人的生活方式，另外还与遗传和环境因素有关。因此，可以说慢性疾病是一大类受家族遗传背景影响的生活方式相关疾病，主要包括高血压、高脂血症、糖尿病、高尿酸血症、心脑血管疾病、肿瘤、慢性阻塞性肺疾病等。

为什么要尽早了解慢性疾病知识

冰冻三尺非一日之寒！

很多人不知道的是，慢性疾病通常在青少年时期就已经发生，并随着年龄的增长损伤程度不断加重。慢性疾病的预后与发现早晚密切相关，及早了解常见慢性疾病知识，早期发现、科学防治甚至可以避免疾病的发生。

慢性疾病可以预防吗

现阶段，随着生活水平的提高和生活方式的转变，慢性疾病越来越多。而其形成是逐渐累积的过程，比如在确诊糖尿病之前，可能先出现超重、肥胖，随之逐渐出现血糖轻度异常、糖尿病前期，最后胰岛功能不堪重负，才出现了糖尿病。

大量研究显示，通过改变不健康的生活方式，心脑血管疾病、2 型糖尿病、某些癌症都可以被有效预防。

可改变的慢性疾病的危险因素有哪些

慢性疾病有很多共同的危险因素，除了年龄、性别、遗传等无法改变的危险因素，高血压、糖尿病、血脂异常、超重和肥胖、不健康膳食、缺乏身体活动、吸烟、精神压力过大、过量饮酒、睡眠问题等都是可干预的危险因素。

因此，针对慢性疾病发展的不同时期，采取有针对性的干预与管理策略，控制可改变的危险因素，是预防慢性疾病的有效手段。慢性疾病的预防应贯穿于生命的全过程。

（苏海燕　靳育静）

8. 为什么 **不能**凭经验用药

关键词 科学用药 非处方药

王阿姨患有高血压，向同样患有高血压的邻居“取经”，好心的邻居不但介绍了自己服用降压药的经验，还慷慨地把她的一盒降压药送给王阿姨试吃。我们做事情常会依靠经验的指导，但在用药这件事上是不能凭经验的。

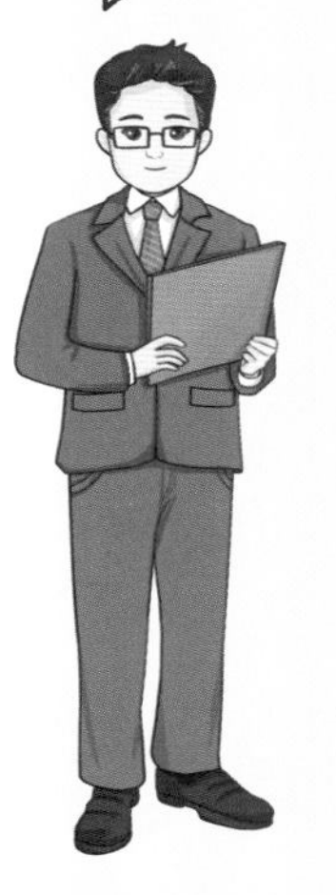

疾病很复杂，同样的症状，可能原因大不相同，例如同样是高血压，有的人是原发性的，有的人则是由其他疾病继发引起的；同样是咳嗽、发热，有的是感染了病毒引起的，有的则是细菌导致的。

病因不同，治疗和用药也就不同，不能觉得症状和上次一样，就凭经验还用上次的药；人与人之间差异也很大，即使是同一种疾病，对一个人有效的药，并不一定对另一个人有同样的效果。因为年龄、性别、体重、体质状况、基因、日常饮食等都不一样，这些都会影响药物的反应，何况用药的时间、剂量、同时服用的药物等也会影响药物的疗效，例如同是高血压，心率快的和心率慢的人，或者肾功能正常与不好的人，在降压药的选择上都是不同的。此外，药物或多或少都存在不良反应，有的不良反应还很严重，“用药如用兵”一定要慎重对待。

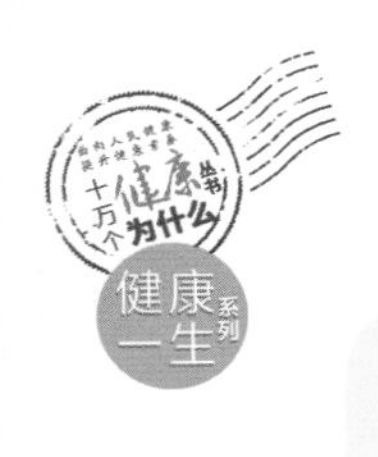

那不凭别人的经验用药，凭自己之前的经验来用药可以吗？

对于某些非处方药或许可以，但同样需要慎重，如感冒、腹泻等轻症，用药后如果症状未缓解，仍需要及时就医。

有一位退休教师，平时胃痛，去医院做胃镜检查诊断为胃溃疡，医生给他开了抑制胃酸和保护胃黏膜的药物，病情一度有了好转。但过了两年，胃痛的症状又出现了，他还是凭经验服用了之前的药物，服用后也有缓解，就没当回事，没有再去做胃镜检查，可症状总是反复，又过了几个月他才去检查，结果被确诊为胃癌，这位退休教师就错过了早期治疗的时机。

总之，“凭经验用药”要不得，每个人都应对自己的健康负责，有症状还是及时就医，在专业医生的指导下规范合理地用药。

（田利源　朱　玲）

9. 为什么要了解**药物不良反应**的类型

俗话说“是药三分毒”，几乎所有药物都可引起不良反应，只是其发生的概率不同、轻重程度不同。那么，药物的不良反应有哪些类型，我们为什么需要了解呢？

药物是治疗疾病的重要手段，只有充分了解药物不良反应及其类型，才能科学地用好药物。例如，有些药物的不良反应是刺激胃肠道，那就要餐后服用，减少对胃肠道的刺激。有些药物有致畸作用，怀孕或备孕的人就要避免服用。由于老年人发生药物不良反应的概率是年轻人的两倍以上，因此更需要了解。

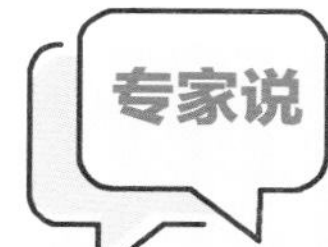

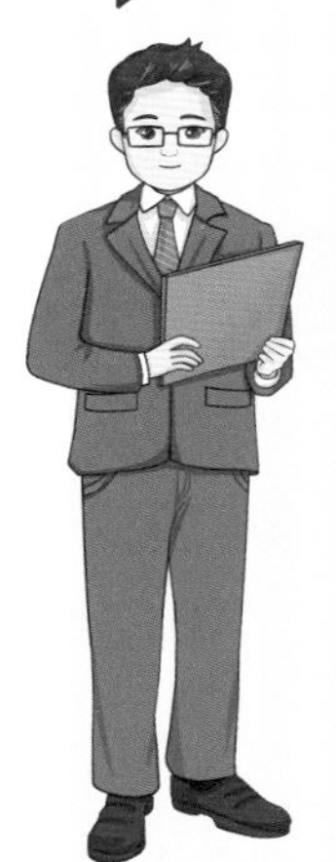

药物不良反应的类型

1. 过量反应　表现为药物的治疗作用过强。如服用降压药，出现血压降得过低、头晕眼花的情况；服用降糖药，出现心悸、出汗等低血糖表现。这类不良反应常常可以预知，特别是在服药初期或药物调整期，有些人对某种药物特别敏感，或者同时服用其他药物影响了这种药物的代谢，而使血药浓度升高，导致不良反应的发生。

2. 特异质反应　这类不良反应如皮疹、黄疸、白细胞减少、肾损害、听觉受损等，药物的过敏反应也属于这类，常常不可预知，损害较重，发生机制还不是特别清楚，可能是由于个体基因差异，对药物代谢或反应不同导致的。

3. 副作用　就是药物的不良反应，但发生机制明确，可以预知。如长期服用阿司匹林，可能出现胃溃疡或出血。吃某些抗过敏药，会出现嗜睡、犯困等症状。

药品说明书上都会把药物的不良反应标注出来，有人觉得看了没用，医生让吃，难道还能不吃？也有人看完后，吓得不敢吃药了。其实正确的态度是既不对药物的不良反应不闻不问，又不

对其过度恐惧。

了解药物不良反应的好处是，当在用药过程中出现一些症状时，能及时提醒我们注意，从而反馈给医生，由医生来调整药物的用量或换药。

（田利源　朱　玲）

关键词

处方药　非处方药

10. 为什么要明白**处方药**和**非处方药**的不同

药店中的药品，有些可以自行购买，有些却需要驻店药师的指导，还有一部分药品购买时必须出示医生处方。这种差别是因为根据药品分类管理制度，药品分为处方药和非处方药，了解两者的区别对于保证用药安全及治疗效果十分重要。

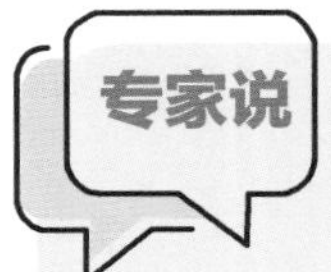

什么是非处方药

非处方药（over the counter，OTC），指不需要凭医生开处方即可自行判断、购买和使用的药品。根据药品的安全性，非处方药分为甲（红底白字）、乙

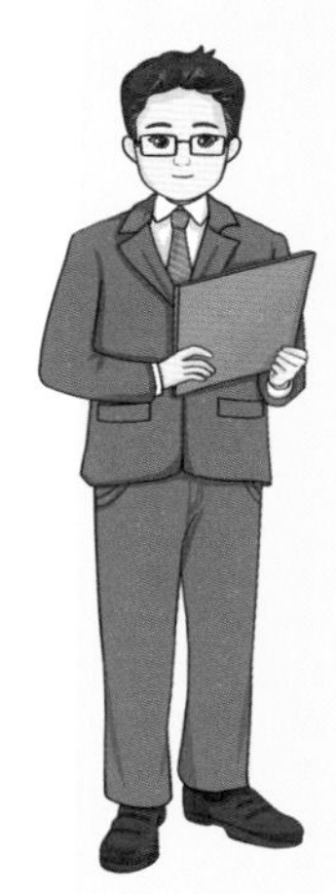

（绿底白字）两类。

非处方药毒副作用较少、较轻、不会引起耐药性、成瘾性，与其他药物相互作用也小，在临床上使用多年，疗效肯定。主要包括用于治疗感冒、咳嗽、发热、止痛、消化不良、皮肤病及鼻炎等过敏症状的药物和营养补剂等。

什么是处方药

处方药（receptor X，RX），指必须凭执业医师或执业助理医师处方才可调配、购买和使用的药品。大多属于以下几种情况：①上市的新药，对其活性或副作用还要进一步观察。②可产生依赖性的药物，如吗啡类镇痛药及某些催眠安定药物等。③药物本身毒性较大或有其他潜在影响的药品，如抗肿瘤药物。④用于治疗某些疾病所需的特殊药品，如治疗心脑血管疾病的药物，须经医师确诊后开出处方并在医师指导下使用。

处方药与非处方药的区别

处方药与非处方药的区别

	处方药	非处方药
疾病诊断者	医生	患者自我诊断
疾病类型	病情较重	小伤小病解除症状，慢性疾病维持治疗
取药凭据	处方	无须处方
取药地点	医院药房、药店	医院药房、药店、超市（乙类）
服药天数	遵照医嘱执行	一般3~7天，症状不能缓解须进一步诊治
给药途径	根据病情和医嘱执行	口服、外用为主
专有标识	无	有

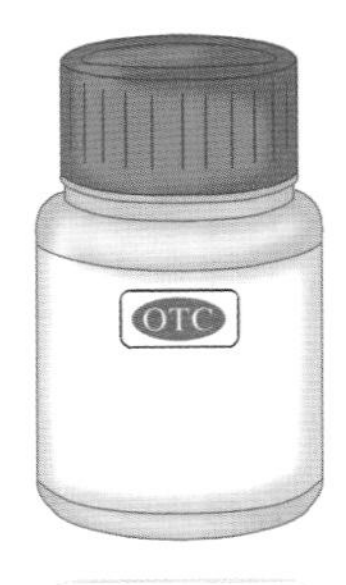

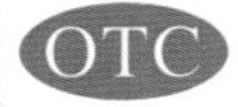

甲类OTC（红底白字）：只能在具有《药品经营许可证》、配备执业药师或药师以上技术人员的社会药店、医疗机构药房零售的非处方药。甲类OTC须在药店由执业药师或药师指导下购买和使用。

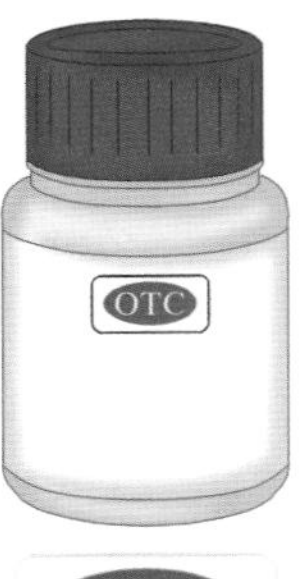

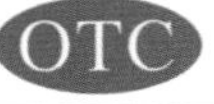

乙类OTC（绿底白字）：除了社会药店和医疗机构药房外，还可在经过批准的普通零售商、企业中零售。乙类OTC无须医师或药师的指导就可以购买和使用。

关键词

非处方药　用药安全

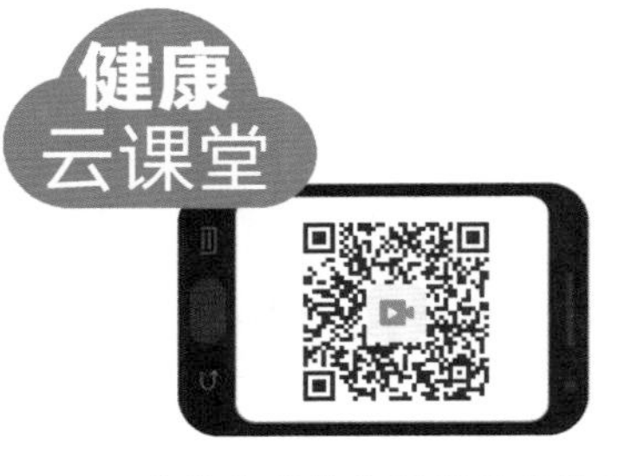

非处方药物使用需注意什么

（苏海燕　徐晓倩）

11. 为什么要明白**非处方药**使用注意事项

俗话说“是药三分毒”！

非处方药虽然是经过医药学专家的严格遴选，并经国家药品监督管理局批准，可以经柜台或敞开自选式销售。但它们仍然是药品！

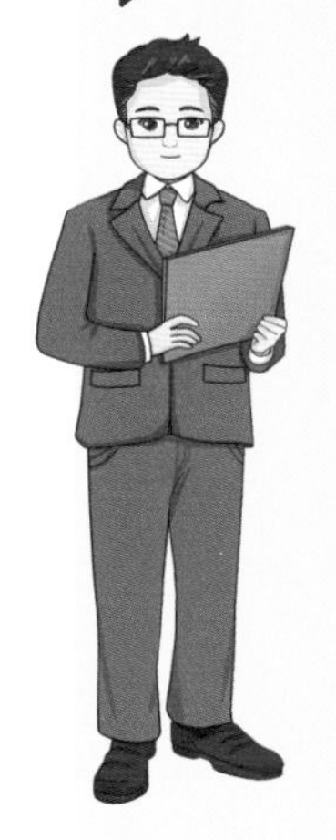

事实上，有些药物既有处方药身份，又有非处方药身份。因此，在使用时同样要十分谨慎，了解非处方药物使用的注意事项对于保证用药安全非常重要。

1. 判断自身疾病情况　用药前应通过自我判断或咨询专业人员对此次疾病作出初步判断，确定可否使用非处方药进行治疗。如病因不明、病情较重或合并多种疾病的，不宜擅自使用非处方药进行治疗。

2. 购买合法合规的药品　非处方药应该去具有售卖药品资质的药店、企业进行购买。购买时查看外包装信息，不要购买无批准文号、无注册商标、无生产厂家的国产药品和无进口药品注册证号的进口药品，不要购买包装破损或封口已经打开的药品，不要购买已经超过有效期的药品。

3. 仔细阅读药品说明书　药品包装及说明书上应印有批准文号、药品名称、主要成分、药理作用、适应证、用法用量、不良反应、禁忌证、注意事项、药品生产日期及有效期、贮存条件等信息。患者可根据药品说明书结合自身症状决定是否应该使用该药。

4. 准确用药　遵照药品说明书，结合自己的性别、年龄、体重等因素掌握药品使用方法、用量、次数及疗程。防止滥用，既不可“无病用药”，也不可重复用药或在疾病治愈后继续用药。

5. 注意不良反应　若用药后不见效或病情有加重迹象，甚至出现皮疹、瘙痒、高热或其他不适，应立即停药并前往医院诊治。

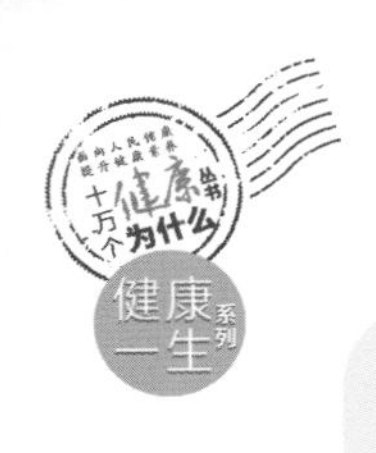

6. 注意用药禁忌　在使用药品前需根据药品说明书确认自身是否存在使用该药的禁忌证或过敏史，以免对自身健康造成损害。

7. 及时评价治疗效果　一般来说，使用非处方药一段时间（一般为 3~7 天）后，症状未见缓解或减轻，应及时就医，以免延误病情。

8. 联合用药需谨慎　许多药物之间有配伍禁忌，合用时不仅会降低疗效，而且可能增加毒副作用，联合的药品越多，毒副作用的发生率越高，后果也越严重。

9. 妥善保管药品　药品需要根据说明书要求进行妥善保管，置于孩子不易接触的地方，以防误服。

（苏海燕　徐晓倩）

12. 为什么家庭救护与急救是挽救生命的第一道防线

家庭是一个温暖的港湾，可也会有各种意外情况发生。面对日常生活中突如其来的危害或疾病，如意外伤害、气管异物、心搏骤停等，是拨打急救电话、等待医务人员的到来？还是准确判断并在第一时间内实施急救？

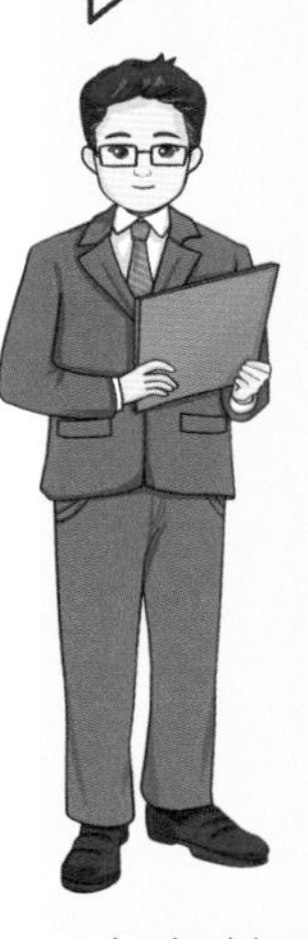

家庭中的意外伤害和危急重症，包括心搏骤停、昏迷、窒息、呼吸困难、惊厥、过敏、烧烫伤以及中毒、骨折、出血等。等待救护人员赶到现场常常会丧失最佳抢救时机，因此必须争分夺秒进行急救。

首先，应学会观察呼吸、脉搏、血压，判断生命体征是否平稳。如果发现呼吸、心搏骤停，必须立即抢救，进行心肺复苏。因为心搏骤停发生后，血流突然中断，10 秒左右即可出现意识丧失，每过 1 分钟患者的生存率就会下降 7%~10%。若能在 4 分钟内开始有效的急救——心肺复苏（包括胸部按压和人工呼吸，即使仅仅按压胸部也非常有帮助），使部分血液流向脑部、肺部和心脏，帮助患者恢复一定程度的血液循环，存活率可达 50%。

其次，面对各种意外造成的身体伤害，如骨折、烧烫伤、中毒、过敏等，也应确保患者在第一时间脱离致伤环境，及时探查是否有呼吸和心跳的异常，是否需要清除呼吸道异物及开始心肺复苏。而烧烫伤后的冷水冲洗，或出现出血、气管异物的正确及时的现场急救，可以明显降低严重并发症的发生。

同时，还应掌握一些常见家庭救护急救的注意事项，如急性腹痛忌服止痛药、腹泻忌乱服止泻药、昏迷患者忌仰卧、心源性哮喘患者忌平卧、脑出血患者忌随意搬动、小而深的伤口忌马虎包扎、触电者忌徒手拉救、使用止血带结扎止血应每隔 1 小时放

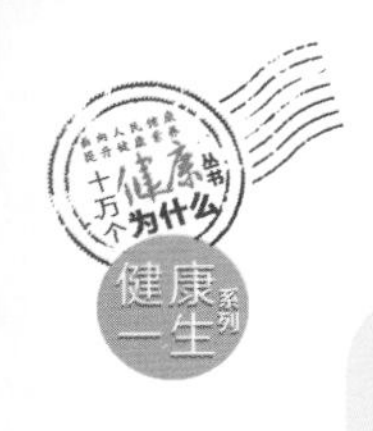

松 15 分钟……

当然，除了必要的家庭救护，也应及时就医或者拨打急救电话，寻求专业的医疗急救救护。

家庭成员作为第一目击者，应第一时间、第一现场进行施救，以筑成挽救家人生命的第一道防线。

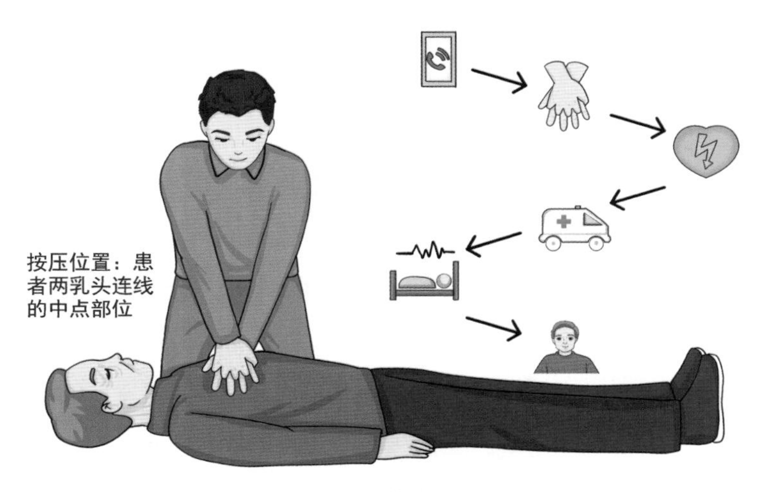

心肺复苏流程

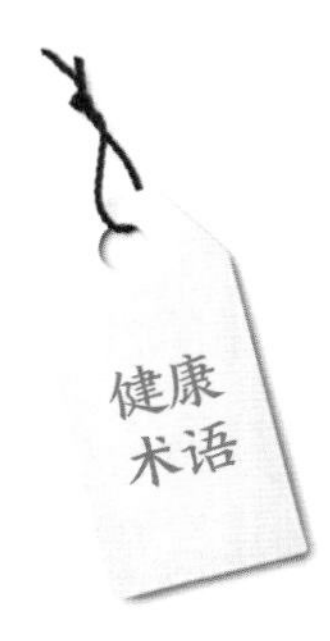

心肺复苏

心肺复苏（cardiopulmonary resuscitation，CPR）是指应对心搏骤停，能形成暂时的人工循环与人工呼吸，以求达到心脏自主循环恢复、自主呼吸和自主意识的挽救生命技术。

（苏海燕　李树倩）

13. 为什么家庭要配置药箱

关键词

家庭　药箱

在日常生活中，如果出现发热、感冒、头痛、胃肠道不舒服等情况，是立刻去医院还是自行在家吃药观察？如果家中有人突发急症或是外伤危及生命，是等待救援还是进行初步急救？

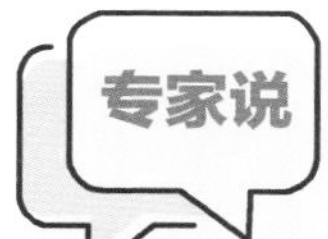

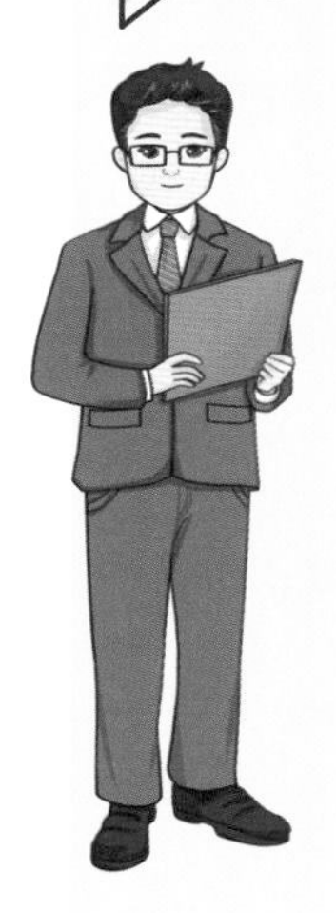

有句话叫未雨绸缪，如果家中备有一些常用药品及急救药物，针对常见病进行初步处理，不仅可以免去复杂的就医流程，关键时刻甚至可以挽救生命！

家庭药箱常备药的种类

首先，应根据家庭人员的组成和健康状况，准备治疗常见病、多发病的药物。其次，应避免混入家庭成员过敏的药物。最后，应选择用法简单、副作用较小、疗效稳定的药物。

家庭小药箱常备药品如下。

1. 解热镇痛药　包括对乙酰氨基酚、布洛芬等，不仅有退热作用，还是常用的止痛药，可以用于缓解头痛、牙痛、痛经等多种疼痛症状。

2. 胃肠道用药　针对腹泻，常用的有蒙脱石散、

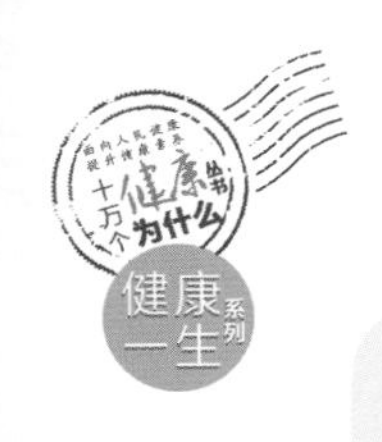

益生菌等，蒙脱石散可以保护肠道黏膜，益生菌可以改善肠道菌群失调。针对消化不良，可以准备促消化的药物，如消化酶等，也可以准备胃肠动力药物，如多潘立酮或者莫沙必利等。针对便秘，可以准备乳果糖或者开塞露等通便药物。

3. 抗过敏药　如氯雷他定、西替利嗪等。在过敏性疾病发作时服用可缓解症状，如过敏性鼻炎、慢性荨麻疹、瘙痒性皮肤病等。

4. 急救药物　如速效救心丸、硝酸甘油、阿司匹林等。当出现心前区不适或者胸痛症状疑似心绞痛或心肌梗死时，在血压稳定的情况下，舌下含服硝酸甘油，可减少意外的发生。对于高血压患者，如果出现血压骤然升高，往往需要口服硝苯地平片等药物让血压下降，防止高血压引起心脑血管意外。

5. 外用消毒、包扎用品　如碘伏棉签、创可贴、纱布、绷带等，用来消毒、止血、覆盖伤口。

总体上说，家庭备药的目的在于临时缓解症状。如果症状比较严重或治疗后不见好转，应及时就医。

家庭药箱储存的原则

1. 保证药品的储存环境，防潮避光。

2. 应置于儿童触及不到的地方。

3. 家中如有老人，应置于老人方便拿到的地方。

4. 合理备药，定期检查保质期，清理过期的药品。

5. 内服药和外用药分开存放，以免误拿误用。

6. 最好配备急救手册。

（苏海燕　侯慧婕）

关键词

健康 监测

14. 为什么家庭要配备**健康监测仪**或工具

实施健康监测有利于早期发现隐患，不仅能够减少医疗成本，更重要的是能够挽救生命。

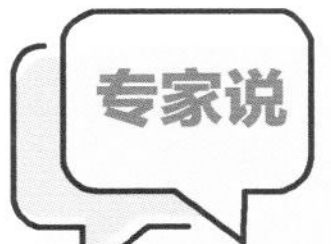

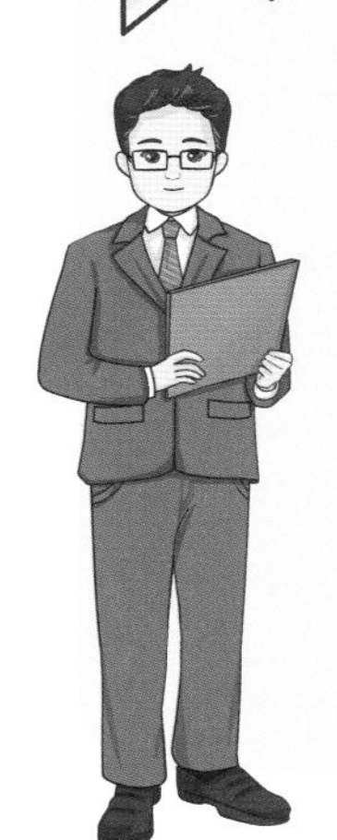

一些身体指标，如体温、血压、心率、血氧等，可以借助简便的工具，快速获取准确的健康数据，已被广泛应用于家庭生活。

1. 体温计　如果出现发冷、乏力、自觉发热等疑似发热的症状时，可以先测一下体温。依据体温的高低及伴随症状，判断是否应及时就医。

正常成人体温，按测量部位不同而有所差异。以水银体温计为例，舌下测温 36.3~37.2℃、肛表温度

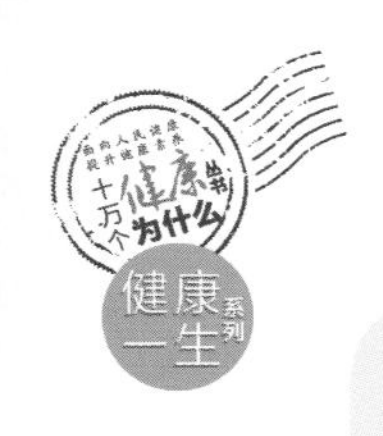

36.5~37.7℃、腋窝温度36~37℃均为正常范围。但是正常体温在不同个体之间略有差异，且常受体内、外部因素的影响稍有波动。在24小时内，一般下午体温较早晨稍高，剧烈运动、劳动或进餐后体温也可略有升高，但一般波动范围不超过1℃。

2. 血压计　如果出现头晕、恶心、心悸等不适症状时，可以先自行测量血压，若发现血压明显升高，应及时就医，必要时需要立刻拨打急救电话就近就诊。

常用的血压计有水银血压计及电子血压计。通过家庭血压监测，可以更准确、更全面地反映一个人日常生活状态下的血压水平，使每个人知晓自己的血压是否升高以及是否需要管理；已经诊断高血压的患者，监测血压是否已经得到有效控制。家庭血压的平均值≥135/85mmHg时，可以确诊高血压或血压尚未控制。

3. 血糖仪　又称血糖计。糖尿病患者或者糖尿病高危人群，在家中配备血糖仪，可随时监测血糖波动情况。

对于没有糖尿病病史者，如果空腹血糖≥6.1mmol/L或随机血糖≥7.8mmol/L，建议行葡萄糖耐量试验，以便早期发现糖代谢异常，早期诊断及干预糖尿病及糖尿病前期。

对于糖尿病患者，可以通过自我血糖监测，及时发现血糖是否达标，若不达标则应及时向医护人员反馈，以调整治疗方案。

4. 血氧仪　动脉血氧浓度的实时监测在临床救护中非常重要，因为一旦发生缺氧会对人体产生巨大的影响，严重缺氧可导致心搏骤停、脑细胞死亡。

现在常用的脉搏血氧仪大多采用指套式光电传感器，通过手指检测到人的血氧饱和度和脉搏，方便快捷，及时明确身体供氧情况。血氧饱和度正常范围为 95%~98%，在 94% 以下为供氧不足。因此，当人体轻微活动后血氧饱和度下降，应及时就医。

5. 便携式心电图机　随着科技的发展，便携式心电设备被广泛应用，如智能手表等。便携式心电设备使用简便，如果出现心前区不适、胸痛、黑朦及头晕时，可立刻监测自己的心电状况，做好记录，必要时及时就医、积极干预，降低心血管意外的发生风险。

（苏海燕　侯慧婕）

三

家庭
健康问题

15. 为什么在家也倡导 分餐制

关键词

分餐 幽门螺杆菌

在家吃饭，是不是也应该分餐？很多人支持在外就餐，采取分餐制。觉得在家搞分餐，就没必要了，也显得太见外了。这种想法对不对呢？

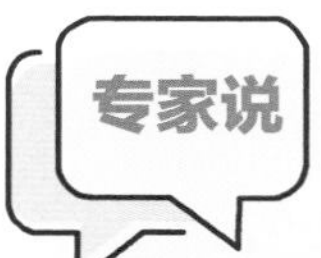

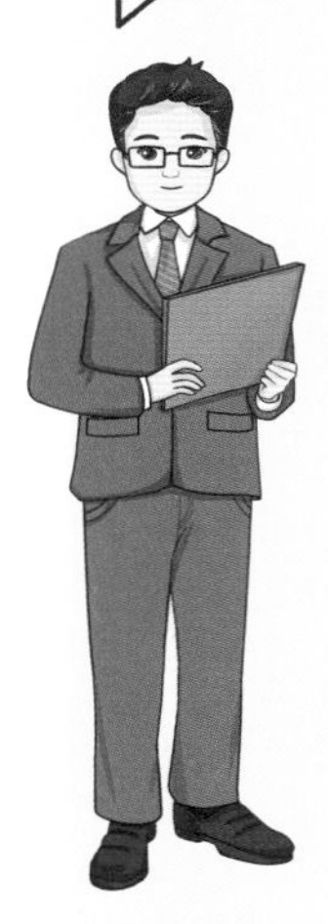

不光在外聚餐，在家吃饭也提倡分餐制。以胃癌的一级致癌物——幽门螺杆菌来说，我国的感染率高达 59%，大约每 5 个人中就有 3 人感染，之所以这么多人被感染，很大程度上就是由于我们不分餐，给幽门螺杆菌通过餐具、唾液传播提供了方便。

其实分餐制作为一种科学卫生的就餐方式，还有很多好处。

首先，可以避免很多通过共同就餐传染的疾病，除了前面提到的幽门螺杆菌感染，还有肝炎（如甲型肝炎、戊型肝炎），手足口病，口腔真菌感染等。

其次，分餐制可以让我们更精准地掌握自己每餐食物的摄入情况。从营养的角度看，分餐制有利于食物均衡合理地搭配，科学进餐。我国慢性疾病高发的现况很大程度上与日常不合理的饮食习惯有关系。在不分餐的情况下，很多人爱吃的食物吃得多，

不爱吃的一口不吃，谁吃了多少都没有概念，分餐制则有利于纠正偏食、挑食。特别是对成长发育中的儿童青少年，患有糖尿病等慢性疾病的患者很有提倡价值。

最后，分餐制可以更准确地估量每个人的食量，避免备餐时无谓的浪费。我们在追求聚餐时的热闹与祥和团圆氛围时，应该看到分餐制科学卫生的特点。

因此，每个人应该从我做起，从家中使用公勺、公筷做起，实行分餐制。

（田利源 朱 玲）

16. 为什么一家会有多个**肥胖者**

现实生活中经常会出现这样一种现象，即一个家庭中有多名体态丰盈者或者一个肥胖者身边都会有几个“富态”的朋友，甚至肥胖者身边原来比较瘦的朋友也会逐渐变胖。这是为什么呢？难道肥胖会传染吗？

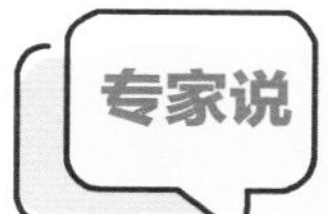

导致肥胖的原因

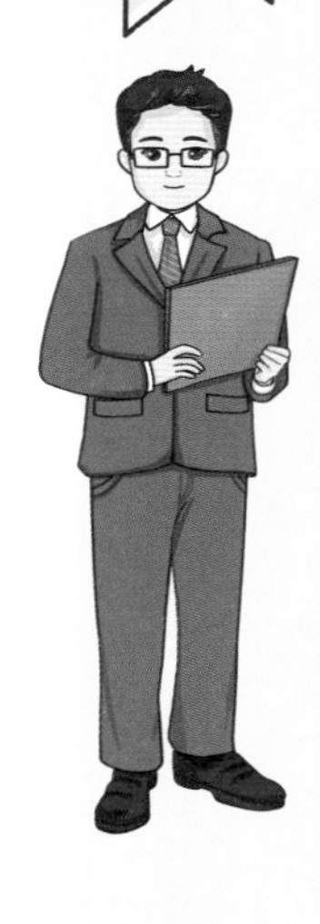

首先，单纯性肥胖具有遗传倾向，肥胖基因可以由上一代遗传给下一代，因此肥胖存在家族聚集性倾向。

其次，肥胖会“传染”，尤其是家人和经常待在一起的朋友，这种“传染”现象更为显著，这在一定程度上甚至超过基因的作用。这不仅因为家庭成员间受居住环境、生活习惯、消费导向、个人性格等因素的影响，爱好、运动习惯也会受身边亲友潜移默化的影响，尤其是居住在一起的伴侣和亲近的朋友。比如常常聚在一起喝酒，吃烤串、甜点、夜宵，喝奶茶，聊天、熬夜、打游戏，吃得多、不爱动！

再次，父母对儿童膳食行为和运动行为的影响，也造成其后天行为的养成。亲友身体变胖，会使周围人对于体重的标准发生改变。

显然，选择和谁在一起很重要！

天天做的这些事，会让你变胖

吃饭速度过快、狼吞虎咽，三餐不规律，经常性熬夜，天天吃夜宵，顿顿点外卖，久坐不动，心理压力大，喜欢喝甜饮料，吃甜食、吃油炸食品、饮酒，暴饮暴食，晚餐过于丰盛等不良习惯，不仅会给身体带来负担，还会使身材变胖。

应该如何对抗发胖

所谓的“传染”其实都是外因，根本原因还是自身缺乏自律性和意志力。因此，预防肥胖的第一步，不是远离肥胖者，而是

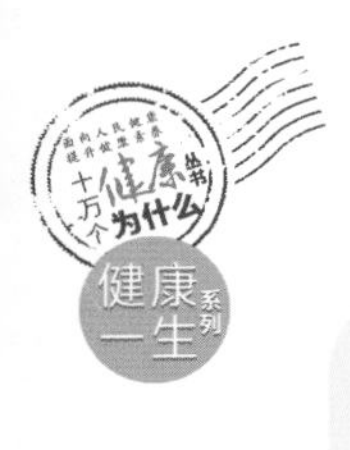

改变生活习惯并坚持下去。

遗传因素是单纯肥胖者的先天不足，是不可以避免的生理性肥胖因素。但环境因素也是家庭聚集性肥胖的可改变因素，是可以避免的。只要提高自律性，坚持合理的生活方式、养成健康的行为习惯，将有利于进行体重管理。

（苏海燕　窦若兰）

17. 为什么吃了那么多钙片仍不能缓解**腿脚抽筋**

缺钙是引起腿脚抽筋常见的原因，血钙过低会导致肌肉容易“兴奋”，从而引起肌肉抽搐。但吃了很多钙片以后，为什么腿脚抽筋还不缓解呢？

如果吃了很多钙片，腿仍抽筋，需要分析以下原因

脚抽筋未能缓解，一方面可能是补钙方法不当，导致钙的吸收不良。其实，单纯补钙效果并不好，如果体内还缺乏维生素 D、维生素 C、维生素 K、镁离

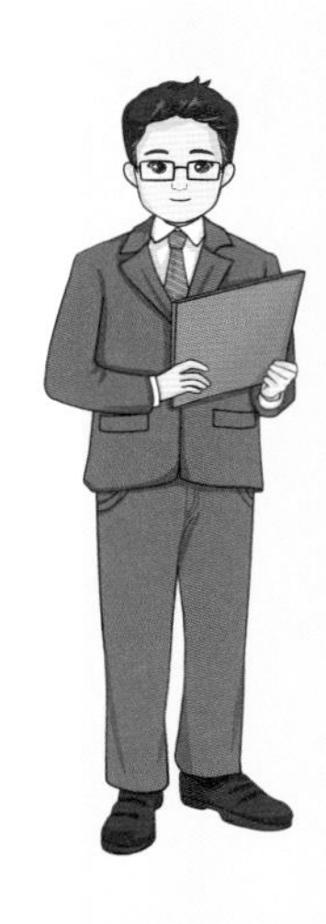

子，也会影响钙的吸收和利用。日常饮食要注意均衡多样，在补钙的同时，可服用相应的营养补充剂。另外，适当增加户外运动，对钙质的吸收与利用也有很大的帮助。另一方面，腿脚抽筋可能并不是缺钙造成的，需要查找到具体的病因，才能解决脚抽筋的问题，可能的病因包括以下几点。

1. 下肢肌肉缺血　部分患者，尤其是老年患者，通常因为有糖尿病、高脂血症等基础病，造成下肢血管闭塞，供血不足，容易引起腿抽筋。

2. 腰椎间盘突出　部分严重的腰椎间盘突出患者也会导致腿抽筋。

3. 帕金森病、脑炎或癫痫　发作时可表现为腿抽筋。

4. 甲状旁腺疾病、尿毒症、糖尿病、慢性胃肠道疾病等　可能导致体内钾、钙、钠、镁等电解质紊乱，从而影响到肌肉收缩，引发腿抽筋。

5. 过度劳累　如果患者因为工作或运动过度劳累，导致肌肉疲劳，产生大量肌酸、乳酸等代谢产物，这些代谢产物大量堆积也会刺激肌肉收缩，导致抽筋。

6. 寒冷刺激　如果患者睡觉时着凉，大脑会发出信号让骨骼肌收缩，以产生热量，同样可以诱发腿抽筋。

7. 服用一些药物　如糖皮质激素、吗啡、西咪替丁（抑制胃酸的药）、他汀类降脂药等也会影响钾、钙、钠等电解质的分布，引起抽筋。

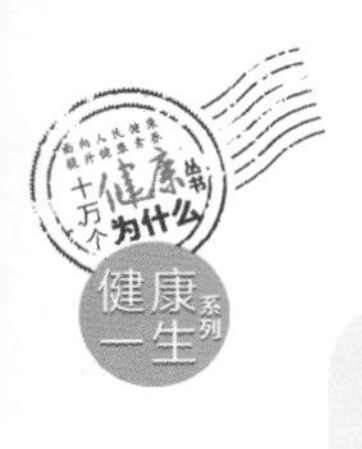

因此，如果补钙后，腿脚抽筋仍没有缓解，需要咨询专业医生，找到原因。

（田利源　朱　玲）

18. 为什么每天喝足量的水很重要

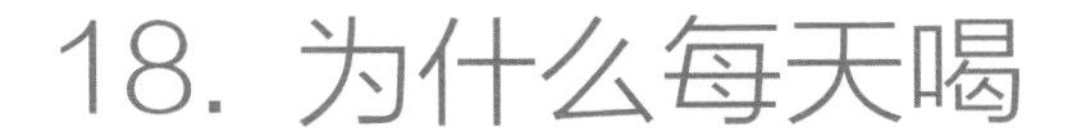

大家每天都要喝水，喝水不足或者喝水过多对健康都不好。喝多少水，怎么喝水，这里面大有学问。

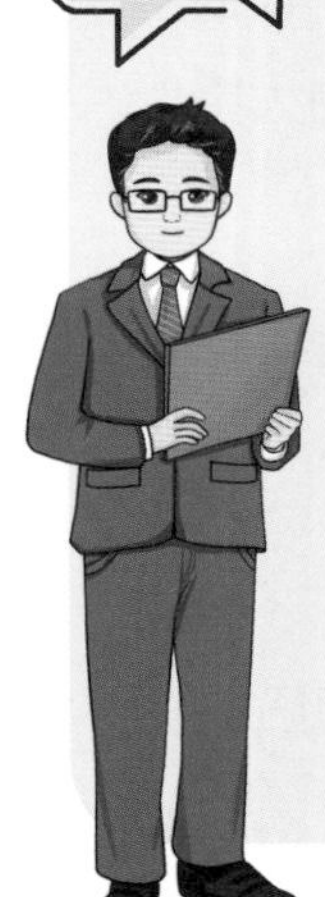

人体约 70% 都是水，每天的饮水量其实是因人而异的，与年龄、性别、体重、身体活动水平、饮食结构、环境的温度、湿度、海拔等都有关系。

一般体重大、运动量大的人需水量也更多，男性比女性需要更多的水，所处环境比较湿热的人，需水量也大。从年龄上看，男性一般在 20~35 岁需水量达到峰值，到了 40 岁以后逐渐下降；而女性在 25~60 岁达到峰值，过了 65 岁后逐步降低。

通常来说，人体一天需水量为每千克体重 30~40 毫升，每天的需水量在 2 升左右，其中大部分要靠喝水补充。《中国居民膳食指南（2022）》建议在温和的气候条件下，低身体活动的成年人每天饮 7~8 杯水，相当于男性每天喝水 1 700 毫升，女性每天喝水 1 500 毫升。

饮水不足有哪些危害

调查显示，我国居民饮水不足的问题比较普遍。饮水不足不但会降低身体的活动能力，还会影响记忆力、注意力等认知能力，并容易患泌尿系统感染、肾结石，增加糖尿病、心血管病等疾病的发病风险。

如果身体缺水，会发出哪些信号

1. 排尿次数减少，尿量减少、尿色变深，呈深黄或琥珀色。

2. 口干、口渴。

3. 大便干硬。

怎么喝水更有利于健康

1. 每天主动饮水，不要等口渴了才喝水。

2. 喝水要少量多次，一次不宜喝太多，一般一次 200 毫升左右。

3. 晨起最好喝杯温开水。一夜的睡眠，身体可能会因为缺水出现血液黏稠，所以，早晨起床后喝一杯温开水（150 毫升）可以降低血液黏度。

4. 推荐喝白水或茶水，不喝或少喝含糖饮料。

5. 喝水不宜过热，饮用 65℃以上的热饮，有导致口腔癌、食管癌的风险。

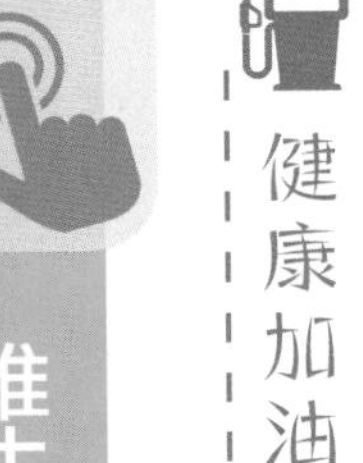

关键词 维生素 D 紫外线

健康加油站

喝水过多也不好

喝水过多，会加重心、肾的负担。对于有水肿、心肺功能不全、肾功能不全的患者来说，一天的饮水量要比正常人少，要根据前一天的尿量推算。一般饮水量为前一天的尿量再加 500 毫升。

（田利源　朱　玲）

19. 为什么**冬天**需要补充**维生素 D**

维生素 D 是身体必需的一种脂溶性维生素，可以促进肠道钙磷吸收，促进骨骼和身体发育，尤其是对肌肉功能、骨骼健康至关重要。缺乏维生素 D 可导致婴幼儿佝偻病、孕妇骨软化症、中老年骨质疏松症等骨骼疾病。维生素 D 还可以促进细胞生长与分化、调节免疫功能、降低心血管疾病、糖尿病、过敏、肾病等疾病的发生风险。

冬季为什么容易缺乏维生素 D

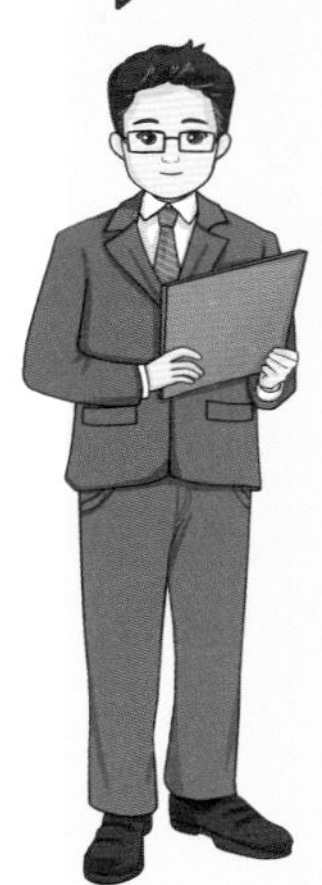

人体内大部分的维生素 D，是由位于皮肤内的维生素 D 经阳光中的紫外线照射后产生的，只有小部分来自饮食。这种由日光曝晒合成的维生素 D_3，是体内自主合成的、最好的、唯一天然的维生素 D 来源，不会因服用过量导致中毒，而单靠食物几乎不能获得足够的维生素 D。我国地处中纬度，在春夏两季，晒太阳就可以产生足够人体需要的维生素 D；而秋冬季，紫外线强度低、阳光照射时间减少，人体很容易缺乏维生素 D。

因此，维生素 D 缺乏主要发生在日光照射不足、营养需求增加的人群中，尤以婴幼儿、孕妇、老年人多见。此外，大部分时间工作在室内、晒不到太阳的人也是维生素 D 缺乏的高危人群。维生素 D 是脂溶性的，适量摄入脂肪可促进人体吸收利用。因此，减肥不吃肉者、素食人群，缺乏维生素 D 也很常见。

维生素 D 应该如何补充

除了保证充足日光照射，也可多吃富含维生素 D 的食物，必要时可服用维生素 D 补充剂。

如何晒太阳有利于维生素 D 合成

真正帮助维生素 D 合成的是阳光中的紫外线，而紫外线穿透力比较弱，普通窗户玻璃能阻挡 90% 以上波长为 300 纳米以下的光线，防晒霜也可以减少绝大多数维生素 D_3 被

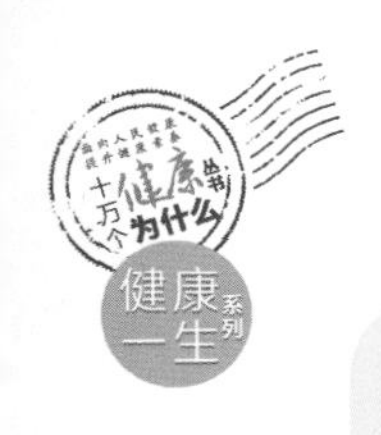

皮肤合成。因此，室内隔着玻璃晒太阳或是涂抹防晒霜会影响皮肤合成维生素 D。补充维生素 D 还是直接和阳光“亲密接触”吧!

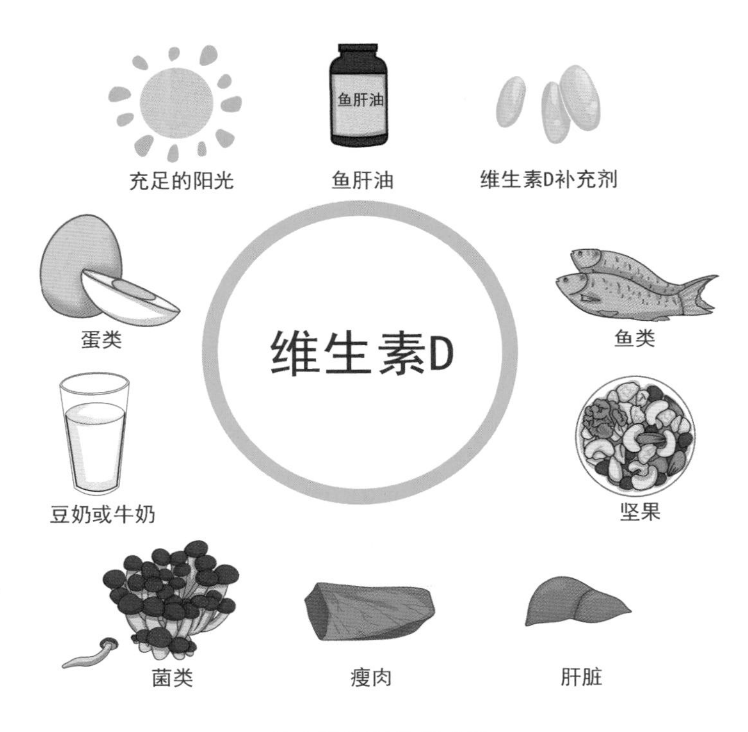

补充维生素 D 的方法

（苏海燕　靳育静）

20. 为什么提倡增加
全谷物摄入

关键词

全谷物　营养素

我国居民的主食以谷类食物为主。大多数人更青睐白米饭、白馒头等精谷物，因为它们不仅“貌白喜人”，而且口感细腻，甚至有人还追求越精白越好。但是，近年来有些专家建议吃全谷物才健康，那么“全谷物”和“精制谷物”有哪些差别呢？哪种对身体健康更有益呢？

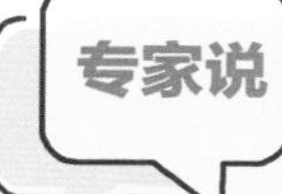

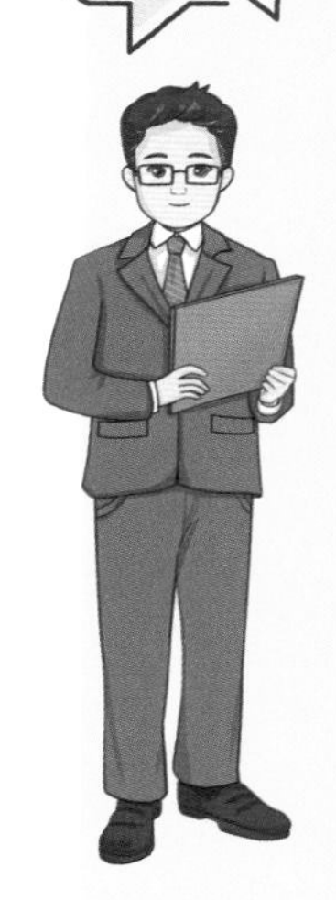

什么是全谷物

全谷物是指谷物在加工过程中仅脱去不利于食用的外层谷壳，保留了谷皮、糊粉层、胚乳和谷胚四部分，每一层都拥有各自独特的营养成分。

什么是精制谷物

目前市面上销售的“精制”谷物，大多经过脱壳、碾磨、抛光等精细加工，去掉了不能吃的谷壳、口感不佳的谷皮以及营养丰富的胚芽，最后只剩下了胚乳。因此，精制谷物是全谷物去除了大量营养成分，仅剩下含有大量淀粉和少量蛋白质的高碳水化合物、高热量胚乳。

精制谷物很容易被人体消化、吸收，导致血糖迅速上升，而后又很快下降，机体随之出现饥饿感。因此，进食精制谷物可能导致体重增加、肥胖甚至引发

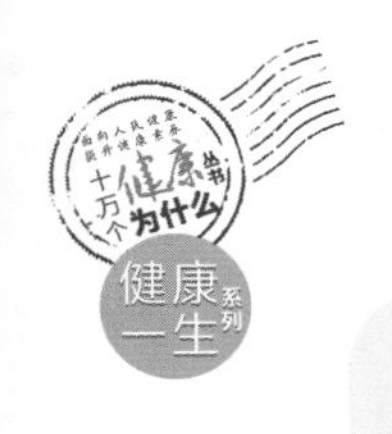

代谢性疾病、糖尿病、心脏病等。

与去除了皮层和胚芽的精制谷物不同，全谷物是保留了全部营养的完整的天然种子，更营养，更健康。食用全谷物有助于降低心血管疾病、结直肠癌、糖尿病的风险，维持正常体重，延缓体重增加。

全谷物食物有哪些

日常生活中常见的稻米、小麦、玉米、大麦、燕麦、黑麦、黑米、高粱、青稞、黄米、小米、粟米、荞麦、薏米等谷物，如果加工得当，都是全谷物的良好来源。但如果全谷物食品经过精细加工，也不能叫作全谷物！

日常该如何食用谷类食物呢

《中国居民膳食指南（2022）》推荐，成年人每天摄入谷类200~300g，其中全谷类和杂豆类50~150g；薯类50~100g。

1. 杂粮饭　白米中按比例加入全谷类或豇豆等，制成杂粮饭或杂粮粥，如五谷杂粮饭、三色糙米饭等。

2. 杂面食　蒸制红豆卷、绿豆糕、紫薯馒头、南瓜饼、杂粮面条、燕麦猫耳朵等，以及制成各种豆馅。

3. 直接食用　南瓜、红薯、芋头、山药、玉米等蒸熟可以直接食用，代替主食。

4. 菜肴　芸豆、花豆、红豆煮软，豇豆焯后均可作为配菜或者凉拌菜；绿豆或红豆泡涨发芽可用于炒菜；毛豆、蚕豆可以直接煮着吃。

5. 饮品　豆类，如黄豆、黑豆、青豆等可以混合，也可以分别制成豆浆；枸杞、绿豆、百合、花生米、黑芝麻等也可以作为豆浆的配料，营养丰富，针对不同人群具有一定的食疗作用。

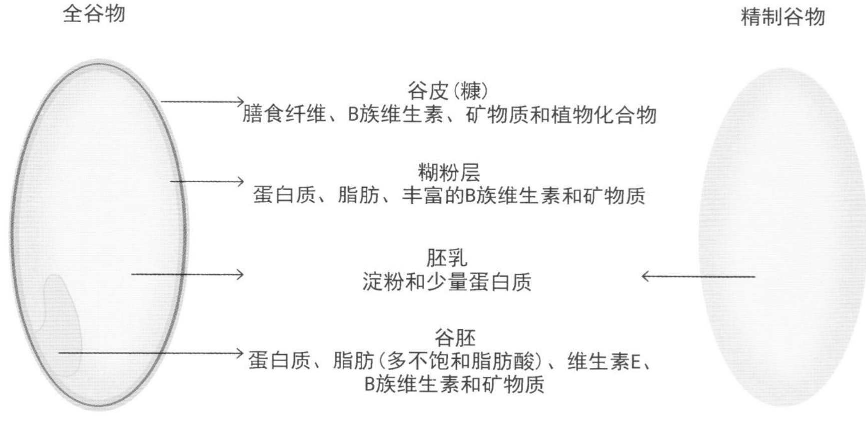

全谷物与精制谷物结构与营养成分对比图

（苏海燕　窦若兰）

关键词

乳糖　麸质　不耐受

21. 为什么有人不宜喝牛奶、吃面食

牛奶和面食是我们常吃的食物，但为什么有些人不适合喝牛奶、吃面食呢？

专家说

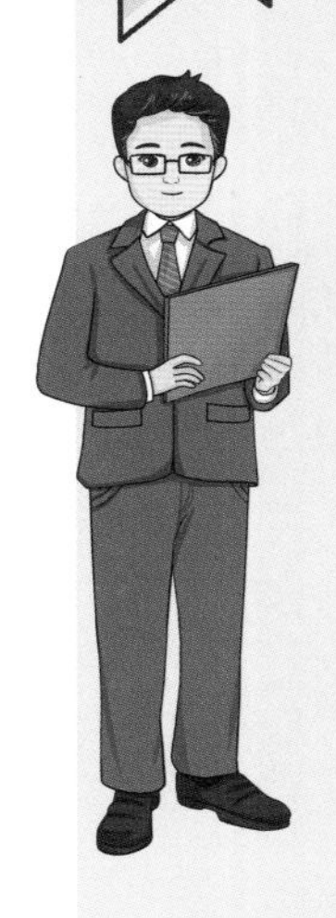

牛奶和面食并不适合所有人。以牛奶为例，有几类人就不宜喝牛奶。

1. 对乳糖不耐受的人　我们体内有一种酶，负责分解牛奶中的乳糖，促进吸收，但有些人的体内天生缺乏这种酶，乳糖无法被小肠吸收，直接进入大肠，会引起腹痛、腹泻等症状。

2. 消化性溃疡患者　有消化性溃疡的人喝完牛奶后会刺激胃酸大量分泌，容易导致病情加重。

3. 缺铁性贫血患者　食物中的铁需要在消化道中转化为亚铁才能被吸收利用。牛奶中的钙盐、磷盐会与消化道中的亚铁结合，形成难溶的化合物，影响铁的吸收和利用。

4. 胆囊炎和胰腺炎患者　牛奶中含有脂肪，需要胆汁和胰脂肪酶参与消化。喝牛奶会增加胆囊和胰腺的负担，从而加重胆囊炎或胰腺炎的病情。

5. 腹胀、腹痛、腹泻的人　喝牛奶也会加重病情，建议等痊愈后再喝。

6. 肾结石患者　牛奶中含有大量的钙，喝牛奶后 2~3 小时是钙通过肾脏的高峰期。如果是晚上睡前喝了牛奶，睡眠时尿液浓缩，容易形成结石。

再以面食为例，有不少人对麸质不耐受。麸质是什么，麸质不耐受又是怎么回事呢？

麸质是小麦、大麦、黑麦等食物中存在的一组蛋白质，日常生活中经常能遇到含麸质的食物，如面包、面条、馒头等，但有部分人却无法正常消化这种蛋白质，胃肠道可能对其中某个蛋白质过敏或者不耐受，引起肠道炎症反应。

就麸质而言，它的“黏性”会干扰肠道对其他营养成分的吸收，没有完全消化的食物在肠道中留下糊状残渣，可能会引发免疫系统把食物颗粒当成“假想敌”，对小肠内膜发动攻击，导致肠黏膜受损，形成“肠漏症”。

由麸质引起的一些不良反应和症状，统称为“麸质不耐受”。常见症状包括乳糜泻、消化道不适、腹胀、头疼、关节痛、过敏性鼻炎、湿疹、肥胖、睡眠障碍等。研究显示，麸质与很多免疫系统疾病发病相关。

可在正规医院进行检测，如果确定麸质不耐受，应采取暂停面食 2~3 个月的方法，其间可用米、薯类、豆类、杂粮等来替换面食，同时观察症状变化。如检测结果和相关症状完全缓解，可按每周 1~2 次逐渐增加面食。

（田利源　朱　玲）

健康一生系列

22. 为什么适量喝茶或喝咖啡有益健康

关键词

咖啡

茶

很多人有喝茶或喝咖啡的习惯，但喝得过量也不好，让我们一起来了解为什么适量喝茶或咖啡有益健康。

专家说

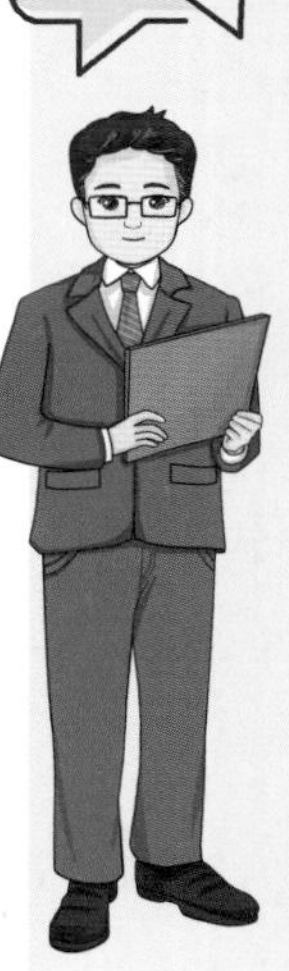

茶叶中含有多种对人体有益的矿物质、维生素及茶多酚、茶氨酸等生物活性成分，具有保健功效。喝茶的三个核心健康属性是延缓衰老、调节代谢和增强免疫力。茶还有助于精神健康，能缓解疲劳，使人精神振奋，增强思维和记忆能力。

但如果喝茶过多，会使体内水分增加，心肾负担加重；茶碱在胃内积聚，会抑制胃液分泌，妨碍消化。尤其是饮茶不宜过浓，因为茶叶中的生物碱会刺激大脑神经，使心跳加速，产生心悸、头痛、失眠、尿频等症状，还会影响肠胃的功能，甚至引发溃疡。茶喝多了，茶中的鞣酸大量积聚，容易与维生素 B_1 结合，引起维生素 B_1 的缺乏，进而影响食欲，并引发神经过敏与疲劳。同时茶是凉性的，即使是红茶也属于微凉，对于体质偏寒的人来说不宜多喝。此外，心动过速、神经衰弱、缺铁性贫血患者喝茶可能会导致病情加重，也应少喝茶或不喝茶。

一天喝多少茶合适

是因人而异的，主要看个人年龄、健康状况、生活环境、饮茶习惯等。一般而言，一个健康的成年人，平时又有饮茶习惯，一日饮茶 12 克左右，分 3~4 次冲泡是适宜的。

咖啡同样也是广受欢迎的饮品。科学研究显示，咖啡对心血管有保护作用，与每天不喝咖啡的人群相比，几十年来每天喝 1 杯咖啡的人群患心力衰竭的风险降低了 5%~12%。咖啡中含有丰富的咖啡因，可以促进皮肤代谢。长期在电脑前工作、受电脑辐射较多的人适当喝些咖啡，可以有效降低电脑辐射对皮肤的伤害。咖啡还富含膳食纤维，能促进胃肠的蠕动，改善便秘症状。

一天喝多少咖啡合适

对于一个健康成人来说，每天摄入不超过含 400 毫克咖啡因的咖啡是安全的，大概就是一天饮用不超过三杯。如果喝咖啡后出现胃灼热、紧张、过敏、失眠等症状，需要少喝或不喝咖啡。过量饮用咖啡，还可能会导致骨质疏松，并对咖啡因成瘾，一旦不喝咖啡了，就会表现出易怒、头痛、神经过敏等症状。另外，考虑胎儿及婴儿的安全性，不建议孕妇或哺乳期妇女饮用咖啡。

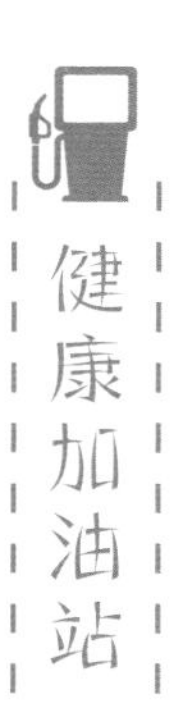

需要注意的是，我们这里讨论的咖啡，说的都是黑咖啡，是不加糖、不加奶油的咖啡。如果过多地加入奶制品和糖分，咖啡的热量可能超标，长期饮用会使人变胖，增加患有糖尿病和心脏病的风险。

（田利源　朱　玲）

23. 为什么**不提倡“无酒不欢”**

有人说，相聚时不喝酒没法尽兴，再说酒是“粮食精”，喝了能活血，对健康有好处。但真是这样吗？为什么我们不提倡“无酒不欢”？

专家说

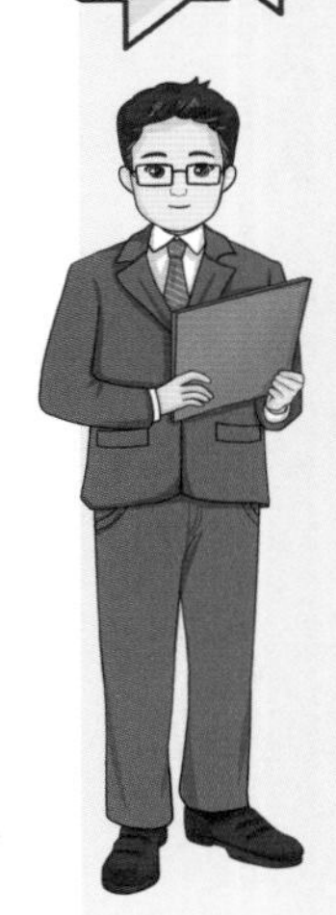

饮酒的危害有多大

酒精是造成15~49岁年龄段人群早死或残疾的主要危险因素。我国每年有70.9万人因酒丧命。世界卫生组织国际癌症研究机构也把酒精定义为一类致癌物，酒喝得越多，患癌症的概率也越大。口咽癌、肝癌、喉癌、食管癌、结直肠癌、乳腺癌等多种癌症，都与饮酒有很大关系，如长期过量饮酒会诱发肝硬化，进而可能发展成肝癌。喝酒还会增加心血管疾病的风险，世界心脏联盟指出，即使是少量饮酒，也会增加冠心病、脑卒中、心衰、高血压、心肌病、心房颤动和动脉瘤的风险。

尽管也有研究显示，少量饮酒能在一定程度上预防心脏病，并且可能对2型糖尿病也有预防作用，但酒精的益处远不及它带来的危害。最安全的饮酒量就是滴酒不沾。孕妇、儿童、青少年更是要做到不饮酒。还有喝酒脸红的人，这样的人体内代谢酒精的酶活性不高，饮酒对身体的伤害会更大。如果遇到一些场合需要饮酒，一定要控制饮酒量，适量饮酒。

如何判断有无酒精成瘾

主要看两方面，一是精神依赖，即心里渴望饮酒，不分时间和地点主动找酒喝。二是躯体依赖，一旦不饮酒或饮酒量骤减后，身体可能会出现各种不适，如手抖、盗汗、烦躁易怒、焦虑失眠等。如果酒精成瘾，需要通过心理或药物干预，甚至手术干预，加以戒断。

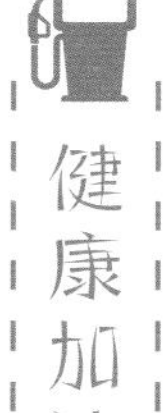

健康加油站

过量饮酒

男性一次喝酒超过 2 两半（约 125 毫升）高度白酒，或 3 两半（约 175 毫升）低度白酒，或 3 瓶 /5 听啤酒，或 7 两半（约 375 毫升）黄酒，或 1 斤半（约 750 毫升）葡萄酒。

女性一次喝酒超过 2 两（约 100 毫升）高度白酒，或 3 两（约 150 毫升）低度白酒，或 2.5 瓶 /4 听啤酒，或 6 两（约 300 毫升）黄酒，或 1 斤 2 两（约 600 毫升）葡萄酒。

（田利源　朱　玲）

健康一生系列

24. 为什么晚间看**屏幕**影响**睡眠与健康**

关键词

睡眠 电子屏幕

很多人有睡前看手机、看电视、看电脑的习惯，觉得看累了再睡，这样的行为其实对睡眠与健康危害很大，为什么呢？

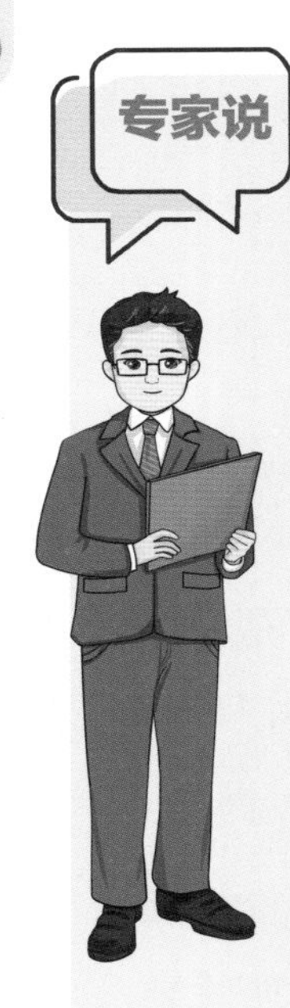

《中国睡眠研究报告（2022）》显示，我国居民平均睡眠时长为 7.06 小时，相比 10 年前，入睡时间晚了两个多小时，总睡眠时长少了近 1.5 小时，看手机、上网是导致睡眠拖延和睡眠障碍的重要原因之一。研究发现，夜间暴露在手机屏幕等光污染环境中，对生物钟影响很大，不仅损伤视力、伤害大脑、影响睡眠，还会危及全身健康。医学上把看手机、电脑等电子屏幕引起的各种不适，如眼痛、头痛等症状称为“视屏终端综合征”，而且看的时间越长，症状会越严重。

晚间看电子屏幕对眼睛危害巨大

长时间近距离看屏，容易出现眼干、流泪，眼部肌肉持续收缩、痉挛，产生明显的疲劳，甚至头晕的症状。对于青少年，会诱导近视；对于中老年人，会使其晶状体弹性下降，加重老花眼甚至引发白内障，表现为突发的视力下降、眼睛剧烈胀痛，甚至头痛、恶心、呕吐等症状。睡前应充分放松眼部肌肉，避免视疲劳。

有人说现在许多电子产品都推出了护眼模式，能够保护眼睛，这种理解是错误的，护眼模式只能在一定程度上减少蓝光的输出，增加看手机的舒适感，但并不能真正起到保护眼睛的作用。一方面，护眼模式不能阻断全部蓝光；另一方面，护眼模式下的屏幕会相对变暗，显示对比度也相应下降，时间一长更容易使眼睛感到疲劳。因此，最有效的护眼方法是缩短看电子屏幕的时长。

睡前看手机导致睡眠质量变差

睡前看手机，会引起大脑皮层兴奋，进而引发生物钟紊乱。导致入睡困难、加重易醒多梦等睡眠障碍，降低睡眠质量。有研究表明，睡前接触电子媒介的人，即使与睡前不接触电子媒介的人有相同的睡眠时间，睡眠质量也会低很多。长期失眠，容易出现精神与心理方面的失调，如情绪失控、易怒、抑郁等。研究证实，手机等电子屏幕对睡眠的影响主要是释放的蓝光会抑制人体褪黑素的合成，而褪黑素是诱导我们自然睡眠的重要激素。因此睡前应充分放松，避免看电子屏，不宜使脑细胞过度兴奋。

总之，睡前看手机已成为危害健康的公共卫生问题。近年来，儿童、青少年晚间看手机的时间明显增加，这种现象需要引起全社会的高度重视。为了您和家人的健康，建议晚上入睡时不要把手机带进卧室。

（田利源　朱　玲）

25. 为什么老年人起夜易跌倒

关键词

跌倒　直立性低血压

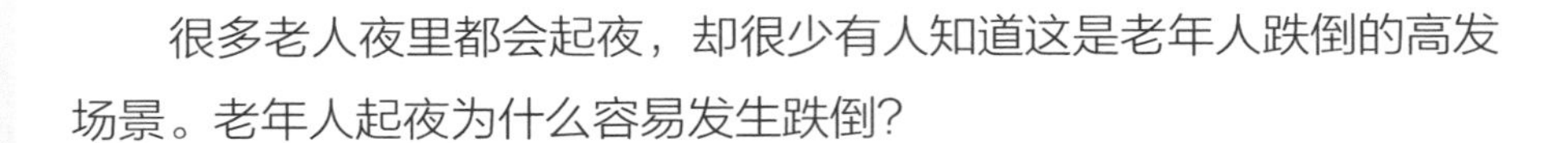

很多老人夜里都会起夜，却很少有人知道这是老年人跌倒的高发场景。老年人起夜为什么容易发生跌倒？

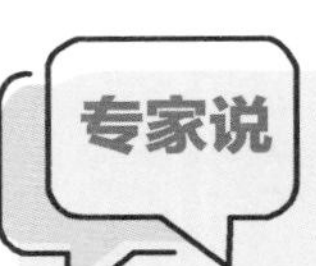

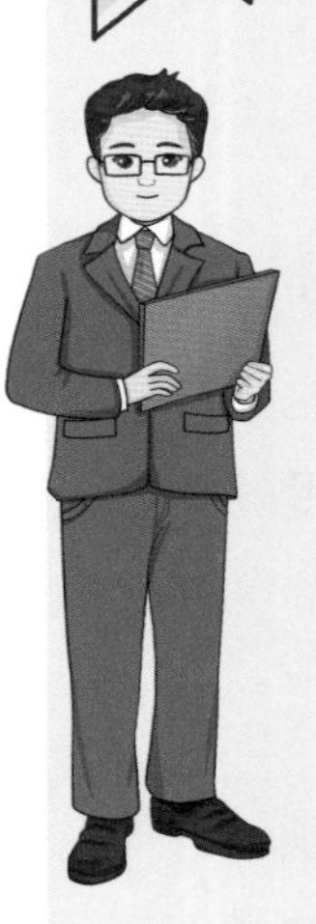

老年人起夜易跌倒的原因

1. 老年人起夜常开个小夜灯或拿个手电筒，由于光线暗，加上视力下降，容易因看不清路面、门槛或者台阶，而发生跌倒。

2. 老年男性常伴有前列腺增生、老年女性容易尿道感染，所以常出现尿频、尿急、夜尿增多，需要起夜、急于如厕的情况。由于老年人的血压调节能力下降，起夜时从躺着到站起，如果体位改变过快，容易出现直立性低血压、大脑供血不足，导致站起时头晕眼花，发生跌倒。当排出大量尿液之后，腹腔压力会迅速降低，也有可能引起血压降低，脑供血不足，引发的短暂性脑缺血而晕倒。

3. 起夜时，老年人睡意朦胧，加上自身感知觉降低，平衡能力及腿部肌肉力量下降，也容易发生跌倒。

4. 某些疾病发作导致老年人血糖调节能力降低，如果患有糖尿病、晚上进食过少，也不排除起夜时发生低血糖而晕倒的现象。此外，耳石症、急性心脑血管疾病发作等也容易导致老年人起夜时跌倒。

如何防止老年人起夜时跌倒

1. 老年人要有防跌倒的风险意识，了解起夜常发生跌倒情况与原因，有针对性地加以预防。

2. 老年人可在床旁放置尿盆或座椅式的便盆，防止去卫生间的过程中发生跌倒。

3. 针对基础病进行治疗，如有前列腺增生、尿道感染、糖尿病、高血压、心脑血管疾病等，要及时规范地进行治疗。

4. 对于有直立性低血压的老年人，起夜时体位改变尽可能慢一些，先躺半分钟，再坐半分钟，站起半分钟，再行走。

5. 老年人睡前 2 小时应减少水的摄入量，减少夜间起夜次数。

6. 老年人平时应加强锻炼，锻炼下肢肌力和平衡能力，锻炼提肛运动，改善前列腺炎、尿失禁等。

（田利源　朱　玲）

26. 为什么要避免把"三手烟"带回家

关键词

"三手烟" 戒烟

我们常听到"一手烟""二手烟"，很少听闻"三手烟"，其实"三手烟"的危害同样巨大，特别是对家庭健康而言。

专家说

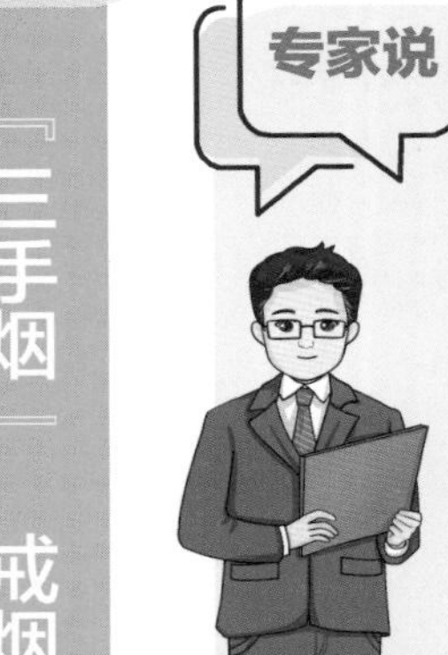

"三手烟"是指烟民"吞云吐雾"后残留在皮肤、头发、衣服、墙壁、地毯、家具等表面的烟残留物，含有的有毒成分包括氢氰酸、丁烷、甲苯、砷、铅、一氧化碳以及十多种高度致癌的化合物，是危害最广泛、最严重的室内空气污染。

家庭成员特别是老人、孩子、孕妇吸入这些烟草残留物，相当于被动吸烟。家人与被污染的沙发、衣服、毛绒玩具及地毯等接触后，可通过皮肤直接吸收或从手到口进入体内。研究显示"三手烟"不仅损伤肝、肺等重要脏器，还会诱发癌症，增加心血管病、糖尿病等疾病的患病风险，而且接触时间越长，危害越大。同时如果家中有燃气热水器、燃气灶等，燃烧产生的室内污染物还可与"三手烟"中的尼古丁等发生反应，生成新的强致癌物——亚硝胺。

"三手烟"的危害还在于它的隐匿性，容易被忽视。很多烟民认为在家中吸烟时打开窗子或打开抽油烟机，或者到室外吸烟，这样就不会对家人造成危害，殊不知尼古丁等残留物早已吸附在家庭环境中，或附着在吸烟者的皮肤或衣服上，随吸烟者回到室内，再蔓延到各处。

研究显示，即使只在室外抽烟，吸烟者家中婴儿体内的尼古丁含量仍比不吸烟家庭婴儿高出 7 倍。烟草残留物中的铅和砷等对儿童的神经系统、呼吸系统、循环系统等均可造成不小的危害。儿童暴露在烟雾微粒环境中的时间越长，其阅读能力越差。即使烟雾微粒含量极低，依然可能导致婴幼儿出现神经中毒的症状。

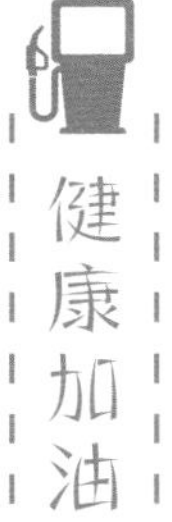

怎么消除“三手烟”的污染

研究人员发现，“三手烟”会附着在能接触到的任何物体上，可存在几天、几周甚至数月，且随着时间的推移而累积，可以深入到地板和墙壁中，很难清除和清洁。常规的清洁方法，如通风或吸尘器，并不能将其完全清除。只有通过彻底的大扫除、更换壁纸或粉刷墙面、更换地毯和窗帘才能清除这种污染。因此，最好的消除办法只有一个，那就是**戒烟**。

（田利源　朱　玲）

27. 为什么**有氧运动、抗阻运动**都需要

关键词

有氧运动 抗阻运动

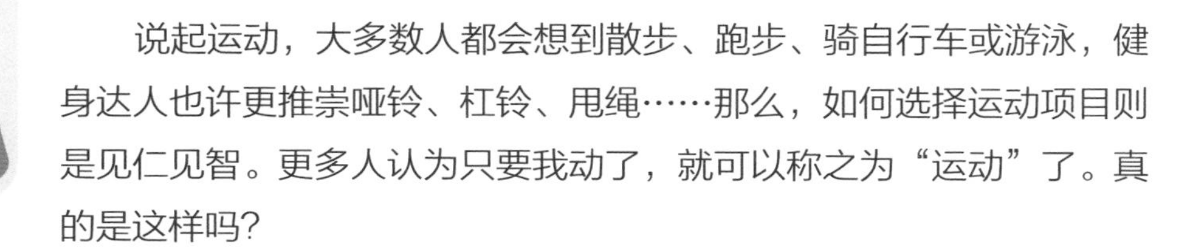

说起运动，大多数人都会想到散步、跑步、骑自行车或游泳，健身达人也许更推崇哑铃、杠铃、甩绳……那么，如何选择运动项目则是见仁见智。更多人认为只要我动了，就可以称之为“运动”了。真的是这样吗？

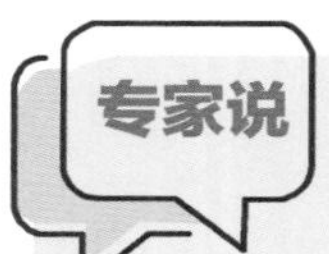

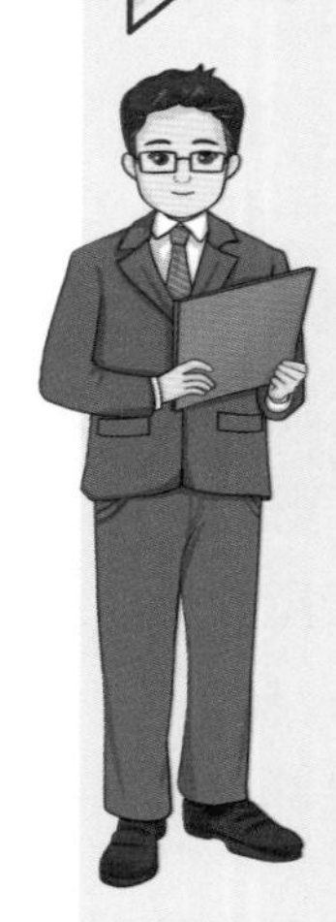

什么是有氧运动

有氧运动也叫耐力运动，是躯干、四肢等大肌肉群参与、有节律、时间较长、能够维持在一个稳定状态的身体活动，因需要氧气参与能量供应而得名。人们熟知的步行、慢跑、游泳、骑自行车、打太极拳和跳健身操等运动都属于有氧运动。

有氧运动有助于增进心肺功能，心肺耐力较好的人，日常工作时间更久、更有效率，长时间运动不易疲倦。有氧运动有助于体内的脂肪消耗，使身体成分更趋于合理，改善内分泌代谢状态，预防骨质疏松，调节心理和精神状态。

什么是抗阻运动

抗阻运动是肌肉对抗阻力的重复运动，可增加肌肉质量和力量，以无氧代谢为主要供能途径。肌肉状态是人体正常工作、进行各种体力活动的基础。当肌肉力量和肌肉耐力减退时，肌肉可能无法胜任日常活动及紧张的工作，容易产生肌肉疲劳及疼痛，影响工作和生活质量以及健康水平。抗阻运动可以强壮骨骼、关节和肌肉，增强力量，哑铃、杠铃、俯卧撑等运动属于抗阻运动。长期抗阻运动还可以减缓骨量丢失或保持骨量，达到骨密度的有效改善。

有氧运动与抗阻运动结合更有利于健康

研究表明，单纯的有氧运动不利于肌肉的生长。科学合理地将有氧运动与抗阻运动相结合，可以提高人体的健康状态，使心肺和肌肉发挥最理想效率，维持身体的脂肪量和体重稳定在合理、健康的水平，降低慢性疾病的发病风险和死亡率。

如何运动才是科学有效的

对于大多数成年人来说，应合理安排适度的身体活动。

日常推荐的运动顺序推荐为：准备活动→抗阻运动→有氧运动→整理、放松运动，其中准备运动及整理运动各 5~10 分钟即可。

不论是在健身房、户外还是居家运动，相信只要坚持下来，就一定可以收获不错的效果。

有氧运动

1. 运动频次　中等强度≥5天/周
或高强度＞3天/周
或中等强度+高强度运动＞3~5天/周
2. 运动时长　中等强度30~60分钟/天（＞150分钟/周）
或高强度20~60分钟/天（≥75分钟/周）
每天运动20分钟以内运动对久坐少动人群也可获益
3. 运动心率　中等强度40%~60%的心率储备
高等强度60%~90%的心率储备
4. 运动总量　一次性持续运动达到每日推荐运动量或＞10分钟/次的运动时间累计

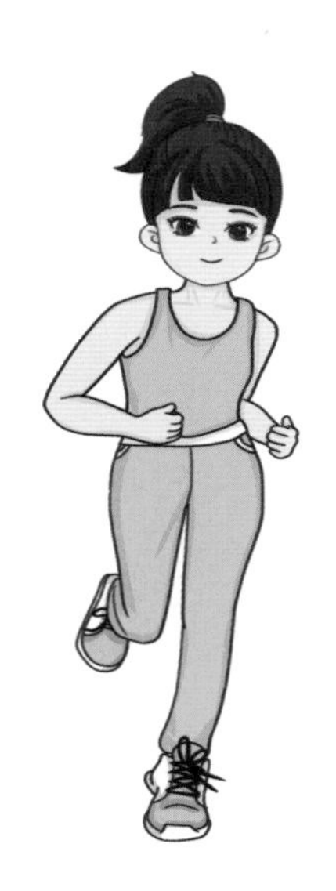

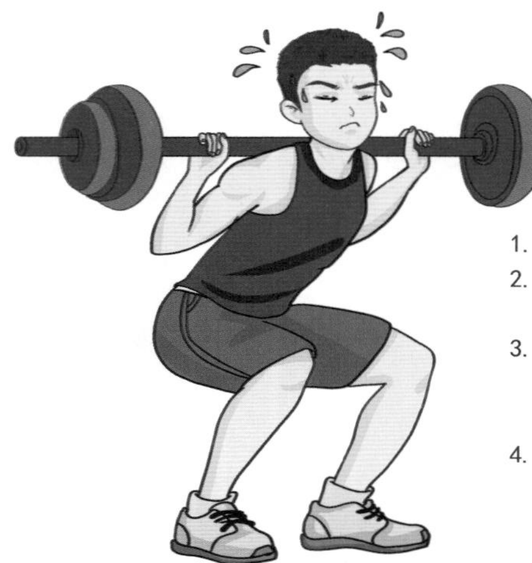

抗阻运动

1. 运动频次　同一肌群练习2~3日/周
2. 运动时长　同一肌群练习2~4组、组间休息2~3分钟
3. 运动强度　提高肌肉力量/体积者8~12次/组
提高肌肉耐力者15~25次/组且强度和阻力应小、组间休息应短
4. 运动间隔　同一肌群练习时间间隔＞48小时

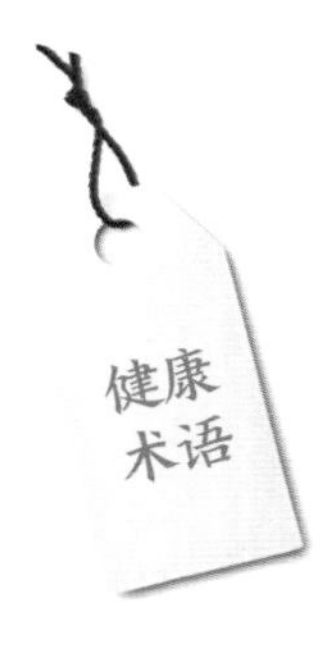

1. **最大心率**即达到最大运动强度时的心率。常用估算方法为最大心率 = 220 － 年龄。

2. **静息心率**即不活动的安静状态下每分钟的心跳次数。

3. 心率储备 = 最大心率 － 静息心率

（苏海燕　尤俊方）

28. 为什么**手脚麻木**不都是脑血管问题

关键词

手脚麻木 脑血管疾病

手脚麻木是人们日常生活中常常会出现的症状。手脚麻木在短时间内（不超过 10 分钟）可恢复的，一般不会有什么大问题。但如果手脚麻木后较长时间无法缓解，应提高警惕，特别是患有高血压、高血脂、糖尿病、脑动脉硬化的人，要警惕脑血管病的可能，应及时就医。但手脚麻木也不都是脑血管的问题，为什么这样说呢？

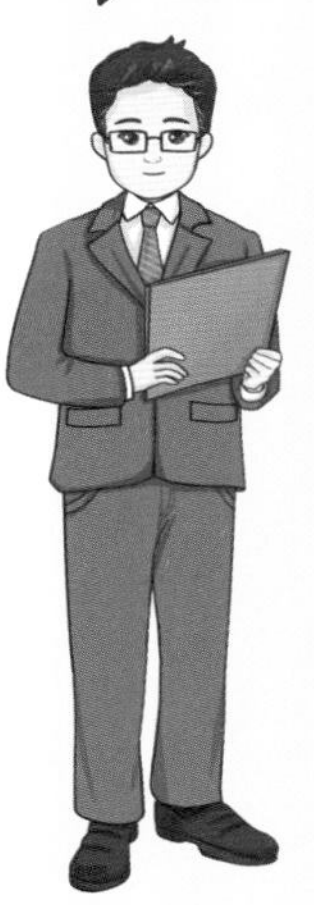

如果是单侧手臂、手指麻木，可能是颈椎病引起的。颈椎病引起的麻木通常为慢性、反复发作，同时伴有颈肩部的酸痛、僵硬等症状。长期低头工作、颈部受寒、枕头垫得过高等情况下，容易引起发病。

如果屈腕时手指麻木加剧，可能是腕管综合征，它是由于腕部劳损等原因引起韧带增厚，肌腱肿胀、瘀血使组织变性，或腕骨退变增生使管腔内周径缩小，从而压迫神经，主要引起手指麻木、无力。

如果是单侧大腿或小腿、足部的麻木，可能是腰椎疾病引起的，通常是慢性、反复发作的麻木，同时伴有腰部疼痛、不适等症状。在长期从事重体力工作、剧烈运动、有外伤史、吸烟、受寒、不良姿势等情况下，容易引起发病。

关键词

疼痛 慢性疼痛

如果是对称性麻木，又患有糖尿病，有可能是糖尿病引起的周围神经病变，常呈对称性疼痛和感觉异常，下肢症状较上肢多见。感觉异常有麻木、蚁走、虫爬、发热、触电样感觉，往往从远端脚趾上行达膝上，患者有像穿着袜子与戴着手套一样的异常感觉。

如果趾端或足部麻木，伴有足部发凉、发冷、疼痛剧烈、足背动脉搏动减弱或消失等症状，可能是血栓性脉管炎。

除了上述常见病因外，如癌症、神经源性疾病、肢体局部血管狭窄、雷诺综合征、下肢静脉曲张、心脏病等也可能引起肢体的麻木，应及时就医，由医生结合手脚麻木的范围、特点、伴随症状、既往病史，检查化验结果等一一进行排查诊断。

（田利源　朱　玲）

29. 为什么**疼痛**经常困扰我们

常听到一句话叫作“牙疼不是病，疼起来真要命”。我们用于描述疼痛的词汇有很多，如刀割样的疼痛、烧灼样的疼痛、针刺样的疼痛，皮肤撕裂样的疼痛，还有绞痛、酸痛、胀痛、钝痛等。疼痛为什么经常会困扰我们呢？

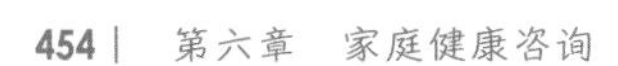

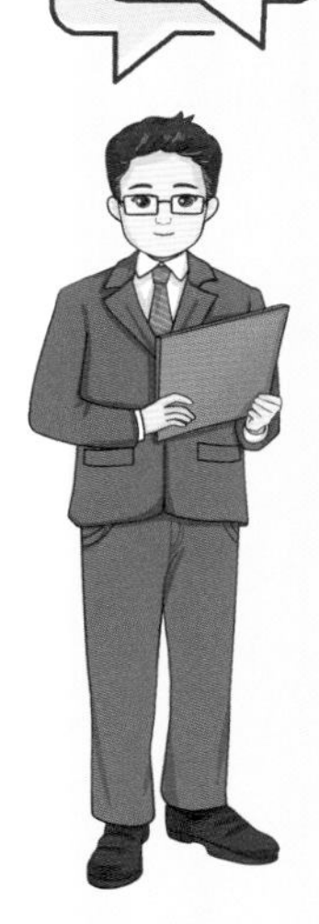

疼痛是一种很常见的感觉或情绪体验，可以发生在身体任何部位。目前我国疼痛患者远超过 3 亿人，而且还在以每年 1 000 万～ 2 000 万的速度增长，并呈现年轻化趋势。很多原因都可以引起疼痛，有急性的也有慢性的。困扰我们的主要是持续或者反复发作超过 3 个月的慢性疼痛，它已被视为一种独立的疾病，成为继心脑血管疾病和肿瘤之后的第三大严重影响人类生活和生存质量的慢性疾病。慢性疼痛也是老年人最常见的、与长期失能相关的健康问题。

常见的慢性疼痛，包括肠易激综合征引起的慢性腹痛、慢性偏头痛、三叉神经痛、慢性骨骼肌肉痛等，还有由于癌症、手术、创伤、感染、炎症、结石等引起的疼痛，如癌症骨转移引起的疼痛、带状疱疹病毒感染导致的神经痛、胆结石导致的疼痛等。

慢性疼痛的严重性越来越凸显，如慢性腰痛成为导致失能的首位病因，其次还有慢性颈痛、偏头痛、肌肉骨骼疼痛，以及因骨关节炎、酒精成瘾、焦虑症、抑郁症和帕金森病引起的慢性疼痛，都是导致失能的主要问题。随着人口老龄化的日益突出，慢性肌肉骨骼关节痛，神经、血管性的疼痛均随着年龄增长而日益加重。

很多疼痛患者认为疼痛是难免的，宁愿忍受疼痛或用自己的方法处理，也不愿意寻求专业医生的帮助。疼痛会给患者的身心健康带来一系列负面影响，如生活质量和日常活动能力的降低，会有焦虑、抑郁、睡眠障碍、逃避社交、体力活动减少的情况出

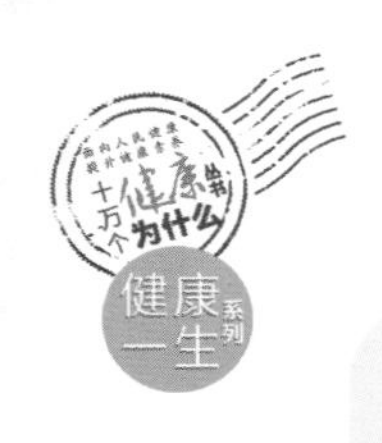

现，甚至导致失能或残疾等。另外，疼痛对我们的困扰还包括止痛药滥用所造成的副作用或是药物成瘾性等问题。因此，对待疼痛的困扰，我们应该向专业医生求助。现在，很多医院都设立了疼痛科，如有疼痛问题应及时就医，规范地加以治疗。

（田利源　朱　玲）

30. 为什么家庭要预防螨虫引起的过敏

现在过敏的人越来越多，其中有不少是对家中的螨虫过敏。为什么家庭要预防螨虫引起的过敏呢?

螨虫可以说是无处不在，室内的螨虫目前有 40 多种，肉眼不易看见。螨虫生活在室内的阴暗角落，生存场所主要为家纺用品和灰尘，如被褥及枕芯、地毯、沙发、毛绒玩具等处。此外，室内宠物及果蔬上也存在螨虫。螨虫的尸体、分泌物及排泄物都可能引起过敏症。

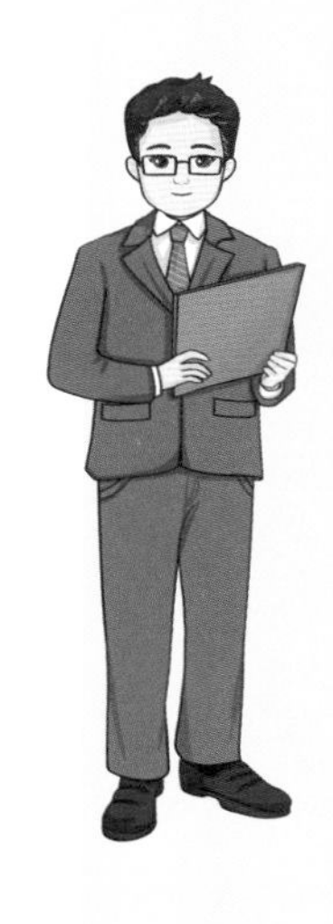

简单易行的除螨方法

螨虫喜湿怕光，有效简单的物理除螨方法是尽量使环境采光良好、干燥、卫生，避免扬尘。房间的通风对于预防及治理螨虫具有重要意义，通风可降低室内湿度并去除空气中的灰尘。衣物、床单、被罩要经常清洗，洗涤时用高于 55℃的热水浸泡衣物，烘干也会有效杀死螨虫。被褥要定期暴晒，12：00~14：00 这段时间阳光中的紫外线最强，可在这段时间内将被褥置于阳光下晾晒，也可用黑色塑料袋包裹被褥，放置在阳光下 1~2 小时，50℃高温螨虫就会死亡。

此外，若想有效隔离螨虫，可用防螨的特殊布料套在床垫、枕头等家纺用品上。尽量不使用地毯，窗帘要经常洗涤或除尘，潮湿地区可用百叶窗代替窗帘。家中毛绒玩具等小物件可置于零下 20℃左右的环境中低温杀螨。宠物犬、猫等也要注意卫生，定期为其洗澡，有皮肤问题及时检查治疗，不带宠物到阴暗潮湿等螨虫多生的地方玩耍。家中的食物要密封保存，或置于干燥通风处，定期检查食品的保质期，对于过期食物尽早处理，防止螨虫的滋生。

确认患有螨虫病要进行隔离治疗。要避免与患者直接接触或使用患者用过的物品。

（田利源　朱　玲）

十万个健康为什么丛书

人物关系介绍

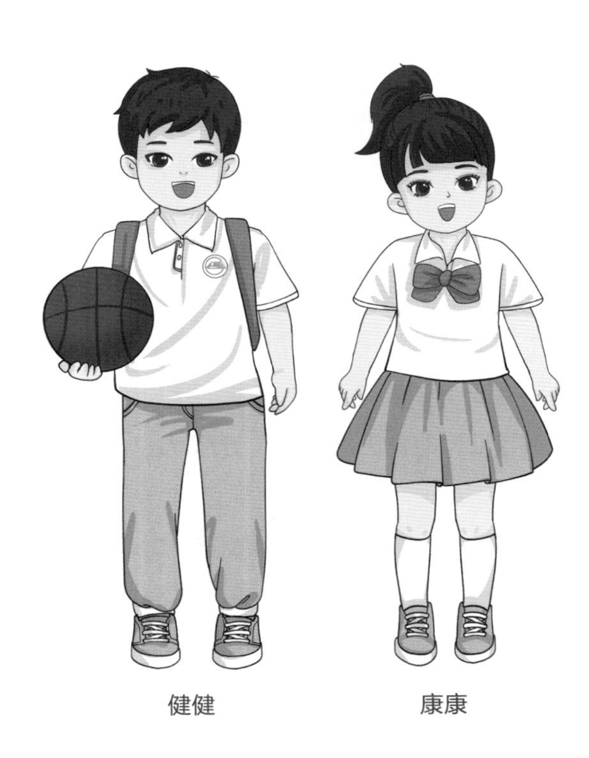

健健　　康康

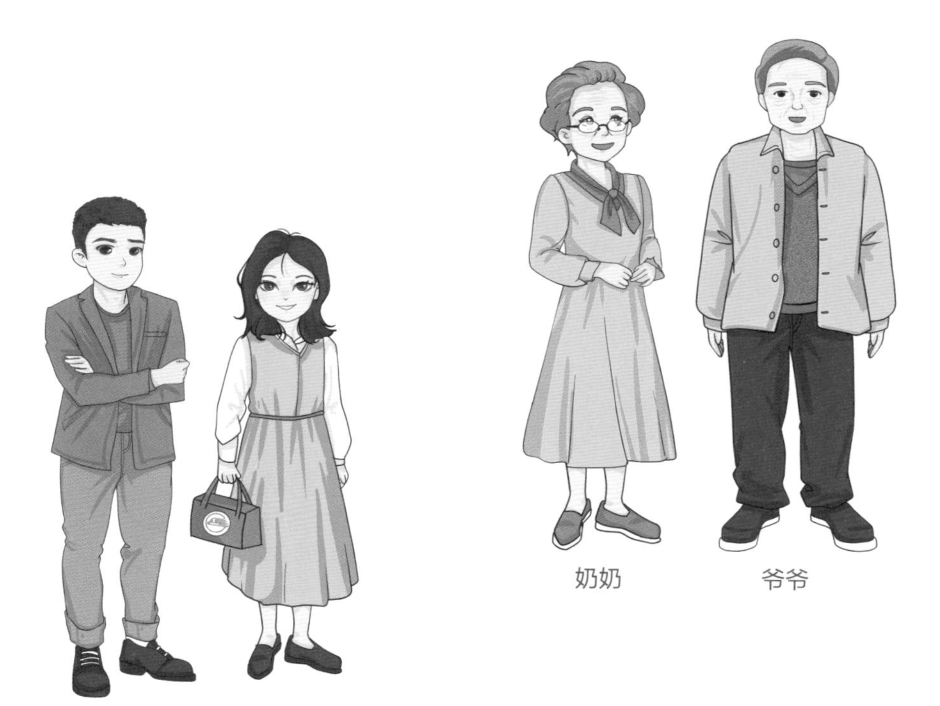
奶奶
爷爷
爸爸
妈妈

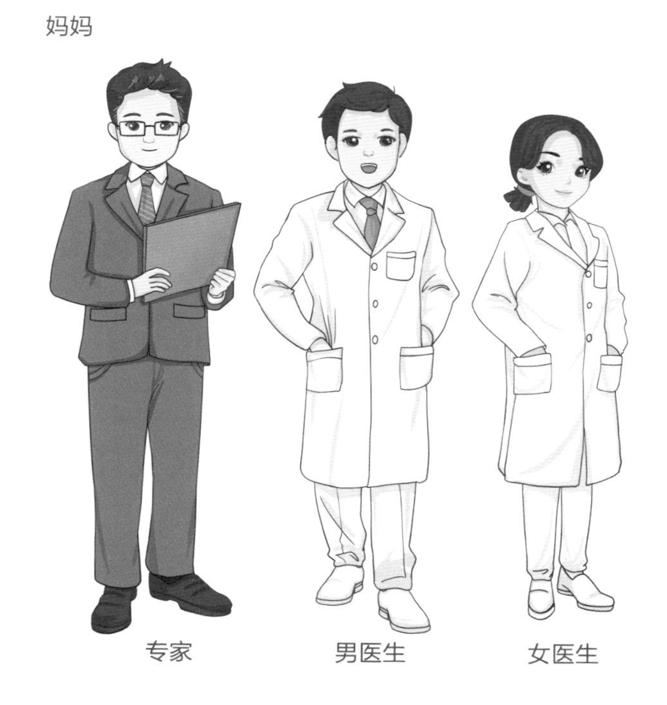
专家
男医生
女医生

图书在版编目（CIP）数据

健康每一天 / 武留信，常春主编 . —北京：人民卫生出版社，2023.8
（十万个健康为什么丛书）
ISBN 978-7-117-35089-1

Ⅰ. ①健… Ⅱ. ①武…②常… Ⅲ. ①健康 – 普及读物 Ⅳ. ①R161-49

中国国家版本馆 CIP 数据核字（2023）第 138221 号

十万个健康为什么丛书
健康每一天
Shi Wan Ge Jiankang Weishenme Congshu
Jiankang Mei Yitian

主　　编： 武留信　常　春
出版发行： 人民卫生出版社（中继线 010-59780011）
地　　址： 北京市朝阳区潘家园南里 19 号
邮　　编： 100021
E - mail： pmph @ pmph.com
购书热线： 010-59787592　010-59787584　010-65264830
印　　刷： 北京瑞禾彩色印刷有限公司
经　　销： 新华书店
开　　本： 710 × 1000　1/16　　**印张：** 31
字　　数： 402 千字
版　　次： 2023 年 8 月第 1 版
印　　次： 2023 年 9 月第 1 次印刷
标准书号： ISBN 978-7-117-35089-1
定　　价： 79.00 元
打击盗版举报电话：010-59787491　E-mail：WQ @ pmph.com
质量问题联系电话：010-59787234　E-mail：zhiliang @ pmph.com
数字融合服务电话：4001118166　E-mail：zengzhi @ pmph.com